杏林治验系列

骨伤疾病辨治精粹

主　　编　卢国樑

副 主 编　冯永洪　黄国彪

编　　委（以姓氏笔画为序）

邓怀东　卢国樑　冯永洪　庄沙斌

刘亮洪　苏博源　李　真　吴江林

张斌山　黄中强　黄国彪　黄祖辉

梁浩标　谢庆祥　谢尚能　谭志超

编写秘书　劳傲天　邬　裕　欧阳帅

人民卫生出版社

·北　京·

图书在版编目（CIP）数据

骨伤疾病辨治精粹 / 卢国樑主编 . -- 北京 ：人民卫生出版社，2025. 11. --（杏林治验系列）. -- ISBN 978-7-117-38925-9

Ⅰ. R274

中国国家版本馆 CIP 数据核字第 2025PF0610 号

人卫智网	www.ipmph.com	医学教育、学术、考试、健康，购书智慧智能综合服务平台
人卫官网	www.pmph.com	人卫官方资讯发布平台

杏林治验系列
骨伤疾病辨治精粹
Xinglin Zhiyan Xilie
Gushang Jibing Bianzhi Jingcui

主　　编：卢国樑
出版发行：人民卫生出版社（中继线 010-59780011）
地　　址：北京市朝阳区潘家园南里 19 号
邮　　编：100021
E - mail：pmph @ pmph.com
购书热线：010-59787592　010-59787584　010-65264830
印　　刷：三河市宏达印刷有限公司
经　　销：新华书店
开　　本：710 × 1000　1/16　　印张：17
字　　数：269 千字
版　　次：2025 年 11 月第 1 版
印　　次：2025 年 11 月第 1 次印刷
标准书号：ISBN 978-7-117-38925-9
定　　价：60.00 元
打击盗版举报电话：010-59787491　E-mail：WQ @ pmph.com
质量问题联系电话：010-59787234　E-mail：zhiliang @ pmph.com
数字融合服务电话：4001118166　E-mail：zengzhi @ pmph.com

前　言

骨伤科是医学领域的重要分支，承载着人类对生命健康的永恒追求和智慧结晶。从远古先民以本能疗伤的经验积累，到现代医学技术与传统智慧的深度融合，骨伤科发展过程中积累的一个个成功的案例，是人类与自然疾病抗争取得的丰硕成果。《骨伤疾病辨治精粹》立足于中医骨伤科的深厚根基，系统梳理骨伤科发展脉络，深入探讨理论与实践的结合，通过具体的骨伤案例，力争为读者呈现一部兼具历史厚度、学术深度与临床实用性的专业著作。

人类生存过程中对于生老病死、跌打损伤等的治疗实践，催生了《黄帝内经》，奠定了中医整体观与辨证论治的哲学基础。华佗的麻沸散与五禽戏、淳于意的《诊籍》，则从临床实践与康复医学角度推动了骨伤科的进步。隋唐至宋元，巢元方的《诸病源候论》、孙思邈的《千金方》、蔺道人的《仙授理伤续断秘方》等典籍，系统总结了骨折复位、夹板固定与功能锻炼的规范化流程，形成了"动静结合、筋骨并重"的治疗原则，至今仍为临床圭臬。

《骨伤疾病辨治精粹》的编纂，既是对中医骨伤科千年智慧的致敬，亦是对未来发展的期许。书中凝聚了东莞市中医院骨伤科四代人的经验结晶与现代医学的应用成果，力求在理论与临床、传统与现代之间架设桥梁。我们期待，本书能为临床医师提供实用指南，为医学工作者启迪思路，更希望中医骨伤科在全球化与科技革命浪潮中，以开放包容的姿态，为人类健康事业贡献东方智慧。

五千年的文明积淀，赋予我们自信；新时代的使命召唤，激励我们前行。愿《骨伤疾病辨治精粹》成为一盏明灯，照亮骨伤医学的传承之路，见证传统与现代的辉煌交融。

今年，是东莞市中医院成立 60 周年。匆匆一甲子，回首几度秋：从呱呱坠地，到今天意气风发，多少艰辛，多少硕果，不记录于案，有负过往汗水，有负未来后学。今天，得成此书，谨致60周年院庆，同时，也祝贺东莞市骨伤中心落成启用！

编者

2025年9月

目　录

骨折篇

劳损篇

退变篇

疮疡篇

畸形篇

第一章　中医骨伤科发展源流

一、历史源流

（一）中医骨伤科的起源：人类历史早期阶段

中医骨伤科作为中医学的重要分支，源远流长，其起源可追溯至远古时期。在那个充满挑战与未知的时代，人类在与自然的顽强抗争中，不断遭受各种创伤，如跌打损伤、骨折脱臼等。为缓解伤痛、恢复健康，人们凭借着本能和长期实践经验，逐渐摸索出了一系列独特的治疗方法，这些方法便是中医骨伤科的雏形。

原始热熨疗法是中医骨伤科早期的重要治疗手段之一。早在约70万年前，“北京猿人”已学会用火，其在烘火取暖和烤炙食物的过程中，逐渐发现热物贴身可以缓解某些病痛，于是原始的热熨疗法应运而生。这种疗法利用热的传导作用，促进局部血液循环，缓解疼痛和肿胀，为后来中医外治法的发展奠定了基础。

在伤处抚摸、按压可以减轻症状，是人类最本能的反应。原始人在对抗自然灾害及捕猎野兽时，经常受到创伤。他们在伤处进行抚摸、按压，发现这样可以减轻疼痛，经过长期的实践，不断总结经验，这些本能的动作逐渐演变成了简易的理伤按摩手法。

原始人对伤口用树叶、草茎及矿石粉等裹敷，逐渐发现一些物质具有止血、止痛、消肿、排脓、生肌、敛疮等作用，这便是外治法的起源。外治法在实践中逐渐发展起来，随着时间的推移，外治法的种类和应用范围不断扩大，成为中医骨伤科治疗的重要组成部分。

在旧石器时代晚期和新石器时代，古代人已经能够制作一些较精细的工具，如砭刀、骨针、石镰等。这些工具不仅用于生产生活，还被应用于医疗领域。其中，砭镰是一种重要的外科手术器械，被认为是后世手术刀的前身。《山海经・东山经》记载：“高氏之山，其上多玉，其下多箴石。”后世郭璞注解时认为，箴石“可以为砭针治痈肿者”。考古发现仰韶文化时期（约公元前5000—公元前3000年）已有石镰，其外形似近代的镰刀，可以砭刺、切割。石镰主要用于切开肿疡、痈脓，排出瘀血和脓血，在秦汉时期与针、灸、药和导引按跷一起被视为中医的重要组成部分，为外科手术的发展奠定了基础。

古代人还采用舞蹈祛邪解郁，舒展筋骨，逐渐产生了导引法。《吕氏春秋·古乐》记载：“昔陶唐氏之始，阴多滞伏而湛积，水道壅塞，不行其原，民气郁阏而滞着，筋骨瑟缩不达，故作为舞以宣导之。”这反映出古代人已认识到通过运动可以促进气血流通，预防和治疗筋骨疾病。导引法强调身心的统一，通过呼吸调节和肢体运动，达到疏通经络、调和气血、强身健体的目的，为中医骨伤科的康复治疗提供了重要的思路。

在上古时期，还出现了一位著名的外伤科名医——俞跗。据《史记·扁鹊传》记载：“上古之时，医有俞跗，治病不以汤液醴洒，镵石蹻引，案扤毒熨，一拨见病之应，因五藏之输，乃割皮解肌，诀脉结筋，搦髓脑，揲荒爪幕，湔浣肠胃，漱涤五藏，炼精易形。”俞跗的医术高超，他能够不用汤药、药酒、砭石、导引、按摩、药物热熨等治疗方法，直接通过观察疾病的症状，找到疾病的根源，然后采用割皮解肌、疏通经脉、接续筋腱等外科手术方法进行治疗。他的出现，标志着中医骨伤科在外科手术方面已经达到了一定的水平。

人类历史早期阶段是中医骨伤科的起源阶段，原始热熨疗法、理伤按摩手法、外治法、导引法以及外科手术器械的出现和外伤科名医俞跗的实践，为中医骨伤科的发展奠定了坚实的基础。这些早期的治疗方法和理念，体现了人类的智慧和对生命健康的不懈追求，对后世中医骨伤科的发展产生了深远的影响，成为中医骨伤科学宝贵的历史遗产。

（二）从萌芽到雏形：夏、商、西周、春秋时期

1. 夏代　酒与骨伤治疗的初遇。

夏代，作为中国历史上第一个奴隶制王朝，在医学领域迈出了重要的一步。这一时期，人工酿酒的出现成为医学发展的一个关键节点。据《战国策》中“仪狄造酒”的记载，夏代人们已成功掌握了酿酒技术。酒，这一神奇的液体，不仅在社交和祭祀活动中扮演着重要角色，更在医学领域展现出了独特的价值。它用作治疗，被称为“醪醴”，是医药史上的一项重大创造。

酒具有多重功效，它是最早的兴奋剂和麻醉剂，能够刺激神经，使人产生兴奋感，同时可以在一定程度上缓解疼痛，为处理创伤疾病提供了有效的镇痛手段；它也是常用的溶剂，能够“通血脉”，促进血液循环，使药物能够更好地发挥作用，还能“行药势”，增强药物的疗效。后世利用酒来加工药物，制成药酒，用于治疗骨伤疾病，逐渐形成了“酒为百药之长”的说法。

2. **商代**　技术进步与药物应用。

商代，冶炼技术取得了显著的发展，金属器具，如刀、针、斧、锯、矢和镞等，开始广泛应用于生产劳动和战争中。这些金属器具的出现，不仅提高了生产效率和战争的杀伤力，也为医疗工具的改进提供了条件，对医疗领域产生深远的影响。

在甲骨卜辞和器物铭文中，我们发现了许多关于医药知识的记载，其中不乏骨伤疾病的内容。甲骨文中记载的疾病多达20余种，像“疾”字，其字形形象地表示一个人被“矢”所伤；“疾手”“疾肘”“疾胫”“疾止”“疾骨”等，分别反映了手部、肘关节、小腿、手指或脚趾、骨骼等部位的伤病，这些记载展示了商代对骨伤疾病的认识已经达到了一定的水平。甲骨文中还有用按摩、外敷药和药熨治病的记录，展示了商代骨伤科丰富的治疗手段。

在药物应用方面，考古发现，藁城台西商代遗址中存在30多种药用种仁，其中桃仁等种仁被用于活血祛瘀。相传商代伊尹发明了“汤液”，《针灸甲乙经·序》记载：“伊尹以亚圣之才，撰用《神农本草》，以为《汤液》。”汤液的出现是中药内治法的重大进步，标志着复合方剂的诞生。汤剂服用方便，易于吸收，能够将多种药物配伍，起到增效减毒的效果，为创伤的内治提供了更为有效的方法。在商代，已经开始应用活血药内服治疗跌打损伤，骨伤科在药物治疗方面取得了重要进步。

3. **西周、春秋**　医政分科与疡医的出现。

西周时期，政治、经济、科技文化都有了新的发展，在医学领域，出现了医政的设置和医疗的分科。《周礼·天官冢宰下》记载：“医师掌医之政令，聚毒药以共医事。”医生被分为“食医”“疾医”“疡医”和“兽医”。其中，疡医专门负责治疗外科和骨伤疾病，其职责是“掌肿疡、溃疡、金疡、折疡之祝药、劀杀之齐。”这里的金疡，郑玄注为“刀创也”，即指刀、戈、剑、戟等金属器所致的开放性创伤；折疡，也就是跌损骨折。

疡医已经能够运用“祝”“劀”“杀”等疗法来治疗外伤疾病。汉代郑玄对此注释:“祝,当为注,谓附着药;劀,刮去脓血;杀,谓以药食其恶肉。”这些治疗方法体现了西周时期疡医在骨伤科治疗方面已经形成了一套较为系统的方法。《礼记·月令》中记载:“命理瞻伤察创,视折审断,决狱讼,必正平。”蔡邕注:“皮曰伤,肉曰创,骨曰折,骨肉皆绝曰断。”这表明当时已经把损伤细致地分成了四种不同类型,同时采用了“瞻”“察”“视”“审”四种诊断方法。

这些分类和诊断方法的出现,不仅是医学起源的重要记述,也标志着古代中医骨伤科诊断水平的显著提高,为后续骨伤科的发展奠定了坚实的基础。

(三)基础理论的形成:战国、秦、汉时期

1. 百家争鸣下的医学进步 战国、秦、汉时代,是中国历史上一个重要的转型时期。政治上,诸侯割据走向大一统,秦朝统一六国,建立了中央集权制度,汉朝在此基础上进一步巩固和发展。经济上,农业、手工业和商业都取得了显著的进步,铁制农具的广泛使用,水利工程的兴修,促进了农业的发展,商业的繁荣则推动了城市的兴起和发展。文化上,百家争鸣的局面为学术的发展提供了广阔的空间,各种思想流派相互碰撞、交流,促进了文化的繁荣。

在这样的背景下,医学也得到了长足的发展。这一时期,出现了许多重要的医学典籍和医家,他们的理论和实践为中医骨伤科的基础理论奠定了坚实的基础。《黄帝内经》作为我国最早的一部医学典籍,较全面、系统地阐述了人体解剖、生理、病因、病机、诊断、治疗等基础理论,奠定了中医理论体系。

《黄帝内经》认为人体是一个有机的整体,各个器官之间相互关联、相互影响,提出了“天人合一”的思想,强调人体与自然环境的和谐统一。这些理论为中医骨伤科的整体观念和辨证论治提供了重要的指导。

2. 重要医学典籍与医家的贡献 《黄帝内经》对骨伤科基础理论的奠定起到了至关重要的作用。它记述了全身主要的骨骼和关节,如《灵枢·骨度》中详细测量了人体各部骨骼的尺寸,为骨伤科的诊断和治疗提供了重要的解剖学依据。它还提出了“肝主筋”“肾主骨”,及气血津液、脏腑经络与筋骨关系的理论。《素问·阴阳应象大论》中说“肝生筋,筋生心”“肾生骨髓,髓生肝”,阐述了肝、肾与筋、骨之间的密切关系,认为肝主藏血、主筋,肾主藏精、主骨,肝肾的功能正常与否,直接影响着筋骨的生长、发育和修复。《黄帝内经》还阐述了骨伤疾病的病因病机,如《素问·痹论》曰:“风寒湿三气杂至,合而为痹也。”认为风寒湿邪侵袭人体,闭阻经络,气血运行不畅,就会导致痹证的发生，出现关节疼痛、肿胀、屈伸不利等症状。这些理论为中医骨伤科的病因病机分析和辨证论治提供了重要的理论基础。

在这一时期，还涌现出了许多著名的医家，他们在骨伤科方面也取得了卓越的成就。其中，华佗是最为杰出的代表之一。华佗是东汉末年的医学家，他精通方药、针灸，更擅长外科手术，被后人称为“外科圣手”。他所施行的“刮骨术”，应该就是今日我们针对骨感染疾病——骨髓炎所施行的骨开窗减压引流＋病灶清除术的早期雏形。据《三国志·魏书》载，华佗治疗河内太守刘勋之女的病证，从所述的症状及所取之物形态看，乃手术治疗慢性骨髓炎取出死骨的病案，这是史载第一例骨髓炎手术。华佗还发明了“麻沸散”，这是一种中药麻醉剂，在外科手术中具有重要的作用，它能够使患者在手术过程中减轻疼痛，为手术的顺利进行提供了保障。华佗创立的“五禽戏”，模仿虎、鹿、熊、猿、鸟五种动物的动作，通过肢体的运动和呼吸的调节，达到强身健体、预防疾病的目的。“五禽戏”不仅是一种健身功法，也为骨伤疾病的康复治疗提供了重要的思路，它强调通过运动来促进气血流通，增强筋骨的力量，提高身体的抵抗力，有助于骨伤患者的康复。

西汉初期，名医淳于意的《诊籍》记录了两例完整骨伤科病案：一则是堕马致伤，一则是举重致伤。其详细记录了患者的姓名、身份、籍里、性别、病名、病因、脉证、诊断、治疗（方药、针灸、含漱药、窜药等）、预防等，反映了早期医案淳朴可鉴的学术风格，为后世医家书写医案树立了榜样。西汉中期《居延汉简》的“折伤部”记载了创伤骨折的治疗医案，这些医案的出现，为中医骨伤科的临床实践提供了宝贵的经验。

战国、秦、汉时期是中医骨伤科基础理论形成的重要时期，《黄帝内经》等医学典籍的问世，为中医骨伤科奠定了坚实的理论基础，华佗等医家的卓越成就，为中医骨伤科的发展做出了重要贡献，他们的理论和实践，对后世中医骨伤科的发展产生了深远的影响，成为中医骨伤科学的重要组成部分。

（四）诊疗技术的进步：三国至五代时期

三国至五代时期是我国历史上战乱频繁时期，骨伤疾患更多见，从而使医家积累了丰富的临床经验，促进了中医骨伤科诊疗技术的进步。

1. 晋代 葛洪与《肘后备急方》。

晋代葛洪所著的《肘后备急方》，是中国第一部临床急救手册。该书不仅在急救医学领域具有重要地位，在中医骨伤科方面也有着卓越的贡献。

在颞颌关节脱位手法复位方面，《肘后备急方》有着世界上最早的记载："令人两手牵其颐已，暂推之，急出大指，或咋伤也。"这种简洁而有效的手法，为后世治疗颞颌关节脱位提供了重要的参考。其操作方法是，让两个人分别牵引患者的下颌，然后轻轻推动，迅速抽出大拇指，从而使脱位的关节复位。这一方法体现了葛洪对人体解剖结构和力学原理的深刻理解，其科学性和实用性得到了后世医家的广泛认可。

对于骨折固定，《肘后备急方》同样有着开创性的贡献，它首先记载了用竹片夹板固定骨折的方法："疗腕折、四肢骨破碎，及筋伤蹉跌方。烂捣生地黄熬之，以裹折伤处，以竹片夹裹之。令遍病上，急缚，勿令转动。"这种固定方法利用竹片的韧性和轻便性，能够有效地固定骨折部位，促进骨折的愈合。同时，配合生地黄的外敷，起到清热凉血、消肿止痛的作用，为骨折的治疗提供了一种简单而有效的方法。

在开放性损伤处理方面，葛洪论述了开放性创口早期处理的重要性，对腹部创伤肠断裂采用桑白皮线进行肠缝合术。这一方法的出现，标志着我国在外科手术缝合技术方面已经达到了一定的水平。桑白皮线具有良好的韧性和生物相容性，能够有效地缝合创口，减少感染的风险，促进伤口的愈合。此外，书中还记载了烧灼止血法，这是一种简单而有效的止血方法，在当时的医疗条件下，对于挽救患者的生命起到了重要的作用。

2. **南朝**　龚庆宣与《刘涓子鬼遗方》。

南朝时期，龚庆宣整理的《刘涓子鬼遗方》是我国现存最早的外伤科专书，对中医骨伤科的发展产生了深远的影响。《刘涓子鬼遗方》对创口感染、骨关节化脓性疾病采用外消、内托、排脓、生肌、灭瘢等治法，这些治法体现了中医外科治疗的整体观念和辨证论治思想。对于创口感染，书中强调早期清热解毒、消肿止痛，以防止感染的扩散；对于骨关节化脓性疾病，则根据病情的发展，采用内托、排脓等方法，促进脓液的排出，加速伤口的愈合；在伤口愈合后期，注重生肌、灭瘢，以减少瘢痕的形成，提高患者的生活质量。

在药物应用方面，《刘涓子鬼遗方》运用虫类活血药治疗金疡。虫类药物具有活血化瘀、通络止痛的功效，对于金疡等外伤疾病，能够有效地促进血液循环，消除瘀血，减轻疼痛，促进伤口的愈合。这种独特的用药方法，为中医骨伤科的药物治疗提供了新的思路和方法。

3. **隋代**　巢元方与《诸病源候论》。

隋代巢元方等编著的《诸病源候论》，是我国第一部中医病理专著，载录证候千余条，其中有"金疮病诸候"23论，腕折（泛指骨折、扭伤等）证候9论，还有妇人与小儿金疮、瘀血证候等。

在"金疮病诸候"中，详细论述了金疮化脓感染的病因病理，提出清创疗法四要点：清创要早，要彻底，要正确地分层缝合，要正确包扎。为后世清创手术奠定了理论基础。在治疗开放性骨折、清除异物、结扎血管止血、分层缝合等方面的论述都达到了很高的水平。书中指出，开放性骨折应尽早进行清创处理，清除伤口内的异物和坏死组织，以防止感染的发生；在结扎血管止血时，要注意方法的正确性，避免损伤周围的组织；分层缝合能够使伤口更好地愈合，减少瘢痕的形成。

"中风候"和"金疮中风痉候"对破伤风的症状描写得非常详细，提出它是创伤后的并发症。"金疮伤筋断骨候""金疮筋急相引痛不得屈伸候""腕折破骨伤筋候"等论述了"伤筋"的证候、治疗方法及其预后，指出筋断"可连续"。"箭镞金刃入肉及骨不出候""金疮久不瘥候"对创口不愈合的病因病理有较深刻的认识，强调了去碎骨和清除异物的重要性。"附骨疽候"指出成人的髋关节、膝关节与儿童的脊椎、膝关节是附骨疽的好发部位。"金疮肠断候""被打头破脑出候"记载了肠断裂、颅脑损伤的症状和手术缝合治疗方法。

4. **唐代**　孙思邈、王焘与蔺道人。

唐代是中医骨伤科发展的重要时期，涌现出了许多杰出的医家和重要的医学著作，其中孙思邈的《备急千金要方》《千金翼方》、王焘的《外台秘要》和蔺道人的《仙授理伤续断秘方》对中医骨伤科的发展产生了深远的影响。

孙思邈所著的《备急千金要方》《千金翼方》，是中医临床的百科全书。在骨伤科方面，总结了补髓、生肌、坚筋、固骨类药物，介绍了人工呼吸复苏、止血、镇痛、补血、活血化瘀等疗法。载录了颞颌关节脱位手法复位后采用蜡疗、热敷、针灸等外治法，丰富了骨伤科治疗法。其所创的治腰痛骨伤名方——独活寄生汤，至今仍广泛应用于临床，对于治疗肝肾两虚、气血不足所致的腰膝疼痛、屈伸不利等症状具有显著的疗效。

王焘所著的《外台秘要》，是一部综合性医学论著，其中收录了折损、金疮、恶刺等骨伤疾病的治疗方药，把损伤分为外损和内损，列骨折、脱位、内伤、金疮和创伤危重症五大类。这种分类方法，使骨伤疾病的分类更加系统和科学，为后世骨伤疾病的诊断和治疗提供了重要的参考。

蔺道人所著的《仙授理伤续断秘方》，是我国现存最早的一部骨伤科专著，分述骨折、脱位、内伤三大类证型，总结了一套诊疗骨折、脱位的手法，如相度损处、拔伸、用力收入骨、捺正等，提出了正确复位、夹板固定、内外用药和功能锻炼的治疗大法，对筋骨并重、动静结合的理论也做了进一步阐述。

在诊断上，《仙授理伤续断秘方》提出“相度损处”法，“凡左右损处，只相度骨缝，仔细捻捺、忖度，便见大概”，即后世的“手摸心会”检查法。主张检查时要对伤肢健肢进行对比，注意局部情况，并用手触摸损伤部位，弄清骨折和脱位的移位情况，包括移位方向等。这种方法包括了现代对创伤局部的望、闻、切等手段，是骨伤科重要的诊断方法之一。

对于骨折的治疗，书中强调正确复位的重要性，提出了多种复位手法，如拔伸、牵引、撙捺、捻捺等。在固定方面，介绍了杉树皮夹板固定方法：“凡用杉皮，浸约如指大片，疏排令周匝，用小绳三度紧缚。”这种固定方法具有轻便、透气、固定效果好等优点，能够有效地促进骨折的愈合。

在功能锻炼方面，该书指出“凡曲转，如手腕、脚凹、手指之类，要转动……时时为之方可”，强调了功能锻炼在骨折治疗中的重要性，通过适当的功能锻炼，可以促进肢体的血液循环，增强肌肉的力量，防止关节僵硬，改善肢体的功能。

对于内伤的治疗，《仙授理伤续断秘方》采用“七步”治疗法，提出了伤损按早、中、晚三期治疗的方案。所载方药，包括内服及煎洗、填疮、敷贴等外用方剂，体现了骨伤科内外兼治的整体观。

（五）繁荣与创新：宋至元代

1. 宋代　对医学的重视与骨伤科的发展。

宋代，中医骨伤科迎来了新的发展机遇。宋朝太医局设立“疮肿兼折疡科”，这一举措标志着骨伤科在医学体系中地位的提升，得到了官方的重视和支持。太医局作为宋代的医学教育和管理机构，其设立的“疮肿兼折疡科”，专门负责培养骨伤科专业人才，促进了骨伤科理论和技术的传承与发展。

《圣济总录》作为宋代的一部重要医学著作，对中医骨伤科的发展产生了深远的影响。该书折伤门强调了骨折、脱位复位的重要性，记载用刀、针、镊等手术器械，对腹破肠出的重伤采取合理的处理方法。在骨折治疗方面，强调通过手法复位和固定，使骨折部位恢复正常的解剖结构，促进骨折的愈合。书中还详细记载了各种骨折和脱位的复位方法，如拔伸、捺正等手法，这些方法在后世得到了广泛的应用和发展。对于腹破肠出的重伤，《圣济总录》提出了一系列科学的处理方法。书中主张在处理这类重伤时，要先进行清创，清除伤口内的异物和坏死组织，然后用消毒的丝线将肠管缝合，再用药物外敷，促进伤口的愈合。这些方法体现了宋代在创伤外科治疗方面的先进水平，为后世创伤外科的发展提供了重要的参考。

2. **元代**　李仲南与中医骨伤科的创新。

元代，中医骨伤科在继承前代经验的基础上，取得了进一步的创新和发展。李仲南所著的《永类钤方・风损伤折卷》，在中医骨伤科领域具有重要的地位。

李仲南首创过伸牵引加手法复位治疗脊柱屈曲型骨折，这一方法的出现，为脊柱骨折的治疗提供了新的思路和方法。在治疗脊柱屈曲型骨折时，传统的方法往往难以达到理想的复位效果，而李仲南的过伸牵引加手法复位方法，通过巧妙地运用力学原理，使骨折部位得到有效的复位和固定，大大提高了治疗的成功率。

李仲南还创制了手术缝合针——曲针，用于缝合伤口。曲针的发明，是中医外科手术器械的一次重要创新。在曲针发明之前，手术缝合主要采用普通的针线，操作难度较大，且缝合效果不理想。曲针的设计更加符合人体解剖结构，能够满足手术操作的需要，更加方便、准确地缝合伤口，降低感染的风险，促进伤口的愈合。

在骨折、脱位的复位和固定技术方面，李仲南也有所创新和提高。他提出鉴别髋关节前后脱位有无“黏膝征”，至今仍有临床指导意义。“黏膝征”是指髋关节脱位后，患侧下肢呈屈曲、内收、内旋畸形，膝关节贴近健侧大腿，称为“黏膝征”阳性，常见于髋关节后脱位；若患侧下肢呈屈曲、外展、外旋畸形，膝关节远离健侧大腿，称为“黏膝征”阴性，常见于髋关节前脱位。通过“黏膝征”的鉴别，医生可以更加准确地判断髋关节脱位的类型，从而采取相应的治疗方法。

元代危亦林的《世医得效方》，较全面地介绍了麻醉法、整复术、固定与练功术等，还系统地总结了宋元治伤方剂。危亦林在麻醉术方面有着重要的贡献，他首次把追加使用曼陀罗的全身麻醉术用于骨伤科临床，根据患者的年龄、体质等因素，合理调整麻药的用量，提高了麻醉的安全性和有效性。

在整复术方面，《世医得效方》详细记载了各种骨折和脱位的整复方法，如肩关节脱位的椅背复位法、髋关节脱位的手牵足蹬法等，这些方法操作简便，效果显著，在后世得到了广泛的应用和传承。

在固定与练功术方面，危亦林主张固定和活动相结合，强调骨折脱位复位后的适当活动，以防关节粘连。他提出了一系列科学的固定方法和练功原则，如采用夹板固定骨折部位，同时指导患者进行适当的功能锻炼，促进肢体的血液循环，增强肌肉的力量，防止关节僵硬。

《世医得效方》还系统地总结了宋元治伤方剂，收录了许多有效的方剂，如"接骨散""活血散"等，这些方剂在临床上具有重要的应用价值，为后世骨伤科的方剂研究和应用提供了丰富的资源。

宋至元代是中医骨伤科发展的重要时期，宋代太医局设立"疮肿兼折疡科"，《圣济总录》对骨折、脱位复位的强调和对重伤的处理方法，元代李仲南在骨折、脱位复位和固定技术方面的创新，以及危亦林对麻醉法、整复术、固定与练功术等的全面介绍，都为中医骨伤科的发展做出了重要贡献，推动了中医骨伤科的繁荣与创新。

（六）兴盛与传承：明清时期

明清时期，中医骨伤科迎来了发展的鼎盛时期。这一时期，学术氛围浓厚，涌现出了众多杰出的医家，他们在继承前人经验的基础上，不断创新，撰写了大量的骨伤科专著，提出了许多新的理论和观点，形成了不同的学术流派，推动了中医骨伤科的繁荣发展。

1. 明代　太医院分科与薛己等医家的贡献。

明初，太医院设有十三科，其中"接骨""金镞"两科与骨伤科密切相关。隆庆五年（1571 年），这两科合并改名为正骨科，进一步明确了骨伤科在医学体系中的地位。太医院对骨伤科的重视，促进了骨伤科的规范化和专业化发展，为骨伤科的传承和创新提供了有力的支持。

明代的医学著作对骨伤科的记载更加丰富和详细。《金疮秘传禁方》记载了用骨擦音作为检查骨折的方法，这一方法的出现，为骨折的诊断提供了重要的依据。对于开放性骨折，该书主张把穿出皮肤已被污染的骨折端切除，以防感染，这种对开放性骨折的处理方法，体现了明代医家对感染预防的重视，具有重要的临床意义。

明代永乐年间（1406 年）朱橚等编著的《普济方》，是一部综合性的医学著作，其中“折伤门”“金疮门”和“杖伤门”等辑录治疗骨伤疾病方药 1 256 首，是 15 世纪以前治疗骨伤方药的总汇。在“接骨手法”中，介绍了 12 种骨折脱位的复位固定方法；在“用药汤使法”中，又列出 15 种骨折、脱位的复位固定法。这些方药和方法的记载，为后世骨伤疾病的治疗提供了丰富的资源和参考。

明代异远真人著的《跌损妙方》，记载全身 57 个穴位，总结了一套按穴位受伤而施治的方药，其“用药歌”在骨伤科亦广为流传。该书将伤科病机与气血运行和经络学说理论紧密联系，通过手法、导引、气功或者按穴位治疗跌打损伤，体现了中医骨伤科独特的理论体系和治疗方法。

明代著名医药学家李时珍所著的《本草纲目》载药 1 892 种，其中骨伤科药物 170 余种。这些药物的记载，为骨伤科的药物治疗提供了更多的选择，丰富了骨伤疾病的治疗手段。

明代王肯堂的《证治准绳·疡医准绳》对骨折亦有较详细的论述，如对肱骨外科颈骨折采用不同体位固定，若向前成角畸形，用手巾悬吊腕部置于胸前；若向后成角，则应置于胸后。该书还把髌骨损伤分为脱位、骨折两类，骨折又分为分离移位和无移位两种，分离移位者，主张复位后用竹箍扎好，置膝于半伸屈位。该书对骨伤科的方药还进行了由博而约的归纳整理，颇为后世所推崇，为后世骨伤科的临床实践提供了重要的指导。

明代薛己所撰的《正体类要》是一部具有重要影响力的骨伤科著作。该书共两卷，上卷论正体主治大法及记录治疗骨伤科内伤验案 65 则，下卷介绍诸伤方 71 首。薛己十分重视整体疗法，在序中提到“肢体损于外，则气血伤于内，营卫有所不贯，脏腑由之不和”，他强调八纲、脏腑、气血辨证论治，用药主张以补气血、补肝肾为主，行气活血次之。薛己的“气血学说”和“平补法”对后世产生了巨大影响，开创了以“气血学说”和“平补法”为基础的骨伤科“内治学派”先河。他的理论和实践，为骨伤科的内治法提供了重要的思路和方法，使骨伤科的治疗更加注重整体调理和辨证论治。

2. **清代**　《医宗金鉴·正骨心法要旨》等著作的总结。

清代，中医骨伤科在明代的基础上继续发展，取得了更为显著的成就。其中，吴谦等著的《医宗金鉴·正骨心法要旨》是这一时期的代表性著作，它系统地总结了清代以前的骨伤科经验，集历代伤科之大成，对人体各部的骨度、损伤的治法记录周详，既有理论，亦重实践，图文并茂。

《医宗金鉴·正骨心法要旨》将正骨手法归纳为摸、接、端、提、推、拿、按、摩八法。“摸法”是通过触摸损伤部位，了解骨折和脱位的移位情况，包括移位方向等，是正骨手法的基础；“接法”是将骨折或脱位的部位复位，使其恢复正常的解剖结构；“端法”是用双手握住骨折或脱位的肢体两端，用力端提，使骨折或脱位得到复位；“提法”是用手指或器械将骨折或脱位的部位向上提起，使其复位；“推法”是用手掌或手指将骨折或脱位的部位向前或向后推动，使其复位；“拿法”是用手指捏住骨折或脱位的部位，用力拿捏，使其复位；“按法”是用手掌或手指将骨折或脱位的部位向下按压，使其复位；“摩法”是用手掌在损伤部位轻轻按摩，促进气血流通，缓解疼痛。这八法相互配合，形成了一套完整的正骨手法体系，为后世骨伤疾病的治疗提供了重要的技术支持。

在固定方面，《医宗金鉴·正骨心法要旨》主张“爰因身体上下、正侧之象，制器以正之，用辅手法之所不逮，以冀分者复合，欹者复正，高者就其平，陷者升其位”。根据人体不同部位的特点和损伤情况，改进了多种固定器具，如脊柱中段损伤采用通木固定，下腰损伤采用腰柱固定，四肢长骨干骨折采用竹帘、杉篱固定，髌骨骨折采用抱膝圈固定等。这些固定器具的改进，使固定更加稳固、舒适，有利于骨折的愈合和肢体功能的恢复。

该书还介绍了腰腿痛等疾患的手法治疗，及运用攀索叠砖法、腰部垫枕法整复腰椎骨折脱位等。攀索叠砖法是让患者双手握住绳索，双脚踩在砖上，通过身体的重量和绳索的拉力，使腰椎骨折脱位得到复位；腰部垫枕法是在患者腰部下方垫上枕头，使腰部处于过伸位，从而使腰椎骨折脱位得到复位。这些方法的出现，为腰椎骨折脱位的治疗提供了新的思路和方法，提升了治疗的效果。

清代沈金鳌著的《沈氏尊生书·杂病源流犀烛》，发展了骨伤科气血病机学说，对内伤的病因病机、辨证论治有所阐发。该书认为，内伤的发生与气血的运行密切相关，气血不畅、瘀血阻滞是内伤的主要病机。在治疗上，主张以活血化瘀、理气止痛为主，同时根据患者的具体情况，进行辨证论治，调整脏腑功能，促进气血运行。

清代胡廷光所著的《伤科汇纂》，收集了清代以前有关骨伤科的文献，结合其临床经验加以整理，是一部价值较高的骨伤科专著。该书系统地阐述了各种损伤的证治，记载了骨折、脱位、筋伤的检查、复位法，附录许多治验医案，并介绍了大量骨伤科处方及用药方法。它为后世医家提供了丰富的临床经验和治疗方法，对骨伤科的发展起到了重要的推动作用。

清代钱秀昌所著的《伤科补要》，较详细地论述了骨折、脱位的临床表现及诊治方法，如髋关节后脱位采用屈髋屈膝拔伸回旋法整复等。该书载有医疗器具固定图说、周身各部骨度解释、伤科脉诊及大量方剂。它对骨折、脱位的诊治方法进行了详细阐述，使骨伤疾病的诊断和治疗更加规范化、科学化。

明清时期是中医骨伤科的兴盛时期，太医院的分科设置，薛己、吴谦等医家的贡献，以及众多骨伤科专著的涌现，都为中医骨伤科的发展奠定了坚实的基础，推动了中医骨伤科的传承和创新，使其在理论和实践方面都达到了一个新的高度。

（七）危机与新生：民国至中华人民共和国成立后

1. 民国时期 中医骨伤科的危机。

1840 年鸦片战争后，中国社会经历了巨大的变革，西方文化的涌入对传统中医产生了强烈的冲击。在这一时期，中医骨伤科也面临着严峻的挑战。

随着西方医学的传播，国人开始向西方学习，中医骨伤科发展受到了极大的限制。许多骨伤科医生只能依靠祖传或师承的方式延续技艺，医疗范围有限，难以获得足够的资源和支持。

在这种背景下，骨伤科系统的著作以及记载病案较少。以前处于萌芽状态的骨折切开复位、内固定等技术不仅没有得到发展，反而濒于失传。中医骨伤科的发展近乎停滞。尽管如此，在这一时期仍出现了一批伤科名家，如河南平乐镇郭氏正骨世家、天津苏氏正骨世家、上海石筱山等骨伤八大家、广东蔡荣等五大名家、湖北武当山李氏正骨世家、福建南少林派林如高、北京刘寿山等。他们坚守着中医骨伤科的传统技艺，对骨伤科理论与技术的继承和发展，为后来中医骨伤科的复兴奠定了基础。

2. 中华人民共和国成立后　中医骨伤科的新发展。

中华人民共和国成立后，中医骨伤科迎来了新的发展机遇。20 世纪 50 年代开始，全国各省市相继建立中医学院，如 1956 年成立的北京中医学院、广州中医学院、上海中医学院和成都中医学院，这些中医学院的建立，为国家培养了大批中医人才，为中医骨伤科的发展提供了人才支持。

天津医院尚天裕等学者通过深入研究和实践，形成了一套中西医结合治疗骨折的新方法。这种新方法提出了“动静结合、筋骨并重、内外兼治、医患配合”的治疗原则，强调在骨折治疗中，要正确处理固定与活动的关系，既要重视骨骼的复位和固定，也要注重肌肉、肌腱等软组织的修复和功能锻炼；既要采用中药内服、外用，也要结合手法复位、固定等外治法；同时，要充分调动患者的积极性，让患者参与到治疗过程中，配合医生进行康复训练。

中西医结合治疗骨折的新方法，吸收了中西医治疗骨折的精华部分，并在此基础上加以发展提高，具有骨折对位好、愈合快、疗程短、功能好、患者痛苦少、医疗费用省和合并症少等优点，在临床实践中取得了显著的效果，为中医骨伤科的发展注入了新的活力，推动了中医骨伤科的现代化进程。

二、岭南骨伤科的发展历史

岭南骨伤科的历史源远流长，其起源可追溯至晋代。著名医家葛洪在岭南地区行医济世，他的学术思想犹如一颗种子，深深扎根于这片土地，为岭南骨伤科的形成奠定了坚实的基础。葛洪在其著作《肘后备急方》中，对骨折、脱位、创伤出血等骨伤病症的治疗方法进行了详细阐述，如首创用按摩法于关节脱位整复，开创小夹板固定治疗骨折之先河，这些宝贵的经验和理论，对后世岭南骨伤科的发展产生了深远的影响。

此后，历经唐、宋、明、清等朝代，岭南骨伤科在不断地实践与探索中持续发展。到了清末民初，随着广东地区的对外开放，中西方文化的交流日益频繁，医学领域也不例外。西方先进的医学知识和技术传入岭南，与本土的骨伤科经验相互碰撞、融合，为岭南骨伤科注入了新的活力，极大地充实和丰富了其内涵。

到了近现代，岭南骨伤科迎来了重要的发展阶段，涌现出了何竹林、蔡荣等一批杰出的骨伤科名医，他们为岭南骨伤科的发展做出了卓越的贡献。

1. 何竹林（1882—1972年） 原名锦燊，字炳，广东南海九江人，是我国近代十大骨伤科流派的创始人之一，也是岭南伤科的代表人物，有"粤海跌打王""西关华佗"之称。何竹林出身医学世家，自幼受父亲影响，酷爱习武学医，先后拜高僧和民间武林高手为师。18岁时，他毅然踏上"走江湖"的旅程，历经三年，行程两万余里。1904年，何竹林回到广州，继承父业，在西关文兴大街开馆行医。何竹林不仅医术高超，医德也十分高尚。1956年，广州中医学院创办，何竹林受聘任教。他摒弃旧观念，将自己积累的骨科秘方、治疗手法和用药经验毫无保留地公之于世，其献出的"田七跌打风湿软膏"秘方，临床应用有效率高达98%。他还主编和讲授了《中医骨伤科学》《中医外科讲义》等，培养了大批专业人才，众多高徒成为岭南名医，其学术成就和高尚医德对岭南骨伤科的发展产生了深远影响。

2. 蔡荣（1921—1980年） 同样出身骨伤世家，自幼熟读经史，勤习伤科。他曾任岭南、南华诊所骨科医师，1956年受聘于广州中医学院骨伤科担任教师，历任外伤科教研室副主任、中医伤科教研室主任、教务处副处长等职，荣获"广东省名老中医"称号。蔡荣在学术上颇有建树，发表了《脾胃与肾命》《伤科内治八法及其临床运用》《论伤科病机》等30余篇论著及临床医案，为后学者提供了一套较为完整的伤科辨证论治规范。他对岭南正骨广泛应用的外固定材料——杉皮夹板进行了开拓性的力学测定，证明其固定骨折效能良好，并建立了应用规范，相关研究成果获得1979年广东省科技大会奖，有力地推动了杉皮小夹板治疗骨折的应用。跌打万花油是他的家传秘方，蔡荣将其献给国家，沿用至今。此外，他还对岭南正骨手法的完善推广作了开拓性尝试，其撰写的《按摩疗法》一文对第四、五版《中医伤科学》教材相关内容的编写起到了引领创新的作用。

何竹林、蔡荣等名医在我国首批中医学院开设外伤科学教研室，积极投身教学工作，将自己的临床经验和学术见解毫无保留地传授给学生，培养了大量专业人才，为岭南骨伤科的传承和发展奠定了坚实的人才基础，使得岭南骨伤科的理论和技术得以系统传承和广泛传播。

3. 岑泽波 广州中医药大学教授，著名中医骨伤科专家。他在中医骨伤科领域有着深厚的造诣，擅长治疗各种骨伤疾病，尤其是对颈椎病、腰椎间盘突出症、骨折等疾病的治疗有着丰富的经验。岑泽波注重中医经典理论的学习和应用，强调辨证论治，根据患者的具体情况制订个性化的治疗方案。他在治疗中，既注重手法的运用，又注重药物的调理，强调内外兼治。岑泽波还注重骨伤疾病的预防和康复，他认为预防胜于治疗，通过指导患者进行适当的锻炼和康复训练，可以有效地预防骨伤疾病的发生和复发。他的学术思想和临床经验对中医骨伤科的发展起到了积极的推动作用，为中医骨伤科的传承和发展做出了重要贡献。

在历代名医的不懈努力与传承下，岭南骨伤科不断发展创新，在学术理论、治疗技术以及名方名药等方面都取得了显著的成就。

骨折篇

第二章　桡骨远端骨折

一、概　　述

桡骨远端骨折（distal fracture of radius）指距腕关节面2~3cm处的桡骨断裂，多由跌倒时手掌撑地（伸直型，即Colles骨折）或直接暴力（如机器绞伤）导致。流行病学数据显示，此类骨折约占全身骨折的17%，女性发病率高于男性，与绝经后雌激素水平下降导致的骨量流失密切相关。现代医学根据骨折线方向分为Colles骨折（背侧移位）、Smith骨折（掌侧移位）及Barton骨折（涉及关节面）。

二、病因病机

（一）中医病机

1. **直接暴力致伤机制**　机器绞轧、重物砸压等直接作用于桡骨远端，导致横断或粉碎性骨折。此类损伤常伴随皮肤破损、肌腱断裂，古籍称为“金刃伤骨”。

直接暴力通过能量瞬间传递，使骨小梁结构发生压缩性破坏，骨折线多呈星状放射，局部骨膜撕裂严重，血管网受损显著。

2. **间接暴力传导路径**　跌倒撑地时的能量转化：人体跌倒手掌触地瞬间，体重3~5倍冲击力经腕关节传导至桡骨远端。根据腕关节背伸角度不同（正常背伸70°~90°），压力集中于干骺端薄弱区，导致Colles骨折（背伸>40°）或Smith骨折（背伸<30°）。

筋膜的缓冲与代偿：中医强调“筋为骨之卫”，健康筋膜可通过弹性形变吸收30%~40%冲击力。但老年患者因筋脉失养，缓冲能力下降，同等暴力下更易骨折。

3. **反复劳损的累积效应**　特殊职业群体（如搬运工、网球运动员）因长期腕部应力集中，导致骨微结构逐渐破坏。X线可见骨小梁排列紊乱，皮质骨出现“虫蚀样”改变。

（二）西医分型

桡骨远端骨折是上肢最常见的骨折类型之一，约占全身骨折的17%，尤其在老年骨质疏松人群和运动损伤中高发。桡骨远端的解剖复杂性和功能重要性使得准确分类成为制订治疗方案的核心依据。西医分类体系经过百年演变，从最初的形态描述发展为基于影像学、生物力学和预后的多维度系统。

1. 按骨折线方向与形态分类（传统分型）

（1）Colles 骨折：1814 年由 Abraham Colles 提出，指桡骨远端背侧移位，伴背侧成角（“银叉样畸形”）。机制为跌倒时腕背伸位受力。具有关节外骨折，可合并尺骨茎突骨折的特征。

（2）Smith 骨折：1847 年由 Robert William Smith 描述，为反向 Colles 骨折，掌侧移位伴掌侧成角。机制为腕屈曲位受力或直接掌侧撞击。分为三种亚型：Ⅰ型为关节外；Ⅱ型累及关节面；Ⅲ型骨折线延伸至桡骨茎突。

（3）Barton 骨折：由 John Rhea Barton 提出，为关节内骨折合并腕关节半脱位。掌侧 Barton 骨折表现为掌侧关节面剪切骨折，腕骨向掌侧移位。背侧 Barton 骨折表现为背侧关节面骨折，腕骨向背侧移位。

2. AO/OTA 分类 临床上最常用的桡骨远端骨折分类方法编码为 2R3A-X：

（1）A 型：关节外骨折。

A1：尺骨骨折，桡骨完整。

A2：桡骨干骺端简单骨折。

A3：干骺端粉碎骨折。

（2）B 型：部分关节内骨折。

B1：桡骨矢状面的骨折。

B2：桡骨背侧骨折。

B3：掌侧缘骨折（Barton 掌侧）。

（3）C 型：完全关节内骨折。

C1：关节面和干骺端均为简单骨折。

C2：关节面简单骨折，干骺端粉碎性骨折。

C3：关节面粉碎性骨折。

优势：量化损伤程度，指导内固定选择（如 C3 型需锁定钢板）。

三、辨证论治

（一）诊断要点

1. 临床表现

（1）外伤史：多为跌倒时手掌撑地所致。

（2）症状：腕部肿胀、疼痛、活动受限。

2. 专科检查

（1）视诊：典型“餐叉样”畸形（侧面观）或“枪刺样”畸形（正面观）。

（2）触诊：局限性压痛，及可触及骨折端摩擦感。

（3）神经血管检查：重点评估正中神经、桡动脉搏动及手部血运。

3. 影像学检查　X 线检查：腕关节正侧位片评估骨折类型、移位程度、关节面是否受累及下尺桡关节稳定性。

（二）手法复位

桡骨远端骨折手法复位是骨伤科治疗中最具挑战性的操作之一，其成功与否直接影响患者腕关节功能的恢复。随着对生物力学和影像学评估的深入理解，手法复位从传统经验医学逐步走向标准化、精准化。以下将从解剖基础、适应证、操作流程、生物力学机制、并发症防治等层面，系统阐述桡骨远端骨折手法复位的理论与实践。

1. 解剖基础与复位目标

（1）桡骨远端解剖要点

1）关节面结构：舟骨窝（外侧）、月骨窝（内侧）与中间嵴构成桡腕关节面，关节面台阶超过 1mm 可导致创伤性关节炎。

2）掌倾角（volar tilt）：正常 10°~15°，手法复位需恢复至≥0°（背倾角超过 10° 需手术干预）。

3）尺偏角（radial inclination）：正常 22°~25°，复位后至少恢复至 15°。

4）桡骨高度（radial length）：正常 10~13mm，短缩超过 3mm 需纠正。

5）下尺桡关节（distal radioulnar joint）：复位后需确保尺骨变异（ulnar variance）在 ±2mm 以内。

（2）复位目标

1）解剖复位：关节面台阶 <1mm，掌倾角≥0°，尺偏角≥15°。

2）功能复位（老年或骨质疏松患者可接受范围）：掌倾角≥–10°（背倾≤10°）；桡骨短缩≤5mm；关节面台阶≤2mm；无旋转畸形（旋前 / 旋后受限 <15°）。

2. 适应证与禁忌证

（1）绝对适应证

1）闭合性骨折：无开放性伤口或血管神经损伤。

2）关节外骨折（AO/OTA A 型）：如 Colles 骨折、Smith 骨折。

3）部分关节内骨折（AO/OTA B 型）：B1 型（矢状面劈裂）或 B2 型（背侧缘骨折）。

（2）相对适应证

1）低能量损伤的老年患者：即使存在轻度关节面塌陷，优先尝试闭合复位。

2）儿童青枝骨折：骨骺未闭合，塑形能力强。

（3）禁忌证

1）开放性骨折：需急诊清创手术。

2）严重粉碎性骨折（AO/OTA C3 型）：关节面无法通过牵引恢复。

3）合并血管神经损伤：如正中神经急性卡压。

4）病理性骨折：如骨肿瘤或感染导致的骨质破坏。

3. 操作流程

（1）术前准备：影像学评估，使用正侧位 X 线检查（必要时 CT 三维重建），明确骨折类型及移位方向。

（2）麻醉选择

1）血肿内麻醉：20ml 1% 利多卡因注射至骨折端，操作简便但止痛效果有限。

2）臂丛神经阻滞：适用于疼痛敏感或肌肉发达患者，可完全松弛前臂肌肉。

3）静脉镇静：联合咪达唑仑 + 芬太尼，用于儿童或焦虑患者。

（3）体位：患者仰卧，肩外展 90°，肘屈曲 90°，手指套悬吊牵引（重量 2~5kg）。

（4）经典复位手法

1）Colles 骨折复位（背侧移位）：①牵引与反牵引，助手握持患肢上臂近肘部作反牵引；术者双手握持患者手掌，拇指置于背侧骨折远端，沿前臂长轴持续牵引 5min。②掌屈尺偏：维持牵引下，将腕关节掌屈 20°~30° 并尺偏，利用腕关节囊张力纠正背侧移位。③按压复位：术者拇指按压背侧骨折远端，其余四指托住掌侧近端，施加掌侧推力。④旋前位固定：复位后保持前臂旋前 10°~15°，减少旋前方肌对远端的牵拉。

2）Smith 骨折复位（掌侧移位）：①反向牵引，牵引方向与 Colles 骨折相反，术者拇指置于掌侧骨折端。②背伸桡偏：将腕关节背伸 15°~20° 并轻度桡偏，利用桡侧腕伸肌张力复位。③背侧加压：术者掌根按压掌侧骨折远端，同时助手维持背伸位（图 2-1、图 2-2、图 2-3）。

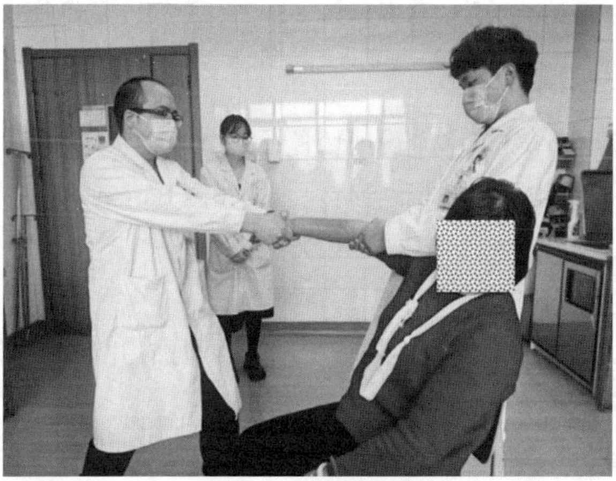

图 2-1　拔伸牵引

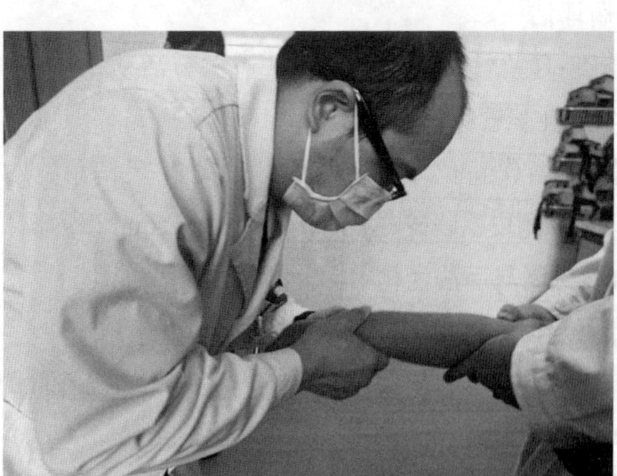

图 2-2　折顶骨折端

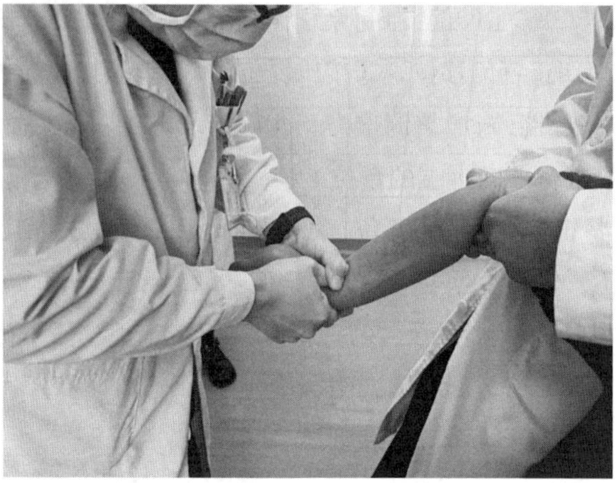

图 2-3　逆着损伤机制维持复位骨折

3）Barton 骨折复位（关节内剪切骨折）：①掌侧 Barton，牵引后腕关节背伸，术者拇指从掌侧向背侧推压骨折块。②背侧 Barton：腕关节掌屈，拇指从背侧向掌侧加压。

（5）特殊类型处理

1）Die-punch 骨折（月骨关节面塌陷）：纵向牵引后，术者示指从背侧顶压月骨窝，联合腕关节尺偏。

2）司机骨折（桡骨茎突骨折）：牵引下腕关节桡偏，拇指直接按压茎突骨折块。

（6）复位后评估

1）临床检查：①“餐叉样”畸形消失，腕关节活动无弹响；②手指血运及感觉正常（排除急性腕管综合征）。

2）影像学标准：①正位片显示桡骨高度恢复，尺偏角≥15°；②侧位片显示掌倾角≥0°，无背侧皮质粉碎；③关节面台阶在 1mm 以内。

4. 生物力学机制与手法优化

（1）韧带整复作用（ligamentotaxis）

1）原理：通过纵向牵引使关节囊及腕部韧带（如桡腕背侧韧带）产生张力，间接复位关节内骨块。

2）操作要点：牵引重量需达到体重的 10%（成人 5~7kg），持续 10min 以上。

（2）三点加压原理

1）近端支点：术者手指固定骨折近端。

2）远端压力：拇指按压移位骨块。

3）对抗力：助手维持反牵引。

（3）肌肉松弛的重要性

1）旋前方肌：Colles 骨折中该肌牵拉导致远端旋后，复位时需前臂旋前。

2）肱桡肌：过度紧张可导致桡骨短缩，需充分牵引以克服其张力。

5. 固定技术与康复计划

（1）石膏固定

1）Colles 骨折：前臂旋前位，腕关节掌屈 15°、尺偏 10°。

2）Smith 骨折：腕关节背伸 10°、中立位或轻度旋后。

3）注意事项：①石膏远端需达掌指关节，但允许手指自由活动；②48h 内冰敷抬高，预防骨筋膜室综合征。

（2）夹板固定

1）适用于肿胀严重患者，允许肿胀消退后更换石膏。

2）固定范围从掌骨基底至肱骨中段，限制旋前 / 旋后（图 2-4、图 2-5）。

（3）康复训练

1）早期（1~2 周）：①手指主动屈伸（预防肌腱粘连）；②肩肘关节活动（避免僵硬）。

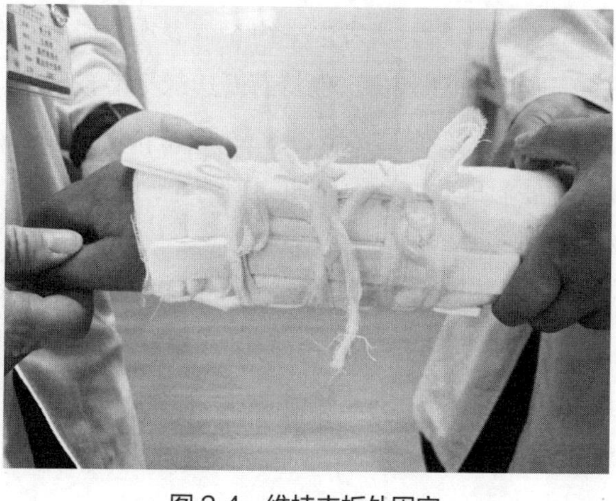

图 2-4　维持夹板外固定

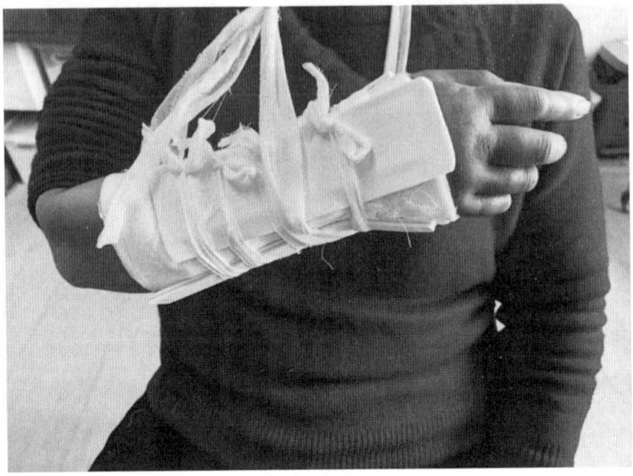

图 2-5 维持患肢悬吊固定

2）中期（2~4 周）：①腕关节主动屈伸（角度限制在 20° 以内）；②轻柔旋前 / 旋后练习。

3）晚期（4 周后）：①渐进性抗阻训练（握力器、橡皮筋）；②本体感觉训练（平衡板、捏球）。

6. 并发症的预防与处理

（1）复位失败：由关节内骨块嵌插、软组织嵌入、牵引不足引起。须于 24h 内尝试二次复位，失败则转手术治疗。

（2）再移位：高危因素包括侧皮质粉碎、骨质疏松、固定体位不当。可通过石膏塑形时加强背侧支撑；每周复查 X 线，首次在复位后 3~5d 预防。

（3）神经损伤：正中神经卡压发生率约 5%，表现为拇指麻木，需紧急切开减压。可通过避免过度掌屈（>30°），保持石膏边缘平滑预防。

（4）复杂性局部疼痛综合征（complex regional pain syndrome，CRPS）：表现为持续性灼痛、皮肤温度改变。须早期物理治疗，加巴喷丁联合激素冲击。

（三）药物治疗

桡骨远端骨折的治疗以“筋骨并重，气血同治”为原则，早期以活血化瘀、消肿止痛为主，中期以接骨续筋为主，后期以补益肝肾、强筋壮骨为主。根据骨折的不同阶段和患者的体质，辨证施治。

1. 早期（骨折后 1~2 周） 以“活血化瘀，消肿止痛”为法，方选桃红四物汤加减。

2. **中期(骨折后2~4周)** 以“接骨续筋,活血通络”为法,方选接骨丹加减。

3. **后期(骨折后4周以上)** 以“补益肝肾,强筋壮骨”为法,方选六味地黄丸加减。

四、医案解要

吴江林医案

张某,女,65岁,2023年5月10日初诊。

【病史】患者因“跌倒致右腕部疼痛、肿胀、活动受限1d”来诊。患者1d前不慎跌倒致右腕部肿胀、疼痛,活动受限,有骨质疏松病史。

【刻下症】右腕部肿胀、疼痛,活动受限,舌质暗红,苔薄白,脉弦紧。

【辅助检查】X线检查示右桡骨远端骨折。

【诊断】

中医诊断:骨折(气血瘀滞型)。

西医诊断:右桡骨远端骨折。

【治法】中医以“活血化瘀,消肿止痛”为法,予手法复位后维持小夹板固定,内服中药汤剂。骨折早期可使用中药外敷、针灸疗法消肿止痛,加速骨折愈合。骨折中后期配合功能锻炼以防止关节僵硬和肌肉萎缩。

【方药】桃红四物汤加减。桃仁10g,红花10g,当归12g,川芎10g,赤芍12g,生地黄15g,乳香6g,没药6g,丹参15g,三七粉(冲服)3g。7剂,水煎服,每日1剂。

【二诊】肿胀、疼痛明显减轻,舌质淡红,苔薄白,脉弦细。改用接骨丹加减,续服14剂。

【三诊】骨折基本愈合,局部仍有轻微疼痛,活动受限。改用六味地黄丸加减,续服14剂。

【按】本案患者为老年女性,骨质疏松,骨折后气血瘀滞明显。早期以活血化瘀、消肿止痛为主,中期以接骨续筋为主,后期以补益肝肾、强筋壮骨为主,取得了良好的疗效。

桡骨远端骨折是临床常见的骨折类型,中医治疗强调“筋骨并重,气血同治”,通过辨证施治,结合中药内服、外敷、针灸等特色疗法,取得了良好的疗效。西医分类为骨折的治疗提供了重要的参考依据。预防方面，应注意饮食调养、避免外伤、加强锻炼，尤其是中老年人和骨质疏松患者，应注重补肾壮骨，预防骨折的发生。

名家验方

1. 桃红四物汤加减

组成：桃仁10g，红花10g，当归12g，川芎10g，赤芍12g，生地黄15g，乳香6g，没药6g，丹参15g，三七粉（冲服）3g。

功效：活血化瘀，消肿止痛。

主治：骨折早期，局部肿胀、疼痛明显，皮肤青紫，活动受限。

加减：何炎燊先生在临床应用中根据症状对此方进行加减，若肿胀严重，加泽兰12g，茯苓15g；疼痛剧烈，加延胡索10g，川牛膝12g。

2. 接骨丹

组成：自然铜10g，骨碎补15g，续断12g，杜仲12g，当归12g，川芎10g，赤芍12g，丹参15g，黄芪20g，白术12g。

功效：接骨续筋，活血通络。

主治：骨折中期，肿胀消退，疼痛减轻，骨折端初步连接。

加减：叶伟洪在临床应用中得出对此方的加减经验，若骨折愈合缓慢，加鹿角胶10g，龟板胶10g；局部仍有瘀血，加桃仁10g，红花10g。

五、预防调摄

1. **饮食调养**　骨折患者应多食用富含钙质和蛋白质的食物，如牛奶、鸡蛋、鱼类、豆制品等。同时，可适当补充维生素D，促进钙的吸收。

2. **避免外伤**　中老年人应避免跌倒和外力撞击，尤其是骨质疏松患者，应注意防滑、防摔。

3. **加强锻炼**　适当的体育锻炼可以增强骨骼强度，预防骨质疏松。推荐的运动包括太极拳、八段锦、散步等。

4. **中药调理**　对于骨质疏松患者，可长期服用补肾壮骨的中药，如六味地黄丸、龟鹿二仙胶等，以增强骨骼强度，预防骨折。

第三章　肱骨干骨折

一、概　　述

肱骨干骨折系指肱骨外科颈下 1~2cm 至肱骨髁上 2cm 之间的骨折，属于中医“骨折”范畴。好发于骨干的中部，其次为下部，上部最少，中下 1/3 骨折易合并神经损伤，下 1/3 骨折易发生骨不连接。肱骨干骨折可发生于任何年龄，但多见于成人。

二、病因病机

1. **直接暴力**　如打击伤、挤压伤或火器伤等，多发生于肱骨中 1/3 处，多数为横形或粉碎性骨折，或为开放性骨折，有时可发生多段骨折。

2. **间接暴力**　如跌倒时手或肘着地，地面反击暴力向上传导，与跌倒时体重下压暴力相交于肱骨某部，即发生斜形或螺旋形骨折，多见于肱骨中下 1/3 处，此种骨折尖端易刺插于肌肉而影响手法复位。

3. **旋转暴力**　如投掷手榴弹、标枪或翻腕赛扭转前臂时，多可引起肱骨中下 1/3 交界处典型螺旋形骨折。

肱骨干骨折后，由于骨折部位肌肉附着点不同，暴力作用方向与上肢体位的关系，可有不同的移位情况。如在胸大肌止点处骨折，骨折近端受外旋肩袖的牵拉常向外旋转，而骨折远端由于三角肌和胸大肌的联合作用，向上向前移位。如骨折位于胸大肌止点与三角肌止点之间，骨折近端主要受胸大肌牵拉向内向前旋转移位，骨折远端因三角肌的牵拉而向外向上移位。如骨折位于三角肌止点以下，骨折近端因受三角肌为主、胸大肌为辅的联合牵拉而向外向前旋转移位，骨折远端受前面的肱二头肌、喙肱肌和后面的肱三头肌的牵拉而向上重叠移位。如骨折位于下 1/3 部，由于患者常将前臂悬吊于胸前，引起骨折远端内旋移位，手法复位时要注意纠正。

三、辨证论治

（一）诊断要点

有外伤史；发生于青壮年；局部肿胀、疼痛、压痛，伤肢可有短缩成角畸形，可扪及骨擦音（感）；注意是否合并有桡神经损伤及肱动、静脉损伤；X线检查可明确诊断，但应包括肩关节和肘关节，以免遗漏这两个部位的骨折和脱位。

（二）手法复位

可在臂丛神经阻滞下或1%~2%利多卡因血肿内麻醉下施行。

1. **上段骨折**　采用牵拉推挤提压复位法。骨折部位不同，操作步骤及要点稍有差异。①胸大肌止点以上的骨折：患者仰卧，一助手用宽布带穿过患侧腋下向上作反牵拉，一助手持患肢腕关节上方顺势向远端牵拉，且逐渐外展30°~40°。术者站于患侧，两手拇指推骨折近端向内，其他四指扳拉骨折远端向外，先矫正侧方移位，在维持侧方对位的情况下，以提按法矫正前后移位使平复。②胸大肌止点以下三角肌止点以上的骨折：患者仰卧，一助手固定肩部，一助手持患肢腕关节上方，向远端牵拉，术者站于患侧，背向患者头部，以两手拇指推骨折远端向内，其他四指拉骨折近端向外。先矫正侧方移位，再以提按法矫正前后移位使平复。③三角肌止点以下骨折：患者仰卧，助手同上固定肩部，持患肢腕关节上方向远端牵拉，术者站于患侧，面向患者头部，以两手拇指推挤骨折近端向内，其他四指拉骨折远端向外，再以提按法矫复前后移位。若为螺旋形骨折，在复位时应加以旋转力量使其复位。

2. **中段骨折**　若为横断形或短斜形骨折，复位容易，仅用牵拉推挤提压法即可复位。但较常出现骨折端分离，导致迟延愈合。此类患者体形多消瘦，再加上近侧骨折端有三角肌的牵拉和不自觉地前屈和外展活动，易形成向外成角，故一开始即应注意。

3. **下段骨折**　采用屈肘牵拉旋臂抱挤复位法。患者取坐位，一助手固定上臂上段，另一助手一手持肱骨髁部，一手托前臂使肘关节屈曲90°。术者站患侧，一手固定骨折近端，一手拿住骨折远端，在助手牵拉下先矫正旋转移位（把骨折的远端向后旋，近端向前旋），然后用两手掌在骨折部的前后方用抱挤合拢的手法，使骨折面紧密接触。

4. **肱骨髁上3~4cm处的骨折**　多为横断形骨折，两骨折端有软组织嵌夹，骨折远端向前旋转。此型骨折复位不易，每当伸肘，骨折远端向前旋转更甚，可达 90°。屈肘 90° 时，骨折远端仍向前旋转达 30° 左右。高度屈肘时，才能对线好，但仍可有前后错位。采用嵌入缓解法配合折顶复位法。方法是患者仰卧，首先用嵌入缓解法以缓解筋肉的嵌夹。一助手固定上臂上段，一助手扶持肘部，术者站于患侧，在肌肉松弛的情况下，推骨折近端向前，同时持肘的助手拉肘，使肱骨远段背伸，以扩大畸形，才能将嵌入缓解，同时使骨折远近端在成角的情况下接触，然后进行反折，术者压骨折远端向后，同时高度屈肘复位，切忌伸肘和前臂旋后，否则即再移位。

5. **陈旧性骨折**　骨折超过 3 周，但骨折端尚未牢固愈合，畸形严重，估计日后影响功能者，可在麻醉下进行骨折复位。

6. **单纯成角畸形**　患者仰卧，将骨折端的突起部位置于衬有软物的三角形支垫上。一助手固定肱骨上段，术者站于患侧，一手持骨折部，一手持骨折远端加压，缓缓用力，将骨折端重新折断，然后按新鲜骨折进行整复。

7. **重叠、旋转成角畸形**　患者仰卧，一助手固定肱骨上段，术者站于患侧一手持骨折近端，一手持骨折远端，以稳健手法，或旋扭，或反折，将骨折端分离，然后按新鲜骨折进行整复。

8. **外固定**

（1）夹板外固定：一般如靠近上 1/3 骨折，可作超肩关节固定，靠近下 1/3 时可作超肘关节固定。固定时间 4~8 周。但需注意以下几点：①胸大肌止点以上骨折，因骨折端复位后不稳定，应于内侧夹板上端加厚蘑菇垫以推挤骨折远端向外，同时对肩带应稍松，肘关节屈曲度应大于 90° 悬吊于胸前，以保持骨折端稳定对位。②肱骨中段骨折，因骨折端易形成分离及向外成角，故应采用双超夹板固定（即超肩超肘关节夹板）。对骨折端已有分离移位者，可根据情况选用超肩或超肘夹板，同时加用布带作反向牵引固定，方法为取尺寸 10cm × 8cm 的双层小长方形布垫两块，每块布的四角都缝有细布带，细布带各自组成圆圈。一块盖于伤肩上，另一块托于肘部，再用橡皮带（4 条）把肩上和肘部两垫上的细带相应连接起来，利用橡皮筋的弹力使骨折的两段发生反牵引。③肱骨下段骨折，以超肘夹板固定，使前臂旋前，切忌旋后。④肱骨下段约髁上 3~4cm 处的横断骨折，超夹板固定，前臂应极度旋前，肘关节极度屈曲位悬吊，固定时间应较长，因此型骨折愈合较慢。

（2）上肢石膏加外展架固定：本法适用于三角肌止点以下的骨折，借以松弛三角肌张力，保持骨折对位，骨折复位后于牵引情况下，用上肢石膏加压塑形固定，使骨折端不至再发生移位。再用外展架固定，如为非稳定性骨折，在外展架上可持续牵引。

（3）“U”形石膏或“O”形石膏固定：多用于稳定性中下 1/3 骨折复位后，或用于悬垂石膏或其他方法治疗肱骨干骨折之后，重叠的骨折端已牵开后的一种继续固定的治疗方法。“U”形石膏固定后有益于腕、手及肩的锻炼。对横断或短斜形骨折容易产生断端分离，可用“U”形或“O”形石膏。“O”形石膏在“U”形石膏基础上，其上方石膏带跨越肩关节相互连接。

（4）功能袖带固定：用于肱骨干骨折复位较好或仅轻度移位者，尤适用于肥胖患者和年迈者。功能袖带可由坚韧适中的人造革等制成，夹层装有弹性良好的纵行钢片，外面有尼龙扣带，可按上臂周径不同而行调节固定，质轻，贴合臂形，固定简便，便于功能锻炼，但稳定性不足，仅适宜中段骨折。

（5）悬垂石膏固定：悬垂石膏最适于肱骨干骨折移位并有短缩或者斜形或螺旋形骨折的治疗。悬垂石膏的重量依肌肉丰满和骨折形态各异，一般 1.5~3.0kg，如骨折重叠 2~3cm 者，可增加 1~2kg 秤砣作为补充。悬垂石膏上缘至少高出骨折近端 2.5cm，下缘可达腕部，屈肘 90°，前臂中立位，前臂必须日夜下垂，以便持续提供牵引力。吊带必须可靠地固定在腕部石膏的环上，内成角则通过掌侧环悬吊予以纠正，后成角和前成角可利用吊带长短来调整，前者应加长，后者需缩短。悬垂石膏应用后 1 周应摄 X 线片进行观察以便指导治疗，悬垂石膏一般于 4~6 周后改为单纯颈腕带悬吊 2~3 周至完全骨性愈合。悬垂石膏应用后应尽早开始功能锻炼，既防止分离又有助于断端彼此靠拢。悬垂石膏在应用过程中尽管有许多不便之处，但若患者能配合治疗，适应证选择合适，其用于肱骨干骨折愈合率很高，克服其缺点对保守治疗骨折有益。

9. **牵引疗法**

（1）骨牵引：伴有严重创伤、胸腹部损伤或颅脑外伤，需要卧床治疗或肱骨上段不稳定骨折，都可采用尺骨鹰嘴牵引，以矫正重叠、旋转和成角移位，待 3~4 周后如全身情况稳定，可改用肩人字石膏固定。

（2）皮牵引：适用于小儿肱骨干骨折，经手法复位难以取得良好效果者。

（三）药物治疗

1. **初期**　筋骨损伤，血溢脉外，气血凝滞，筋脉痹阻，以活血化瘀，消肿止痛为治则，治以丹芎活血片。

2. **中期**　瘀血消散，肿胀消退，但筋骨未连接，以续筋接骨为治则，治以舒筋驳骨片。

3. **后期**　气血亏虚，肝肾不足，脾虚生化无源，则以补气养血，健脾益肾，强壮筋骨为治则，治以壮骨强筋片。

（四）手术治疗

1. **撬拨复位**　透视下无菌操作。患者仰卧，常规消毒铺巾，一助手固定肱骨上段，一助手持患肢腕关节上方加以固定。透视下选择进针点，用骨圆针刺入，先将骨折端的骨痂进行剥离，然后折骨，选一骨端作为支点，利用杠杆原理，将骨折端进行复位。应用该法应注意以下几点：①严格选择适应证；②手法应稳巧，避免粗暴；③拨时应避开血管、神经；④骨折复位后，如骨折端对位不稳，可作经皮穿针固定。

2. **经皮穿针内固定手术**　其适应证为斜形、螺旋形、蝶形等不稳定骨折以及多段骨折手法复位失败者。使用臂丛神经阻滞，整个操作在带影像X线检查床上进行。常规消毒铺巾，术者穿手术衣。对肱骨中、上段骨折可经折端穿针固定或经大结节穿针固定。对肱骨下段骨折可经鹰嘴窝穿针固定或经折端穿针固定。固定后，可将针尾0.5cm处弯曲成90°埋于皮下。无菌包扎后，外附小夹板固定，屈肘于功能位。颈腕带悬吊。

术后3d复查，检查针孔及对位情况。早期进行功能锻炼，3个月后复查，如骨折愈合，可拔除克氏针。

3. **开放复位内固定。**

四、医案解要

梁浩标医案

温某，女，38岁，2024年1月29日初诊。

【病史】患者因“右上臂肿痛、活动受限6h”来诊。平地行走时因地滑意外跌倒，右侧上臂着地，当时即觉右上臂剧痛，不能抬手出力，由家属送至我院就诊。

【刻下症】神清，精神好，右上臂肿痛，活动受限，肢体无麻木，手指活动良好。

【辅助检查】X 线检查提示右肱骨中上段骨折、骨折端部分移位（图 3-1）。

【诊断】

中医诊断：肱骨骨折（气滞血瘀证）。

西医诊断：右肱骨干骨折。

【治法】因患者十分恐惧手术，要求保守治疗。医师予中医手法复位（复位后 X 线片见图 3-2），后行小夹板外固定、患肢三角巾悬吊（图 3-3），内服丹芎活血片，外涂万应跌打酒，每周调整夹板、拍片复查。

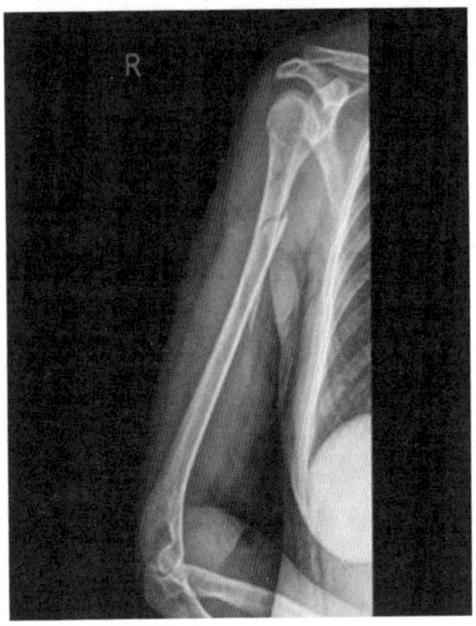

图 3-1　复位前 X 线片

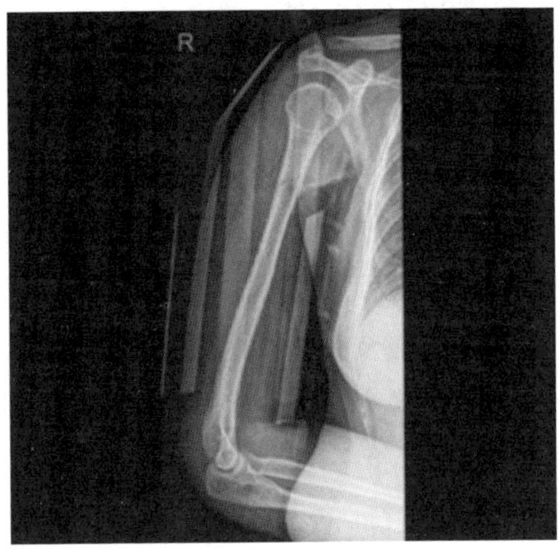

图 3-2　复位后 X 线片

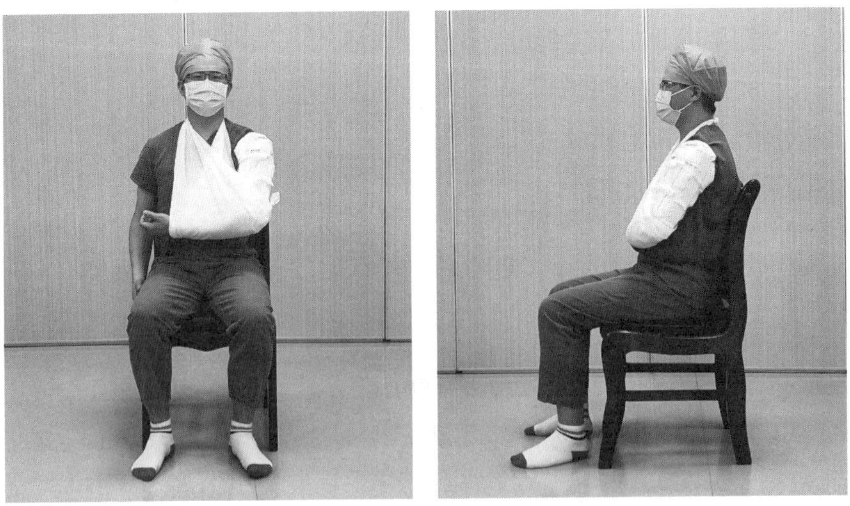

图 3-3　小夹板外固定及三角巾悬吊

名家验方

舒筋驳骨片

骨折保守治疗或术后可用舒筋驳骨片散瘀止痛，接骨续筋，加速骨折愈合。舒筋驳骨片为东莞市中医院院内制剂，由骨碎补、牛膝、桑枝、木香、牡丹皮等药物制成，用于跌打损伤，骨折脱位，瘀肿疼痛。

【中医手法复位】患者仰卧，一助手固定肩部，一助手持患肢腕关节上方，向远端牵拉，术者站于患侧，背向患者头部，以两手拇指推骨折远端向内，其他四指拉骨折近端向外，先矫正侧方移位，再以提按法矫正前后移位使平复，再配合旋转力量使其复位。

【随诊】治疗 6 周后肿痛缓解、达到临床愈合。伤后 3 月复查 CT 见骨痂生长良好、骨折线消失（图 3-4）。

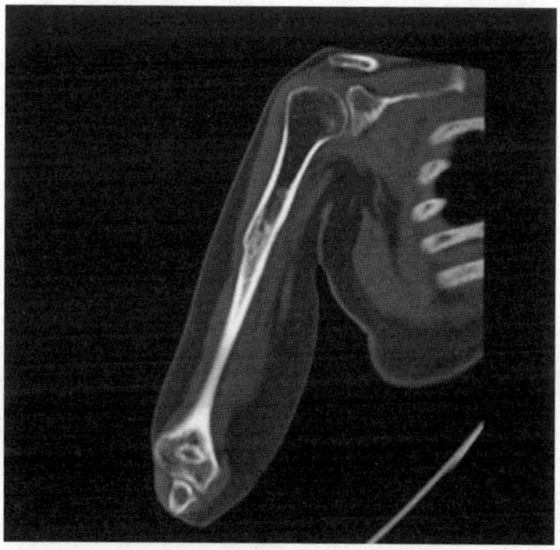

图 3-4 伤后 3 月 CT 片

【按】早期瘀滞肿胀，内服丹芎活血片或复元活血汤、活血止痛汤，若肿较重可服桃仁承气汤。中期内服舒筋驳骨片。后期可行调补肝肾、活血通络、补气养血等治疗，服用壮骨强筋片、独活寄生汤、补阳还五汤。

特色疗法

中药熏洗

骨折早期可用骨伤外洗颗粒冲泡熏洗患处以活血通络、散瘀止痛，骨伤外洗颗粒为东莞市中医院院内制剂，由骨碎补、桂枝、广东王不留行、花椒、红花等药物制成，用于骨折脱位、跌扑损伤、瘀肿疼痛、关节不利。骨折中后期可骨筋通络外用颗粒冲泡熏洗患处以祛风活血、消肿止痛、舒筋活络、通利关节，骨筋通络外用颗粒为东莞市中医院院内制剂，由黄柏、羌活、防风、大黄、制马钱子等药物制成，用于伤筋伤骨、关节脱位中后期筋骨不利、关节活动功能障碍（图 3-5）。

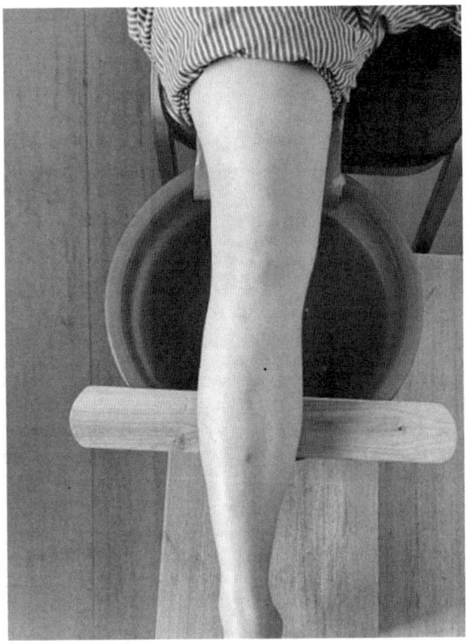

图 3-5 中药熏洗

第四章　锁骨骨折

一、概　　述

锁骨骨折在中医典籍中称为“缺盆骨折”“锁子骨伤”“井栏骨折断”。《医宗金鉴·正骨心法要旨》载:“锁子骨,经名柱骨,横卧于肩前缺盆之外。”

锁骨是连接上肢与躯干的重要骨性结构,呈“S”形,横架于胸骨与肩峰之间。锁骨的外 1/3 扁平,内 1/3 呈棱柱状,中段为力学薄弱点,因此 80% 的骨折发生于中 1/3 及中外 1/3 交界处,15% 发生于外 1/3,5% 发生于内 1/3。锁骨骨折占全身骨折的 2.6%~4%,在儿童及青壮年中高发,男性发病率约为女性的 2 倍,多因运动损伤、跌倒或直接暴力导致,可能与男性参与高风险活动较多有关。

锁骨骨折可发生于任何年龄,但以儿童、青少年及老年人为主。儿童及青少年多因运动损伤或跌倒导致,常见青枝骨折。老年人多因骨质疏松导致,常见粉碎性骨折。

二、病因病机

(一)病因

1. 外因

(1)外力损伤:直接暴力或间接暴力,跌仆、坠马、击打等致骨断筋伤。

(2)环境因素:如寒湿侵袭,导致局部气血运行不畅,加重症状。

2. 内因

(1)体质虚弱:气血亏虚、肝肾不足者易因轻微外力致病。如病理性骨折,多因骨肿瘤、骨质疏松等疾病导致骨质脆弱,轻微外力即可引发骨折。

(2)年龄因素:儿童骨质柔韧,易发生青枝骨折;老年人骨质疏松,易发生粉碎性骨折。

（二）病机

1. 气滞血瘀　暴力致局部经络阻塞，气血运行不畅，瘀血积聚。

2. 筋骨失养　骨折后肝肾不足，筋骨修复受阻，易致延迟愈合。《黄帝内经》指出“肝主筋”“肾主骨”，肝肾亏虚则筋骨失养。

3. 气血两虚　骨折后期，气血耗损，难以濡养筋骨，导致愈合缓慢或功能恢复不全。

（三）西医分型

根据 Craig 分型，锁骨骨折可分为：

1. Ⅰ型（中段骨折）　最常见，占 80%，多表现为横断或短斜形骨折，内侧断端因胸锁乳突肌牵拉向后上移位，外侧断端因上肢重力作用向前下移位。

2. Ⅱ型（远端骨折）　分为 5 个亚型，以喙锁韧带是否断裂为关键分界，Ⅱ型因韧带损伤易致骨不连。

3. Ⅲ型（近端骨折）　少见，多无明显移位。

三、辨证论治

（一）诊断要点

1. 临床表现　局部肿胀、压痛、畸形，患侧上肢活动受限，患者常以健手托患肘缓解疼痛。幼儿青枝骨折表现为头向患侧偏斜、下颌转向健侧，提拉上肢时哭闹。

2. 专科检查

（1）视诊：患肩向内、下、前倾斜，常以健手托着患侧肘部，以减轻上肢重量牵拉，头向患侧倾斜，下颌偏向健侧，使胸锁乳突肌松弛而减少疼痛。幼年患者缺乏自诉能力，且锁骨部皮下脂肪丰厚，不易触摸，尤其是青枝骨折，临床表现不明显，易贻误诊断，但在穿衣、上提其手或从腋下托起时，会因疼痛加重而啼哭。

（2）触诊：检查压痛、骨擦感、神经血管功能、肌肉活动及皮肤感觉，以排除锁骨下神经、血管的损伤。

3. 影像学检查

（1）X 线检查：正位及头倾 45° 斜位片，评估骨折类型及移位程度。锁骨外侧 1/3 骨折时，需要判断喙锁韧带是否已损伤，因为该韧带损伤与否直接关系到治疗方法的选择和预后。不能肯定诊断时，可摄双侧应力 X 线片。即让患者取坐位或站立位，给双侧腕部各悬挂一 2.25~6.75kg 重物（不是提在手中），放松上肢肌肉，然后摄双肩正位 X 线片。如患肩喙锁韧带断裂，则 X 线片显示为骨折移位加大，并且喙突与锁骨之间距离增宽。

（2）CT 检查：用于复杂骨折（如关节面受累）的详细评估。

（3）MRI 检查：评估韧带、神经及血管损伤。

（二）手法复位

婴幼儿由于骨塑形能力强，较小的畸形在发育过程中可自行矫正。幼儿无移位骨折或青枝骨折可用三角巾悬吊患侧上肢，限制患肢活动 2~3 周。较大儿童或成人有移位骨折需要复位，常用"∞"字绷带或双圈固定 4~6 周。

1. **适应证**　①无移位或轻度移位的锁骨中段骨折；②儿童青枝骨折；③老年患者合并严重内科疾病，无法耐受手术。

2. **整复方法**　患者取坐位，挺胸抬头，双手叉腰，术者将膝部顶住患者背部正中，双手握其两肩外侧，向背侧徐徐牵引，使之挺胸伸肩，此时骨折移位即可复位或改善，如仍有侧方移位，可用提按手法矫正。

3. **固定方法**　在两腋下各置棉垫，用绷带从患侧背部经肩上、前方绕过腋下至肩后，横过背部，经对侧肩上、前方绕过腋下，横回背部至患侧肩上、前方，包绕 8~12 层。包扎后，用三角巾悬吊患肢于胸前，即为"∞"字绷带固定法；亦可用双圈固定法（图 4-1、图 4-2、图 4-3）。

4. **练功活动**　初期可做腕、肘关节屈伸活动，中后期逐渐做肩部练功活动，重点是肩外展和旋转运动，防止肩关节因固定时间太长而致功能受限制。

（三）药物治疗

1. **初期**　筋骨损伤，血溢脉外，气血凝滞，筋脉痹阻，以活血化瘀，消肿止痛为治则，可内服丹芎活血片、活血止痛汤或肢伤一方加减，外敷接骨止痛膏或双柏散。

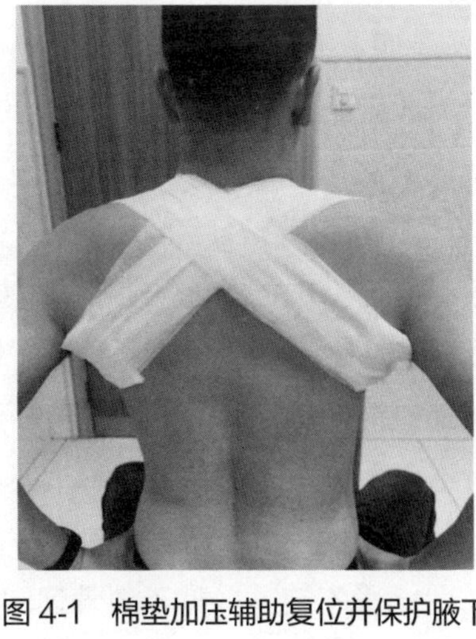

图 4-1　棉垫加压辅助复位并保护腋下

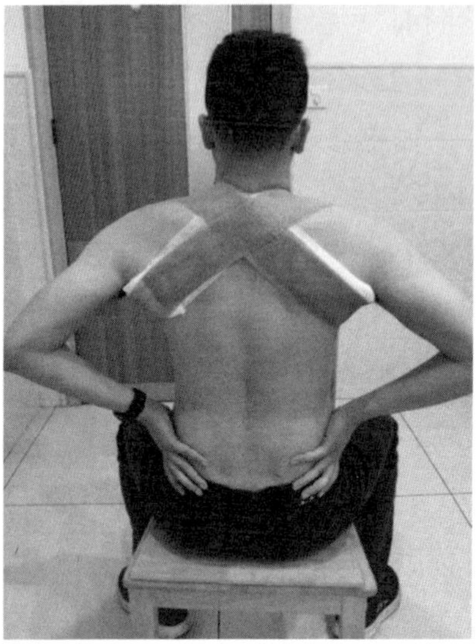

图 4-2　弹力绷带加压复位

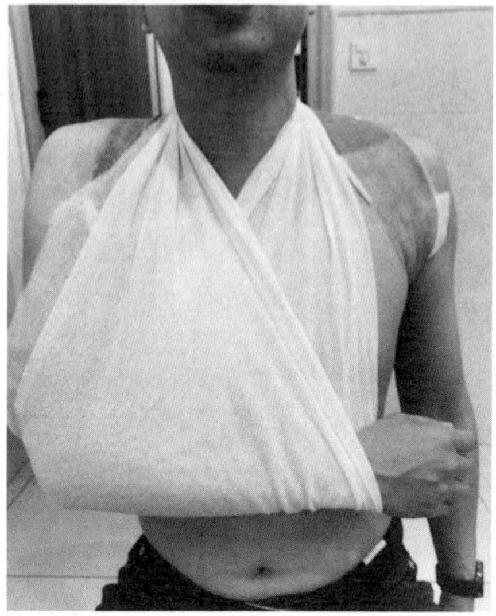

图 4-3　三角巾悬吊患肢

2. **中期**　瘀血消散，肿胀消退，但筋骨未连接，以续筋接骨为治则，内服可选用舒筋驳骨片、新伤续断汤、续骨活血汤、肢伤二方，外敷接骨续筋药膏。

3. **后期**　气血亏虚，肝肾不足，脾虚生化无源，则以补气养血，健脾益肾，强壮筋骨为治则，治以壮骨强筋片。中年以上患者，易因气血虚弱，血不荣筋，并发肩关节周围炎，故后期宜着重养气血、补肝肾、壮筋骨，可内服六味地黄丸或肢伤三方，外敷坚骨壮筋膏。儿童患者骨折愈合迅速，如无兼症，后期不必用药。

（四）手术治疗

适应证：①开放性骨折；②合并神经血管损伤；③严重移位（如短缩 >2cm 或成角 >30°）；④骨不连或畸形愈合。

锁骨骨折有轻度上下移位或重叠移位，愈合后对患肢功能无明显妨碍，一般不需行切开复位内固定手术。如锁骨骨折严重移位，骨折断端欲刺破皮肤，或开放性骨折，或合并臂丛神经、锁骨下动静脉损伤者，可考虑行切开复位克氏针或钢板螺钉内固定。锁骨外侧端骨折，可行切开复位锁骨钩内固定。骨折不愈合者，可行内固定加植骨术。

（五）并发症防治

1. **骨不连**　多见于锁骨远端骨折（Craig Ⅱ型），因喙锁韧带损伤导致骨折端不稳定。

（1）手术治疗：采用钢板螺钉或高强度缝合线内固定，必要时植骨。

（2）中医治疗：内服接骨续筋中药（如续骨活血汤），外敷接骨膏，促进骨痂生长。

2. **畸形愈合** 保守治疗中固定不牢或过早活动，导致骨折端错位愈合。

（1）严格固定：确保骨折端对位对线，定期复查X线。

（2）功能锻炼：在医生指导下逐步进行肩关节活动，预防僵硬。

3. **神经血管损伤** 骨折端移位压迫臂丛神经或锁骨下血管，引起患肢麻木、肿胀。

（1）及时复位：通过手法或手术纠正骨折端移位，解除压迫。

（2）药物治疗：使用神经营养药物（如甲钴胺）促进神经修复。

4. **肩关节僵硬** 长期固定或功能锻炼不足，导致肩关节活动受限。

（1）早期活动：固定2周后开始轻度肩关节活动，预防粘连。

（2）物理治疗：如超声波、低频电刺激，促进局部血液循环。

四、医案解要

吴江林医案

李某，男，28岁，2024年6月17日初诊。

【**病史**】患者因“左侧锁骨骨折5d，局部肿胀疼痛、活动受限”来诊。患者5d前因车祸致左侧锁骨骨折，局部肿胀明显，皮肤青紫，疼痛剧烈，夜间加重，无法自行活动患侧上肢。

【**刻下症**】左侧锁骨局部肿胀明显，皮肤青紫，疼痛剧烈，夜间加重，无法自行活动患侧上肢，舌质紫暗，苔薄白，脉弦涩。

【**辅助检查**】外院X线检查确诊为锁骨中段骨折。

【**诊断**】

中医诊断：锁骨骨折（气滞血瘀证）。

西医诊断：左侧锁骨骨折。

【**治法**】中医以“活血化瘀，行气止痛，消肿散结”为法，考虑骨折对位可，予维持八字绷带固定保守治疗，内服中药汤剂。早期瘀滞肿胀，可内服丹芎活血片，中期内服舒筋驳骨片，后期服用壮骨强筋片。

【方药】桃红四物汤加减。桃仁 10g，红花 10g，当归 12g，川芎 10g，赤芍 12g，生地黄 12g，乳香 6g，没药 6g，延胡索 10g，甘草 6g。每日 1 剂，水煎服。

【二诊】第 1 周：患者服药 3 剂后，局部肿胀明显减轻，疼痛缓解，皮肤青紫范围缩小。调整方药：去乳香、没药，加黄芪 15g，以补气促进气血运行。

【三诊】第 2~3 周：患者肿胀基本消退，疼痛轻微，患侧上肢可轻微活动。调整方药：去桃仁、红花，加续断 12g、骨碎补 12g，以促进骨折愈合。

【四诊】第 4 周后：患者骨折处愈合良好，疼痛消失，活动基本恢复正常。调整方药：以六味地黄丸为基础方，加杜仲 12g、牛膝 12g，以补益肝肾，强筋壮骨。

【按】经过 4 周治疗，患者骨折愈合良好，局部无肿胀疼痛，患侧上肢活动恢复正常。舌质转淡红，脉象平和。吴江林在治疗过程中，始终遵循中医辨证论治的原则，分阶段调整治疗方案，初期以活血化瘀为主：骨折初期，气血瘀滞是主要矛盾，故以桃红四物汤为基础方，活血化瘀、行气止痛。中期注重补气养血：随着肿胀消退，气血两虚成为主要矛盾，故加黄芪、续断等药物，补气养血，促进骨折愈合。后期补益肝肾：骨折后期，肝肾不足可能导致愈合缓慢，故以六味地黄丸为基础方，补益肝肾，强筋壮骨。本医案通过吴江林的辨证论治，灵活运用中药加减，从活血化瘀、补气养血到补益肝肾，逐步调整治疗方案，体现了中医治疗锁骨骨折的整体观念和阶段性特点。

特色疗法

（一）中药外敷

1. 作用机制　中药外敷是中医治疗骨折的传统方法之一，通过药物直接作用于患处，发挥活血化瘀、消肿止痛、接骨续筋的功效。现代研究表明，中药外敷可改善局部微循环，促进成骨细胞增殖，加速骨痂形成。

2. 常用方剂

（1）急性期（瘀血内阻证）

方药：活血止痛膏（大黄、乳香、没药、红花、冰片）。

功效：活血化瘀、消肿止痛。

用法：将药物研末调成糊状，外敷患处，每日 1 次，连续 7d。

（2）恢复期（断骨未续证）

方药：接骨膏（自然铜、土鳖虫、骨碎补、续断、当归）。

功效：接骨续筋、促进骨痂生长。

用法：外敷患处，隔日 1 次，连续 2~4 周。

（二）针灸疗法

1. 作用机制　针灸通过刺激特定穴位，调节气血运行，疏通经络，改善局部血液循环，缓解疼痛，促进骨折愈合。研究表明，针灸可增加骨折部位的血供，加速成骨细胞分化，同时调节神经 - 内分泌 - 免疫系统，增强机体修复能力。

2. 常用穴位

（1）主穴：肩井、天宗、曲池、合谷。

（2）配穴：急性期加血海、膈俞以活血化瘀；恢复期加足三里、肾俞以补益肝肾。

3. 操作方法　急性期采用泻法，强刺激，留针 20min，每日 1 次，连续 5~7d。恢复期采用补法，中等刺激，留针 30min，隔日 1 次，连续 2~4 周。

（三）导引锻炼疗法

1. 作用机制　导引锻炼是中医康复的重要手段，通过特定的肢体运动，促进气血运行，防止肌肉萎缩和关节僵硬，加速功能恢复。现代医学认为，导引锻炼可增强骨折部位的应力刺激，促进骨痂塑形，同时改善肩关节活动度。

2. 常用方法

（1）早期（固定期）：握拳、腕关节屈伸、肘关节屈伸。以预防上肢肌肉萎缩，促进血液循环。

（2）中期（骨痂形成期）：肩关节“划圈”运动、肩部前后摆动。以逐步恢复肩关节活动度，防止粘连。

（3）后期（功能恢复期）：爬墙运动、肩关节外展内收。以增强肩关节力量，恢复日常功能。

五、预防调摄

（一）预防

1. 日常生活预防

（1）避免高风险活动：如高空作业、极限运动等，减少跌倒及撞击风险。

（2）增强安全意识：运动时佩戴防护装备（如护肩、护具），避免直接暴力损伤。

（3）改善居家环境：如安装防滑垫、扶手，减少老年人跌倒风险。

2. 体质调理

（1）补钙与维生素D：适量摄入牛奶、豆制品、鱼类等富含钙质的食物，必要时补充维生素D，增强骨密度。

（2）适度运动：如太极拳、八段锦等，增强肌肉力量及平衡能力，预防骨质疏松。

（3）避免烟酒：吸烟及过量饮酒会影响骨代谢，增加骨折风险。

3. 高危人群管理

（1）儿童及青少年：加强安全教育，避免剧烈运动中的碰撞。

（2）老年人：定期进行骨密度检查，及时治疗骨质疏松。

（3）运动员：加强肩部肌肉训练，提高抗损伤能力。

（二）康复

1. 急性期调摄（骨折后1~2周）

（1）固定与制动：采用“8”字绷带或锁骨带固定，避免患侧上肢过度活动。睡眠时取半卧位，避免压迫患侧。

（2）饮食调理：宜清淡易消化，避免辛辣刺激食物。多食用富含蛋白质及维生素C的食物（如鸡蛋、瘦肉、新鲜蔬菜），促进组织修复。

（3）心理调适：保持乐观情绪，避免焦虑，积极配合治疗。

2. 中期调摄（骨折后3~6周）

（1）功能锻炼：逐步进行握拳、腕关节屈伸等轻度活动，预防肌肉萎缩。在医生指导下进行肩关节“划圈”运动，促进局部血液循环。

（2）中药调理：内服接骨续筋中药（如续骨活血汤），促进骨痂生长。外敷接骨膏，加速骨折愈合。

（3）饮食调理：增加富含钙质及胶原蛋白的食物（如骨头汤、猪蹄），促进骨质修复。

3. 后期调摄（骨折后6周以上）

（1）功能恢复：进行肩关节外展、内收及爬墙运动，逐步恢复活动度。配合物理治疗（如超声波、低频电刺激），促进局部血液循环。

（2）中药熏洗：采用活血通络中药（如红花、艾叶、桂枝）熏洗患处，缓解关节僵硬。

（3）饮食调理：多食用补益肝肾的食物（如黑芝麻、核桃），增强筋骨功能。

（三）注意事项

1. 定期复查　骨折后每2~4周复查X线，观察骨痂生长情况及骨折对位对线。

2. 避免过早负重　在医生确认骨折愈合前，避免患侧上肢提重物或剧烈活动。

3. 预防并发症　如出现患肢麻木、肿胀加重等症状，及时就医，排除神经血管损伤。

第五章　儿童肱骨髁上骨折

一、概　　述

肱骨髁上骨折是常见的肘部损伤，多见于5~10岁的儿童，根据暴力的性质和骨折移位方向的不同，肱骨髁上骨折可分为伸直型、屈曲型。其中伸直型骨折占90%以上。

二、病因病机

（一）伸直型

患儿摔倒，肘关节在半屈位或过伸位掌心触地，沿前臂向上传达的暴力和由上而下的重力交集于髁部，使肱骨髁向后移位，肱骨干被推向前方，形成伸直型肱骨髁上骨折。骨折线多由前下斜向后上，骨折严重移位时，骨折近端可压迫肱动脉和正中神经。因患儿摔倒扶地时，上肢常处于外展或屈曲型内收位，所以，肱骨髁部除受前后暴力作用外，还同时伴有尺侧或桡侧的侧方暴力，因此，骨折远端出现桡侧或尺侧移位，分为桡偏型和尺偏型。

1. **桡偏型**　与尺偏型相反，当暴力来自前内侧时，肱骨髁向桡后侧移位。骨折时，桡侧皮质受挤压而塌陷，骨膜可保持连续，而尺侧骨膜断裂。此型骨折因不易出现尺侧倾斜、桡侧成角，所以肘内翻的发生率极低，也不会产生明显的肘外翻。

2. **尺偏型**　摔倒后手掌外撑，暴力自前外侧向后内侧作用，肱骨髁向后、尺侧移位。骨折时，尺侧骨皮质因受挤压而产生一定的塌陷。外侧骨膜因牵拉及骨折移位而断裂，尺侧骨膜可保持连续，骨折移位明显时，也可发生断裂。复位后骨折远端因尺侧塌陷易向尺侧倾斜，以及失去桡侧骨膜的合页作用而出现桡侧成角。所以，此型骨折肘内翻发生率最高。

（二）屈曲型

肘关节在屈曲位跌倒，肘后侧触地，暴力由后下斜向前上方撞击尺骨鹰嘴，使肱骨髁向前移位，骨折断端向后成角。骨折线多与伸直型相反，即由后下斜向前上。此型骨折的主要特点是肱骨髁部的前倾角加大，甚至达90°，多数骨折移位较小，所以恢复肱骨髁部正常的前倾角是治疗屈曲型肱骨髁上骨折的关键。

三、辨证论治

绝大多数肱骨髁上骨折可通过手法复位、夹板外固定方法治疗而获得优良的效果。对骨折严重移位，肘关节严重肿胀，甚至出现张力性水疱的患儿，只要排除了肱动脉破裂，应迅速应用手法复位，以解除骨折断端对血管、神经的压迫。复位应轻巧，尽量一次成功。肘内翻畸形是肱骨髁上骨折的常见并发症，对其发生机理的认识已逐渐统一，即一次性原始损伤学说。损伤时致尺侧皮质塌陷，复位后出现尺偏、尺倾，最重要的是骨折向桡侧成角。因此，预防肘内翻的关键在于正确复位。特别对尺偏型骨折，更应矫正或过枉矫正骨折远端的尺侧移位。固定时也应采取相应的预防措施，如分别在髁部内侧、近端桡侧放置适当的扁平垫，尺偏型骨折固定于前臂旋前位，桡偏型骨折应将前臂置于旋后位固定，等。

（一）诊断要点

1. **外伤史**　明确的摔伤经过，直接或间接暴力所致。

2. **临床表现**　肘关节疼痛、肿胀、功能明显障碍，肱骨髁上周围压痛。无移位骨折，肘关节除肿胀外，无形态改变，伸直型移位骨折，肘关节呈靴样畸形。肘后三角关系正常，严重肿胀，甚至出现张力性水疱。屈曲型骨折，肘关节后方向前正常弧度加大。

3. **常见并发症**　有严重移位的伸直型骨折，因骨折近端向前撞击，有压迫或损伤血管、神经的可能，所以，检查时应注意桡动脉的搏动、腕和手的活动、皮肤感觉、温度及颜色的改变，以确定是否合并血管或神经损伤。前臂缺血大都是因骨折近端压迫肱动脉所致，直接刺伤肱动脉的少见。

4. **影像学检查**　肘关节正、侧位X线检查可明确诊断，CT检查更能清楚显示骨折端的旋转错位情况，有利于手法复位。

（二）手法复位

1. 伸直型

（1）手法复位操作：二人复位法，适用于年幼患儿，家长抱住患儿取坐位，以右肱骨髁上骨折为例，助手握住患儿上臂，术者右手握住手腕上部，伸肘位对抗牵引 1min 左右。术者以左手拇指和示、中、环三指分别捏住内、外髁。骨折桡偏者，左手拇指向外推骨折近端，其余四指向尺侧拉肱骨外髁部。尺偏者，以左手拇指向桡侧推挤肱骨髁部。侧方移位矫正后，术者以左手牵拉骨折近端向后，以右手用力牵引前臂徐徐屈曲肘关节至 90°，骨折一般即可复位。最后用复位标志检查骨折复位情况。

（2）固定：复位后固定肘关节于屈曲 90°~110° 位置 3 周。夹板长度应上达三角肌中部水平，内外侧夹板下达（或超过）肘关节，前侧板下至肘横纹，后侧板远端呈向前弧形弯曲，并嵌有铝钉，使最下一条布带斜跨肘关节缚扎而不致滑脱；采用杉树皮夹板固定时，最下一条布带不能斜跨肘关节，而在肘下仅扎内外侧夹板。为防止骨折远端后移，可在鹰嘴后方加一梯形垫；为防止内翻，可在骨折近端外侧及远端内侧分别加塔形垫，夹缚后用颈腕带悬吊。如外固定后患肢出现循环障碍，应立即松解全部外固定，置肘关节于屈曲 45° 位置进行观察。

2. 屈曲型

（1）手法复位操作：屈曲型骨折往往移位较小，主要表现为肱骨髁部前倾角加大，所以复位的目的是恢复正常的前倾角。手法操作简单，只要将肘关节伸直并顺轴微微牵引即可。移位明显时，可在轻度牵引下，先矫正侧方移位，然后术者一拇指放于骨折近端后侧，另一拇指放于髁部前方，两拇指前后推挤即可矫正移位。

（2）固定：应将肘关节完全伸直、前臂旋后位固定。先将患肢包上棉垫，再用 4 块已塑形的夹板固定，夹板长度从三角肌止点至手腕部。只有保证夹板充分的长度才能有效固定肘关节于伸直位，2 周后改屈肘 90°，继续固定 2 周即可。

3. 牵引治疗　牵引的方式主要有前臂皮肤牵引和尺骨鹰嘴牵引两种。前者属间接力量，且因平伸位牵引力量的分解，很难达到复位的要求。骨折严重移位致近端有挤压血管可能时，牵引并不能很好地使骨折复位及解除对血管的压迫，所以也不宜选用。皮肤牵引只适用于肘关节极度肿胀而没有血液障碍时，为了减轻肿胀易于复位。尺骨鹰嘴骨牵引，配合以前臂皮肤牵引和反牵引治疗肱骨髁上骨折效果较好。此法主要适用于肘关节严重肿胀或有水疱，以及经多次手法复位失败者；还可用于严重移位的开放性骨折，伤口在 1~2cm 者；还可用于就诊晚而有闭合复位希望的患儿。尺骨鹰嘴牵引在局部麻醉下进行。在离尺骨鹰嘴顶点 1~1.5cm 尺侧缘，从内向外进针。外侧出针的位置略高于内侧，使钢针有 5°~10° 的倾斜。牵引后能够纠正肱骨髁部向尺侧的倾斜以防止发生肘内翻。向上的牵引力应使肩部略离床面，以纠正重叠移位和部分侧方移位，左右方向的牵引用以矫正前、后移位。尺或桡侧移位不能完全矫正时，可施以手法复位，一般 3~5d 完成复位。拍摄 X 线片并及时调整牵引方向和重量，以达到复位的目的。牵引重量 2~3kg，一般应屈肘 90° 或大于 90°，主要根据肱骨髁部前倾角的改变进行屈肘角度的调整。牵引 4 周或 2 周后去牵引，用石膏托继续屈肘 90° 固定 2 周，然后开始功能锻炼。

（三）药物治疗

按中医骨伤三期辨证施治，并结合小儿生理特点因人施治。

1. **早期**　症状以局部肿胀、疼痛，功能受限为主，以“活血祛瘀，消肿止痛”为法，方选肢伤一方加减。

2. **中期**　肿痛减轻，骨折尚未愈合，治以“接骨续筋”为法，方选肢伤三方加减。

3. **后期**　关节屈伸不利，以“舒筋、活血、通络”为法，方选腾药（《刘寿山正骨经验》经验方）。

（四）手术治疗

1. **闭合整复经皮克氏针固定**　适用于能够进行闭合复位的肱骨髁上骨折，不稳定型骨折更为适用。钢针固定后可使骨折端获得稳定，既无再移位之虑，又能尽早开始功能锻炼，恢复关节活动较快，但操作时需有熟练的手法复位技术和闭合钢针固定技术。手法复位成功后让助手维持好位置，患儿取坐位或仰卧位，在臂丛神经阻滞下进行。肘关节周围消毒后，术者用骨钻将一枚 2mm 的钢针先从肱骨外上髁部位进针，斜向内上，约与肱骨干成 45° 左右的夹角，针尖应透尺侧骨皮质。若钢针固定位置恰当，骨折断端即可稳定。第二根钢针从肱骨内上髁略前方进针，斜向外上略透桡侧骨皮质。事毕，透视检查钢针的位置。针尾折弯露于皮外，无菌敷料包扎后，屈肘 90° 石膏固定 4 周，复查 X 线见骨折端明显骨痂生长，则拔除克氏针。

2. **切开复位克氏针固定术**　对于骨折合并有神经、血管损伤，或手法复位失败者，则需切开探查复位，复位满意后，克氏针交叉固定，术后石膏固定 4~6 周。

（五）功能锻炼

不管保守或手术治疗，一旦复位固定后，应积极开始锻炼，多做握拳、腕关节屈伸等活动，骨折临床愈合时，解除外固定后，即可积极主动锻炼肘关节屈伸活动，早期严禁暴力被动活动。

四、医案解要

（一）刘亮洪医案

陈某，男，5 岁 3 个月，2024 年 9 月 26 日初诊。

【病史】患者因“右肘关节畸形、肿胀、疼痛 5h”来诊。患儿家属自述 5h 前，患儿不慎从高约 60cm 处摔下，右手撑地后，出现右肘关节变形，局部疼痛，活动受限，伤后无昏迷史，伤后即由家长送当地医院。医师尝试手法复位石膏固定，复查 X 线仍可见骨折端对位欠佳，经家属同意后，再尝试手法复位，复查 X 线仍对位欠佳，建议住院手术治疗。患儿家属拒绝手术，即转来我院门诊求诊，经检查，见患儿伤肢局部肿胀明显，收入我科做进一步治疗。

【刻下症】神清，精神尚可，右肘关节肿胀明显、压痛、畸形、活动受限，肢端血运，指动良好。舌淡红，苔薄白，脉弦濡。

【辅助检查】复位前 X 线检查提示右肱骨髁上骨折，断端错位明显（图 5-1）。外院复位石膏固定后 X 线检查示骨折端对位欠佳（图 5-2）。

【诊断】

中医诊断：骨折病（气滞血瘀证）。

西医诊断：右肱骨髁上骨折。

【治法】活血祛瘀，消肿止痛。考虑患儿已经过 2 次手法复位失败，目前局部肿胀明显，不利于及时复位，即予简易石膏固定伤肢，卧床悬吊制动，局部外涂万应跌打酒，口服丹芎活血片，指导肢端活动，促进肿胀消退。

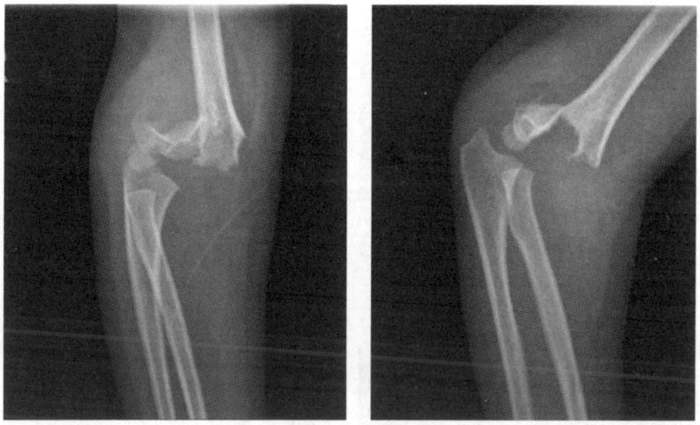

图 5-1　复位前 X 线片

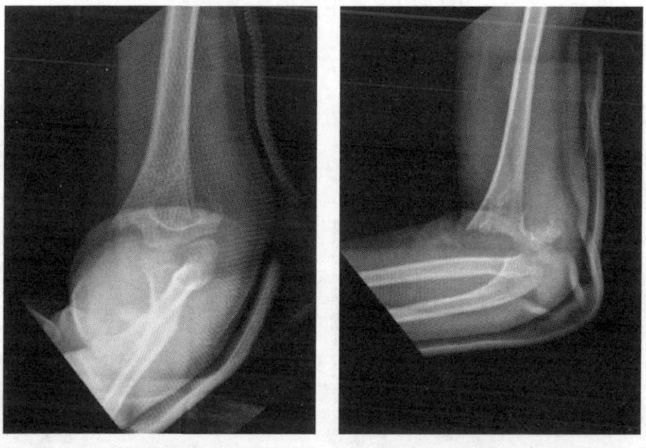

图 5-2　外院复位后 X 线片

【方药】肢伤一方加减。当归 9g，赤芍 9g，桃仁 6g，红花 6g，防风 6g，木通 3g，甘草 3g，生地黄 9g，制乳香 6g。2 剂，水煎服，每日 1 剂。

【二诊】2d 后，肿胀已明显消退，考虑患儿对手法复位治疗的抗拒，与家属沟通，其同意在静脉全身麻醉下，予手法复位，小夹板固定，C 臂透视，见骨折端复位满意（图 5-3），维持小夹板固定（图 5-4）。屈肘 100°，三角巾悬吊制动，顺利安返病房观察，观察 2d 后，病情稳定，顺利出院，嘱门诊定期复查，每周复诊 1 次，及时调整夹板松紧。

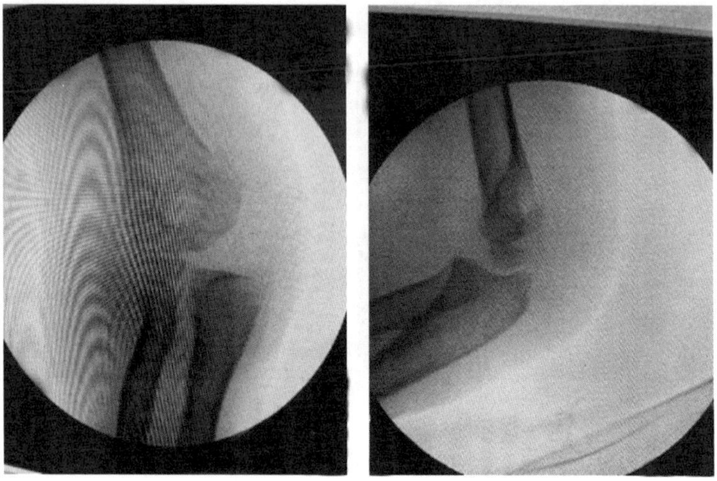

正位　　侧位

图 5-3　术中复位后透视片

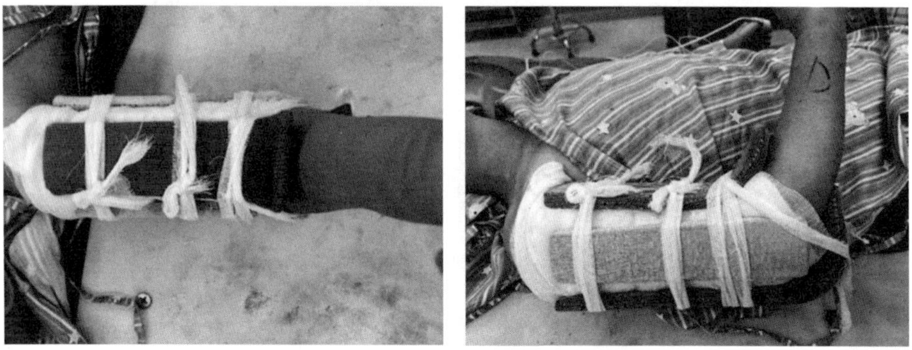

图 5-4　术后维持小夹板固定

【三诊】1 周后肿胀明显消退，停服丹芎活血片，改口服舒筋驳骨片 3 片 / 次，3 次 /d。

【四诊】2 周后，骨折尚未愈合。治则：接骨续筋。方药：肢伤三方加减，当归 9g，白芍 9g，续断 9g，骨碎补 9g，威灵仙 9g，木瓜 6g，天花粉 6g，熟地黄 9g，自然铜 9g，土鳖虫 3g。水煎服，每日 1 剂。

【五诊】4 周后复查 X 线，见骨折端对位满意，明显骨痂生长，予拆除小夹板，查体可见肘关节有僵硬感，活动不利，予骨筋通络外用颗粒，冲泡熏洗治疗，并指导肘关节、腕关节、手指功能锻炼，以舒筋活络。

【六诊】6 周复查，右肘关节屈伸活动良好，X 线检查示骨折端已骨性愈合，嘱逐步加强锻炼，恢复正常活动。

【按】医者认为，本案为间接暴力所伤，累及筋骨，早期血离经脉，形成血肿，以致经络阻塞，气滞血瘀，经脉失荣，不通则痛，故早期见局部肿胀，疼痛，舌淡红，苔薄白，脉弦濡，证属气滞血瘀，治则为活血祛瘀，消肿止痛，方药为肢伤一方加减。肢伤一方以桃仁、当归作为君药，以当归活血散瘀，通经止痛，以桃仁活血祛瘀；以红花、赤芍、制乳香为臣药，以赤芍活血通脉止痛，以红花散瘀定痛，以制乳香理气止痛；生地黄以补血养血，滋养筋络，而甘草性甘平，可对诸药调和，全方共奏行气活血，祛瘀通络，通经止痛之效。2 周后，骨折尚未愈合，则治则为接骨续筋，活血化瘀。方药为肢伤三方加减，方以当归作为君药，以活血散瘀，通经止痛；以白芍为臣药，以活血消肿止痛；以续断配骨碎补、自然铜以接骨续筋；土鳖虫以活血化瘀为主，以威灵仙配木瓜，祛风胜湿通络止痛；天花粉、熟地黄以补血养血清热，滋养筋络，促进筋骨愈合。6 周复查，右肘关节屈伸活动良好，X 线检查示骨折端已骨性愈合，嘱逐步加强锻炼，恢复正常活动。

（二）刘亮洪医案

李某，男，7 岁 2 个月，2024 年 11 月 6 日初诊。

【病史】患儿因“左肘关节畸形、肿胀、疼痛 3h”来诊。患儿家属自述 3h 前患儿玩滑板不慎摔倒，左手撑地后，出现左肘关节变形，局部疼痛，活动受限，伤后无昏迷史，伤后即由家长送我院急诊，当值医师诊断为左肱骨髁上骨折，尝试手法复位石膏固定，复查 X 线，仍可见骨折端对位欠佳，经家属同意后，收入我科做进一步治疗。

【刻下症】左肘关节肿胀、压痛、畸形、活动受限，肢端血运，指动良好。

【辅助检查】X 线检查提示左肱骨髁上骨折，断端错位明显，伸直型（图 5-5）。

【诊断】

中医诊断：骨折病（气滞血瘀证）。

西医诊断：左肱骨髁上骨折。

【治法】经与患儿家属沟通，其同意在静脉全身麻醉下，试行闭合手法复位，由于骨折端为侧方型，断面倾斜，很不稳定，难以维持对位，故改经皮克氏针固定，患儿取仰卧位，在臂丛神经阻滞下进行。肘关节周围消毒后，顺利复位满

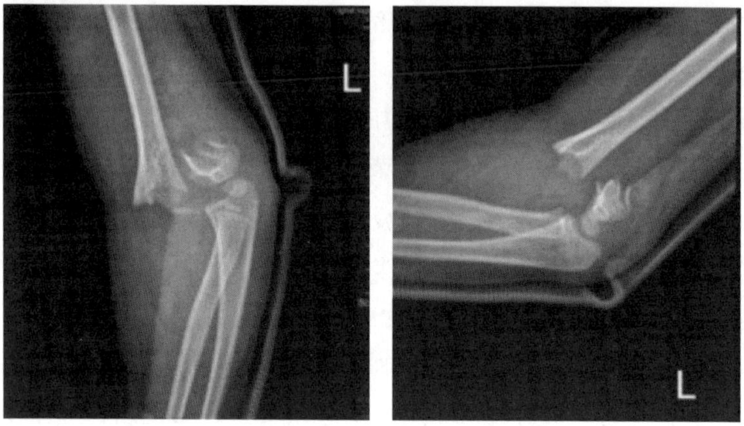

正位　　　　侧位

图 5-5　术前 X 线片

意后，术者用骨钻将二枚 1.5mm 的钢针相隔 5mm 平行先从肱骨外上髁部位进针，斜向内上，与肱骨干成约 45° 的夹角，针尖透尺侧骨皮质。第三根钢针从肱骨内上髁略前方进针，斜向外上略透桡侧骨皮质。事毕，透视检查钢针的位置（如图 5-6）。针尾折弯露于皮外，无菌敷料包扎后，屈肘 90° 石膏固定，术后口服丹芎活血片，观察 2d，病情稳定后，顺利出院，门诊定期复查。

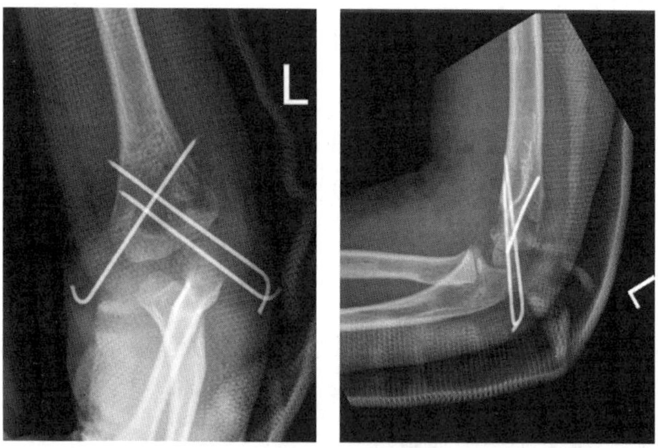

正位　　　　侧位

图 5-6　术后肘关节 X 线片

【二诊】1 周后复查，肿胀明显消退，停服丹芎活血片，改口服舒筋驳骨片 3 片 / 次，3 次 /d。

【三诊】2 周后，骨折尚未愈合。治则：接骨续筋。使用肢伤三方加减：当归 9g，白芍 9g，续断 9g，骨碎补 9g，威灵仙 9g，木瓜 6g，天花粉 6g，熟地黄 9g，自然铜 9g，土鳖虫 3g。水煎服，每日 1 剂。

【四诊】4 周后复查 X 线，X 线检查见骨折端明显骨痂生长，则拔除克氏针。查体可见肘关节有僵硬感，活动不利，予骨筋通络外用颗粒，冲泡熏洗治疗，并指导肘关节、腕关节、手指功能锻炼，以舒筋活络。

【五诊】6 周复查，左肘关节屈伸活动良好，X 线检查示，骨折端已骨性愈合，嘱逐步加强锻炼，恢复正常活动。

【按】本案系因间接暴力致伤，累及筋骨。伤后血溢脉外，凝聚成肿，以致经络缠滞，气机不行，血运受阻，经脉失于濡养，发为“不通则痛”。初诊见局部肿胀疼痛，证属气滞血瘀，治宜活血祛瘀、消肿止痛。治疗、服药后，肿胀明显消退，X 线检查示骨折端对位良好。二诊、三诊时骨折未续，更法活血化瘀、接骨续筋。续治二周后复查，X 线检查示骨折端明显骨痂生长。嘱患者循序渐进，进行功能锻炼，渐复日常活动。

第六章　儿童桡、尺骨远端骨折

一、概　　述

桡、尺骨远端骨折是指发生于桡、尺骨远端，离关节面 3~5cm 以内部位的骨折，是临床上较常见的损伤。多发生于 5~15 岁儿童，多系桡、尺骨双骨折，但尺骨骨折线往往不明显或移位不多，严重时桡、尺骨远端骨折均明显移位。

二、病因病机

此类骨折损伤机理与 Colles 骨折极为相似。患儿摔倒或由高处摔下，前臂旋前、肘伸直或半屈曲位手掌着地。沿桡、尺骨向上传达的暴力和身体重力交集于桡、尺骨下段，产生骨折。骨折远端向背侧、桡侧移位，向掌侧成角。若以手掌桡侧受力为主，桡骨骨折后，残余暴力转移到尺骨，尺骨骨折不如桡骨骨折明显，可发生青枝骨折及轻度掌侧成角。暴力严重时，尺骨也伴有骨折。若桡、尺骨接受相同的暴力，桡、尺骨可出现同等程度的骨折及移位。

为了便于临床治疗，根据骨折移位情况分为以下 2 型。

1. **无移位型**　多表现青枝骨折，或骨折线不明显，骨折线明显时，可单纯向掌侧成角。此型特点是桡骨骨折线较尺骨明显，尺骨往往是随着桡骨有轻微的弯曲，且其骨折线较桡骨低。此型骨折最多。

2. **移位型**　此型骨折主要表现为两种情况。一是尺骨骨折无明显移位或移位小，仅有成角，桡骨骨折完全向背侧移位，有少许重叠，骨折端多是横断锯齿状；二是桡、尺骨双骨折完全移位，骨折远端多向桡侧及背侧移位，骨折线多在同一平面，或尺骨远端骨骺分离或尺骨茎突撕脱骨折。

三、辨证论治

（一）诊断要点

1. **外伤史**　有明显的受伤史，直接或间接暴力所致。

2. 临床表现　伤后局部肿胀、疼痛、压痛及腕关节和前臂活动均受限，可有环状压痛和纵轴压痛，骨折移位明显者，局部有明显畸形改变，腕和指运动不便。

3. 常见并发症

（1）畸形愈合：骺板骨折的并发症相对较少，最常见的是畸形愈合。值得庆幸的是，这类骨折常发生于儿童，而他们还有相当长的生长期。Salter-Harris Ⅰ型和Ⅱ型骨折所造成的畸形与腕关节活动同向，可在以后的生长过程中逐渐塑形，受伤7d以后不要进行再次复位，因为有生长抑制的危险。在6~12个月内注意观察畸形愈合的塑形情况，如果未塑形，桡骨远端关节面的永久过伸畸形可能会导致中腕不稳定和腕关节的退行性关节炎，需行截骨矫形植骨内固定性愈合。

（2）骨骺抑制：桡骨远端骺板抑制的发生可由原发创伤所致，也可由移位骨折的延迟复位（超过7d）所致。桡骨生长停滞的精确发生率目前还不清楚，据估计约占全部桡骨移位骺板骨折的7%。骺板的移位和压缩是生长停滞的主要原因。然而，生长抑制与移位程度、骨折类型或复位方法之间的关系目前还不清楚。

（3）尺腕关节撞击综合征：桡、尺骨的生长不平衡会导致桡骨的相对短缩和尺骨的过度生长。在腕关节做尺偏、伸直和加压活动时，尺骨远端会撞击月骨和三角骨而产生疼痛。尺偏位对尺腕关节加以轴向压力可引起疼痛，摄片可见桡骨抑制、尺骨过度生长、尺腕撞击。尺腕关节撞击综合征可由尺骨茎突骨折愈合增生或尺骨茎突未愈合所致。MRI检查可显示月骨或三角骨的软骨软化、三角纤维软骨复合体撕裂和桡骨远端骺板抑制的程度。

（4）神经损伤：正中神经损伤的原因可以是骨折时的直接损伤，骨折持续移位造成的牵拉缺血，以及腕管和前臂掌侧的骨筋膜室综合征。对所有的桡骨远端移位骨折患者都应仔细检查感觉和运动情况，检查拇长屈肌、示指深屈肌和拇短展肌的功能。对5岁以上的移位的Salter-Harris Ⅰ型和Ⅱ型骨折患者，应检查拇指和示指的轻触觉和两点辨别觉。正中神经损伤和明显的掌侧软组织肿胀是经皮穿针固定的指征，以避免石膏固定过紧造成的骨筋膜室综合征。

4. 影像学检查　一般前臂中下段包括腕关节的X线检查可明确诊断，若骨折累及关节面、软骨损伤，则需要CT或MRI检查进一步评估病情。

（二）手法复位

对于移位明显的骨折，宜采用手法复位。整复时应避免常规的用力牵引，采用极度折顶法方能复位。在局部麻醉或臂丛神经阻滞下进行。一般不用上下助手牵引。术者以两手拇、示指分别捏住桡骨骨折远近两端，先作轻度牵引，同时双拇指用力向掌侧推骨折两端，两手其余手指从掌面向背侧拉骨折远近两端，极度折顶加大掌侧成角，然后骤然反折恢复正常力线，即可复位，若有侧方移位在牵引时先予以矫正。一次整复未能成功，可重复以上手法。开放性骨折清创缝合后也可试用手法复位，但应避免粗暴的手法。复位时应以桡骨为主。若桡骨骨折移位，尺骨没完全骨折，在极度折顶手法时可致尺骨断裂，但只要桡骨复位，尺骨不会出现明显的移位，或随桡骨而一同复位。有时经折顶手法后桡骨仅有少许对位，由于断端锯齿相互嵌入，致使推挤手法往往不能使之移动，此时应用回旋手法。一般用左手捏住骨折近端加以固定，以右手捏住骨折远端，在轻度牵引下绕骨干纵轴向掌、向背侧交替旋转，同时右拇指向前用力推挤骨折远端。复位后，术者必须用手捏住骨折部位，并保持腕关节轻度掌屈位置。因掌背侧肌力牵拉力量不平衡，若手腕背伸则骨折易再移位。固定后骨折往往不会出现再移位，所以压垫对此种骨折似乎没有作用。有时为了防止掌侧成角，在骨折远端背侧放上适当厚度的扁平垫也有必要。选用前臂中下段夹板固定，为了防止手腕背伸及尺偏，背、尺侧板以略超腕关节为宜。一般固定 4 周即可。

手法复位后可采用小夹板固定，对于伸直型骨折先在骨折远端背侧和近端掌侧分别放置一平垫，然后放上夹板，夹板上端达前臂中、上 1/3，桡、背侧夹板下端应超过腕关节，限制手腕的桡偏和背伸活动；屈曲型骨折则在远端的掌侧和近端的背侧各放一平垫，桡、掌侧夹板下端应超过腕关节，限制桡偏和掌屈活动。扎上 3 条布带，最后将前臂悬挂胸前，保持固定 4~5 周。背侧缘型或掌侧缘型骨折，在整复成功后，可用石膏超腕关节固定。

（三）药物治疗

同第五章　儿童肱骨髁上骨折。

（四）手术治疗

1. **闭合复位经皮克氏针固定**　对于骨折不稳定，复位不良者，可选择在麻醉下行手法复位，经皮克氏针固定，术后予石膏外固定制动。近 10 年来，闭合复位经皮穿针固定已逐渐成为治疗儿童和青少年桡骨远侧干骺端骨折的首选方法。这种方法的适应证包括，不稳定骨折和易发生复位后再移位的骨折，局部高度水肿可能导致血管神经受累的骨折，同侧的桡骨远端和肘部同时发生骨折（漂浮肘），可能发生骨筋膜室综合征的骨折，所有需重新手法复位的骨折。一般是在透视引导下，由远侧向近侧穿针，尽可能避开骺板。应充分暴露，避免损伤桡神经感觉支和伸肌腱。可采用克氏针（或“C”形针）固定。对儿童，单针固定加管型石膏制动一般已足够，交叉针会更稳定。穿第 1 根针或单针时，应从桡骨骨折远端的桡侧斜行穿至骨折近端的尺侧。第 2 根针从桡骨远侧第 4、第 5 间室之间穿入，斜行穿过骨折处至骨折近端的桡侧，将针尾留于皮外以便拔针。再用石膏辅助固定。

2. **切开复位钢板固定术及弹性髓内针固定**　移位明显，手法复位无法复位者，则麻醉下行切开复位钢板固定或弹性髓内针固定尺骨远端。采用钢板固定，必须注意避免损伤骨骺，同时保证折端有足够长度适用钢板固定；尺骨远端固定，可采用弹性髓内针固定，此术式对比钢板固定，创伤小，切口小，更利于骨折的愈合，术后予石膏外固定制动。

（五）功能锻炼

外固定后即可开始手指活动。裂纹骨折 1 周后，移位骨折 2 周后，可去掉三角巾进行肘关节活动。外固定解除后，可随意进行上肢活动，着重于腕屈伸及前臂旋转功能锻炼。

四、医案解要

刘亮洪医案

梁某，女，4 岁 5 个月，2017 年 11 月 9 日初诊。

【病史】患儿因“右腕部畸形、肿胀、疼痛 2h”来诊。患儿家属自述 2h 前患儿不慎从高约 70cm 的滑梯摔下，右手撑地后，出现右腕变形，局部疼痛，活动受限，伤后无昏迷史，伤后即由家长送当地医院，行 X 线检查可见右桡、尺骨远端骨折，断端错位明显（图 6-1）。当值医师尝试手法复位石膏固定，复查 X 线，仍可见骨折端对位欠佳，即转来我院门诊求诊。

【刻下症】患者伤肢局部肿胀，压痛，“餐叉样”畸形，活动受限，肢端血运，指动良好。

【诊断】

中医诊断：骨折病（气滞血瘀证）。

西医诊断：右桡、尺骨远端骨折。

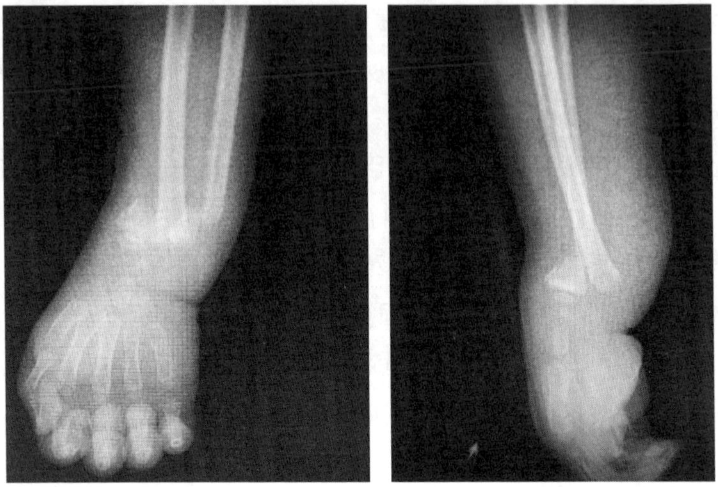

正位　　侧位

图 6-1 复位前 X 线片

【治法】经与患儿家属沟通后，医师予中医手法复位，复位后行 X 线检查（图 6-2），内服丹芎活血片，指导肢端活动，促进肿胀消退。

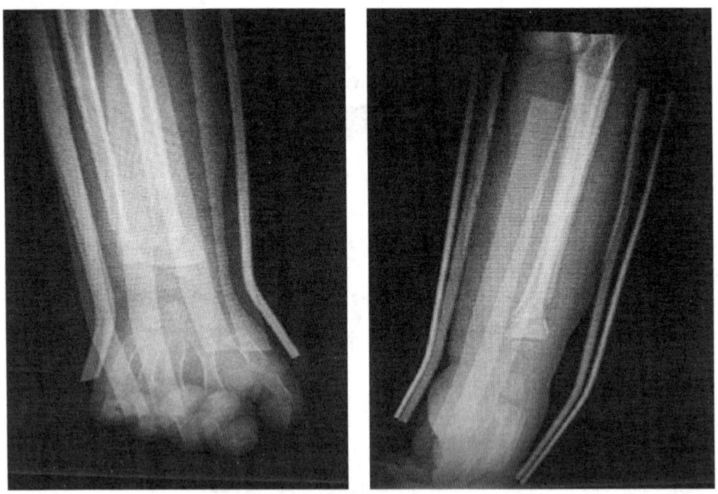

正位　　侧位

图 6-2 复位后 X 线片

【方药】肢伤一方加减。当归 9g，赤芍 9g，桃仁 6g，红花 6g，防风 6g，木通 3g，甘草 3g，生地黄 9g，制乳香 6g。水煎服，每日 1 剂。

【中医手法复位】助手一人握紧肘关节以对抗牵引，术者以两手拇、示指分别捏住桡骨骨折远近两端，先作轻度牵引，同时双拇指用力向掌侧推骨折两端，两手其余手指从掌面向背侧拉骨折远近两端，极度折顶加大掌侧成角，然后骤然反折恢复正常力线，即可复位。小夹板固定：骨折远端背侧和近端掌侧分别放置一平垫，然后放上夹板，夹板上端达前臂中、上 1/3，桡、背侧夹板下端超过腕关节，限制手腕的桡偏和背伸活动，桡、掌侧夹板下端超过腕关节，限制桡偏和掌屈活动。扎上 3 条布带，最后将前臂悬挂胸前，保持固定。

【二诊】3d 后，肿胀稍消退，及时调整夹板松紧，1 周后肿胀明显消退，复查 X 线见骨折端对位满意，予停服丹芎活血片，改口服舒筋驳骨片 3 片 / 次，3 次 /d。

【三诊】2 周后，骨折尚未愈合。治则：接骨续筋。方药：肢伤三方加减。当归 9g，白芍 9g，续断 9g，骨碎补 9g，威灵仙 9g，木瓜 6g，天花粉 6g，熟地黄 9g，自然铜 9g，土鳖虫 3g。水煎服，每日 1 剂。

【四诊】4 周后复查 X 线，见骨折端对位满意，明显骨痂生长，予拆除小夹板，查体可见腕关节有僵硬感，活动不利，予骨伤通络外洗颗粒，冲泡熏洗治疗，并指导肘关节、腕关节、手指功能锻炼，以舒筋活络。

【五诊】6 周复查，右腕关节屈伸活动良好，X 线检查示，骨折端已骨性愈合，嘱逐步加强锻炼，恢复正常活动。

【按】本案为幼儿桡、尺骨远端骨折，经中医手法复位、分期用药及系统康复而获良效，体现了中医骨伤科“筋骨并重、动静结合”的核心理念。幼儿骨骼未坚，筋脉柔嫩，手法复位需精准控制力道。本案采用折顶反屈手法，通过适度扩大成角使嵌顿骨端松解，再骤然反折恢复力线，操作既轻灵又果断，有效避免了骺板二次损伤。复位后采用超腕夹板固定，既维持骨位稳定，又为肿胀消退留有余地。初期血溢脉外、气滞血瘀，急投肢伤一方加减，以当归、桃仁、红花等活血破瘀，佐生地黄防燥血伤阴，配合中成药丹芎活血片加强散瘀之力；中期瘀肿渐消而骨续未坚，转用肢伤三方，以续断、骨碎补、自然铜接骨续筋，土鳖虫搜络通瘀，佐木瓜、威灵仙舒筋活络；后期拆除固定后关节僵凝，则以外洗方熏洗，借药力与热力通透腠理，恢复关节屈伸。从固定期指导指端活动，到拆除夹板后系统锻炼，始终注重功能恢复。通过循序渐进的主动活动，有效预防了肌腱粘连与关节僵硬，体现了“筋主动、骨主静”的动静平衡思想。

第七章 胫骨平台骨折

一、概　述

胫骨平台骨折是膝关节常见的骨折类型，占全身骨折的 1%~2%，多见于成年人，中医将其归为“骨伤”或“跌打损伤”范畴，认为其发生与外力冲击、气血瘀滞、筋骨失养相关。

胫骨平台的骨皮质较股骨髁部薄弱，外侧平台骨小梁分布密度不及内侧，骨支撑力量弱于内侧。正常膝关节有 6°~10° 外翻，外翻位损伤较多，故外侧平台骨折较内侧多见。内侧平台骨折以整块劈裂或塌陷移位较多见，外侧平台骨折以中部塌陷和周围劈裂移位较多见。可同时伴有韧带、半月板损伤。

胫骨平台骨折常给膝关节带来不良的后果。单侧平台骨折下陷，可致膝关节向该侧倾斜，形成外翻或内翻畸形；骨折劈裂下陷，使胫骨平台关节面不平滑，继而发生创伤性关节炎；如合并侧副韧带或交叉韧带损伤，可造成膝关节失稳；骨折早期关节内积血，如再加以外固定，血肿与髌上囊粘连，以及远期关节内粘连瘢痕束形成，均可使膝关节屈伸功能障碍，亦是远期出现创伤性关节炎的重要原因。

二、病因病机

（一）病因

胫骨平台骨折属于“骨折”范畴，其病因主要从外因（外力损伤）与内因（体质虚弱、脏腑功能失调）两方面综合分析。

1. 外因（直接诱因）

（1）跌扑损伤：如高处坠落、车祸、运动撞击等直接暴力作用于膝关节，导致胫骨平台骨裂或粉碎性骨折。

（2）间接暴力：如膝关节过度扭转、负重失衡等，可能造成局部应力集中而骨折。

（3）慢性劳损（少见）：长期过度负重或膝关节不稳定，可能导致骨结构逐渐受损，最终引发骨折。

2. 内因（体质基础）

（1）肝肾亏虚：中医认为“肾主骨，肝主筋”，若肝肾不足，则骨髓失充、筋骨失养，骨骼脆弱易折。

（2）气血虚弱：气血不足则骨失濡养，骨骼强度下降，轻微外力即可导致骨折。

（3）痰瘀内阻：素体痰湿或血瘀体质者，气血运行不畅，局部骨骼营养代谢障碍，易加重骨折风险。

（二）病机

1. 气滞血瘀，经络阻塞 骨折后局部气血运行受阻，气滞血瘀，表现为剧烈疼痛、肿胀青紫、活动受限。血瘀日久可化热，导致局部红肿热痛（瘀热互结）。

2. 筋骨损伤，脏腑失调 骨折直接损伤筋骨，累及肝肾，若原有肝肾亏虚，则愈合缓慢。脾胃为气血生化之源，若脾胃虚弱，气血生成不足，影响骨折修复。

3. 痰湿瘀阻，气血失和 若患者素体痰湿重，骨折后局部气血凝滞，易形成痰瘀互结，导致慢性肿胀、关节僵硬。

4. 正虚邪侵，后遗诸症 若骨折后调护不当（如过早负重、风寒湿邪侵袭），可致瘀血残留、寒湿痹阻，遗留关节疼痛、功能障碍。

（三）西医分型

胫骨平台骨折分类方法繁多，主要是根据损伤机制或骨折移位程度进行分型，较常用的是Schatzker分型。Ⅰ型：外侧平台劈裂骨折，典型的楔形非粉碎性骨折块向外下劈裂移位（包括无移位和有移位）。Ⅱ型：外侧平台劈裂、塌陷，侧方楔形骨块劈裂分离，并有关节面向下压缩陷入干骺端。Ⅲ型：外侧平台塌陷，关节面被压缩陷入平台，外侧皮质完整，其易发生于骨质疏松者。Ⅳ型：内侧平台骨折，此型骨折可以是单纯的楔形劈裂或是粉碎性和压缩骨折，常累及胫骨棘。Ⅴ型：双侧平台骨折，干骺端和骨干仍保持连续性。Ⅵ型：双侧平台骨折伴干骺端与骨干分离。

三、辨证论治

（一）诊断要点

1. 诊断依据

（1）有明显的膝部外伤史，多发于成年人。

（2）小腿近端肿胀、瘀斑、疼痛，膝部关节功能障碍。

（3）胫骨上端有明显压痛，膝关节内翻或外翻畸形，或可触及骨擦音。

（4）X线或CT检查可见胫骨平台部骨折。

2. 影像学检查

（1）X线检查：X线正侧位片可显示骨折类型和移位情况，有助于分析损伤机制。

（2）CT检查：CT对骨质成像较好，能清楚地显示骨折的情况，与X线检查相比，可立体地显示骨折碎片的位置，尤其是胫骨后髁的骨折、中央塌陷骨折，CT扫描更为准确，对骨折治疗方案的选择和预后的估计很有帮助。

（3）MRI检查：MRI有助于对关节软骨、韧带、半月板损伤的诊断。

（二）手法复位

患者取仰卧位，助手沿肢体纵轴对抗牵引，矫正缩短移位。术者以双手掌部分置于膝关节内外侧，向中心持续施加压力以纠正平台增宽，同时对伴有塌陷的骨折区域采用拇指或鱼际肌由下向上的推顶手法辅助关节面抬升。复位后通过透视检查，确保骨折对位对线良好，关节面平整，立即用石膏或支具予以外固定，并严格遵循早期非负重活动原则。

（三）药物治疗

胫骨平台骨折的中医病机强调“外伤”与“内虚”的相互作用，治疗需兼顾活血化瘀、补益肝肾、调和气血。以达标本兼治之效。辨证论治以骨折三期辨证原则为基础，根据具体状况，如年龄大小，体质强弱、损伤轻重等进行辨证用药治疗。原则上早期宜活血，中期宜和血，后期宜补肝肾。

1. **早期**　患肢局部肿胀、瘀斑、疼痛剧烈，关节屈伸不利，治疗以“行气活血，祛瘀止痛”为主，方选活血定痛汤加减。

2. **中期**　骨折处疼痛减轻，肿胀消退，软组织损伤已修复，骨折端已趋稳定，但瘀血未尽，断骨虽连而未坚，治法以“活血祛瘀，续筋接骨”为主，方选续骨活血汤。

3. **后期**　损伤日久，正气必虚，治法以“补益肝肾，强筋壮骨”为主，方选补肾壮筋汤。

四、医案解要

（一）黄中强医案

钟某，女，63岁，2023年6月17日初诊。

【**病史**】患者因“外伤致左膝肿痛、畸形3h”入院。患者于2023年6月17日骑电动车意外摔倒，左膝着地，致左膝肿痛、畸形、活动受限，当时无昏迷，被120送至我院急诊。急诊X线检查提示：左膝关节脱位、左胫骨平台粉碎性骨折。急诊予收入我院骨关节科病区。

【**刻下症**】入院后，症见：患者面色苍白，痛苦表情，左膝肿痛、畸形，疼痛剧烈，痛处拒按，局部肿胀、瘀斑，舌暗红，舌底静脉迂曲，苔薄白，脉弦数。专科查体：左下肢皮肤无破损，左膝、左小腿肿胀，皮下大片青紫瘀斑，左膝屈曲、左胫骨平台外侧横向增宽畸形，左髌骨外脱弹性固定，浮髌试验（+），左膝、小腿压痛（+++），叩击痛（+++），触及骨擦感，足背动脉搏动减弱，左下肢皮肤感觉正常，肢端血运正常。

【**辅助检查**】X线检查报告：左膝关节脱位、左胫骨平台粉碎性骨折（图7-1）。CT检查报告：左膝关节脱位、左胫骨平台粉碎性骨折（图7-2）。

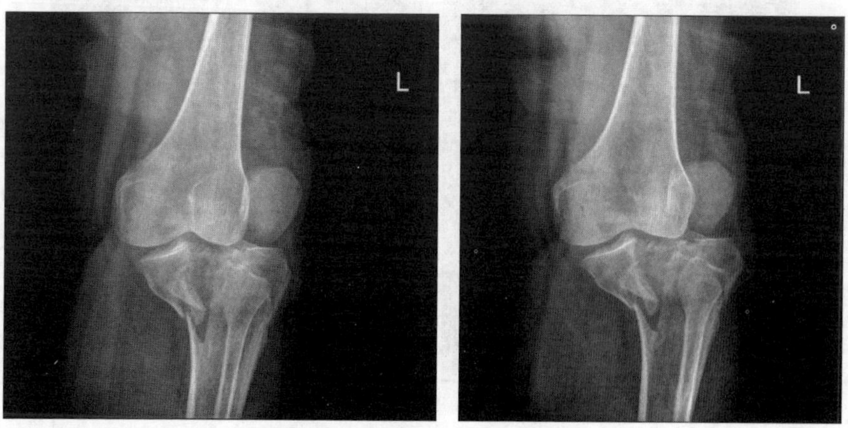

图7-1　受伤当天X线侧位片

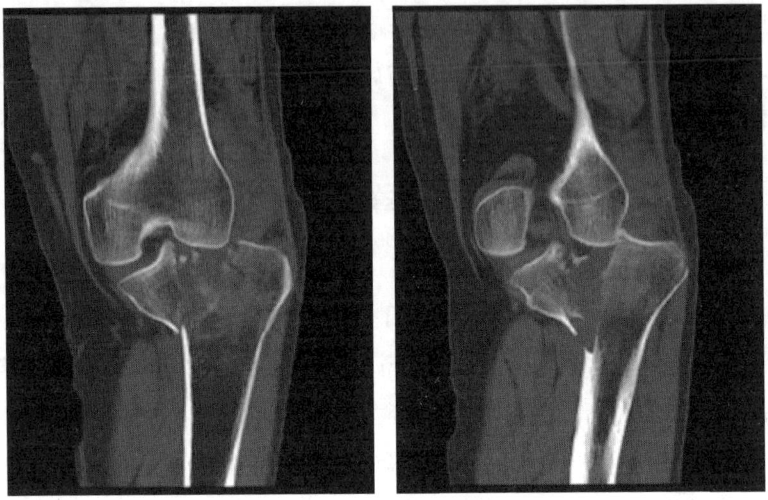

图 7-2　受伤当天冠状位 CT

【诊断】

中医诊断：下肢骨折（气滞血瘀证）。

西医诊断：左胫骨平台粉碎性骨折（Schatzker Ⅵ型）、左膝关节脱位。

【治法】医师予传统手法复位后维持跟骨牵引，复位后复查 X 线（图 7-3）、CT 检查（图 7-4）示膝关节脱位复位、胫骨平台粉碎性骨折复位后对位良好。中医以“行气活血，祛瘀止痛”为法。内服我院院内制剂丹芎活血片，外敷骨

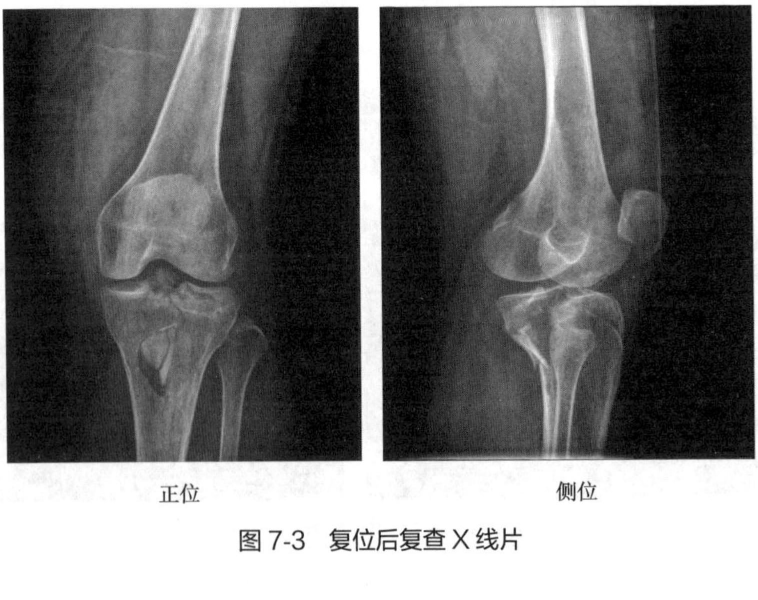

正位　　侧位

图 7-3　复位后复查 X 线片

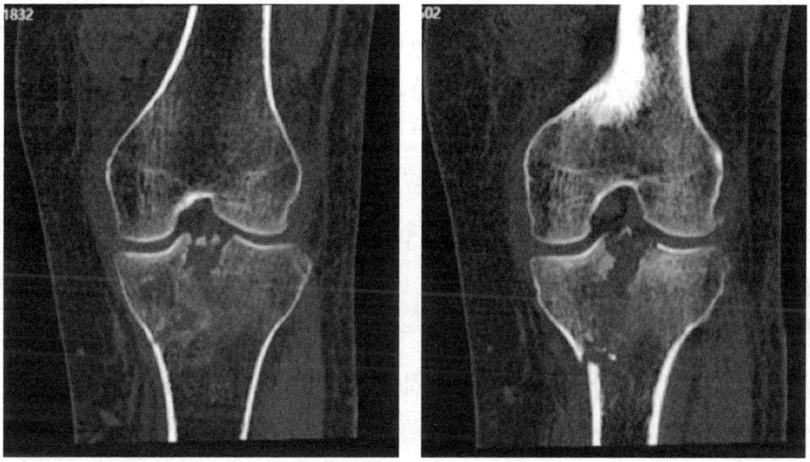

图 7-4 复位后复查冠状位 CT

伤跌打软膏（外敷瘀肿处 6~8h bid），穴位贴敷治疗（穴位贴敷操作流程及要点说明见附件 1），使用万应跌打酒局部手法按摩、涂擦等。积极做推髌骨，踝泵、股四头肌等长收缩等功能锻炼活动。

特色疗法

中药外敷

骨折复位后可外敷骨伤跌打软膏于患处以活血散瘀，消肿止痛。骨伤跌打软膏为东莞市中医院院内制剂，由牛膝、醋莪术、醋乳香、鸡骨香、黄柏等药物制成，用于跌打扭伤，积淤肿痛等。

【方药】活血定痛汤加减。当归 12g，川芎 6g，乳香 6g，没药 6g，苏木 5g，红花 5g，三七末 3g（冲服），赤芍 10g，陈皮 5g，落得打 6g，土鳖虫 6g。每日 1 剂，水煎服。

【中医手法复位】患者仰卧，一号助手牵拉双腋下作对抗，二号助手握患肢足踝部，中立位先顺势牵引下慢慢伸直患肢，伸直后术者用双手拇指、示指抵住向外脱位弹性固定的髌骨，用轻柔手法向内上挤推后复位髌骨脱位，复位后可见髌骨外侧隆起畸形纠正、闻及入臼声；其后助手持续对抗牵拉 1min 并将下肢旋转至中立位，然后此时术者一手掌心置于股骨内上髁，另一手置于外侧平台及腓骨头外侧，在助手维持牵引下双手横向慢慢推挤外侧脱位的胫股关节，触及股骨髁与外侧平台复位对合骨擦感，并端提内侧平台纠正向后，横向膝关节脱位复位后由助手继续维持牵引，然后再用双手前后端提内后侧平台骨折块，使得内后侧骨块复位，力求胫骨平台关节面平整。复位后，可见横向增宽畸形纠正，髌骨回正，左下肢恢复至正常生理轴线，无内外翻畸形，触及正常髌骨活动度及正常关节间隙。复位后再次触诊左足背动脉提示动脉搏动恢复正常，下肢感觉、远端血运正常。骨折复位后，在膝关节中立位下，先予以骨科床上跟骨牵引 3 周。3 周后拆除牵引，在左下肢缠绕纸压垫，然后用管型石膏超膝、踝关节左下肢固定，石膏固定后出院，门诊随访治疗（伤后 3 周）。石膏固定左大腿根部至足踝远端 5 周，5 周后（伤后 8 周）拆除石膏开始功能锻炼。

【二诊】伤后 3 周，拆除跟骨牵引，改为患肢下肢管型石膏固定。症见：患者精神良好，左膝少许肿胀，无明显膨大畸形，下肢力线正常，瘀斑消退，舌质黯红，苔薄白，脉弦涩。专科查体：左下肢皮肤无破损，左膝、左小腿少许肿胀，皮下青紫瘀斑消退，左膝无畸形，浮髌试验（－），左膝、小腿压痛（＋），叩击痛（＋），足背动脉搏动正常，左下肢皮肤感觉正常，肢端血运正常。复查 X 线（图 7-5）及 CT（图 7-6）示胫骨平台对位对线良好，可见骨痂生长。内服我院院内制剂舒筋驳骨片。方药：续骨活血汤。当归尾 12g，赤芍 9g，白芍 12g，生

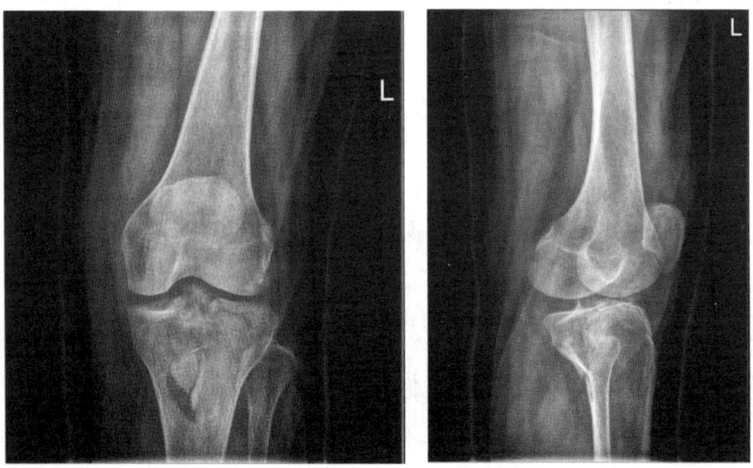

图 7-5 伤后 3 周 X 线片

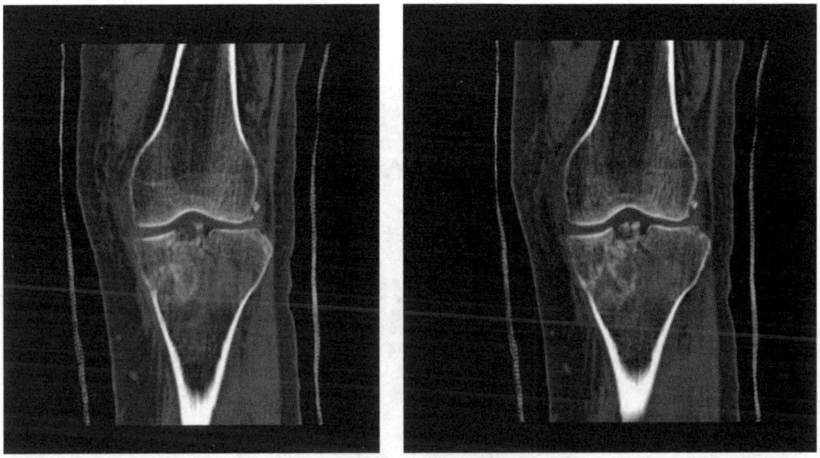

图 7-6 伤后 3 周冠状位 CT

地黄 12g，红花 9g，土鳖虫 6g，骨碎补 12g，自然铜 12g（先煎），续断 12g，落得打 12g，乳香 6g，没药 6g。每日 1 剂，水煎服。中期（石膏固定期间），积极做推髌骨，股四头肌等长收缩、直腿抬高等功能锻炼活动。

【三诊】伤后 8 周，拆除管型石膏，开始指导练功、屈伸活动度功能锻炼。症见：患者精神良好，左膝无肿胀、无畸形，下肢力线正常，无瘀斑，股四头肌可见肌肉萎缩，左膝屈伸不利，头晕目眩，形体消瘦，舌淡苔少，脉沉而弱。专科查体：左下肢皮肤无破损，左膝、左小腿无肿胀，无皮下瘀斑，左膝无畸形，浮髌试验（-），左膝、小腿压痛轻（+），叩击痛（-），股四头肌可见肌肉萎缩，左膝屈伸不利，足背动脉搏动正常，左下肢皮肤感觉正常，肢端血运正常。复查 X 线（图 7-7）及 CT（图 7-8）示胫骨平台对位对线良好，可见骨痂愈合。外用舒筋逐瘀外洗方，内服我院院内制剂壮骨强筋片。方药：补肾壮筋汤。熟地黄 15g，续断 15g，杜仲 15g，当归 10g，牛膝 10g，山茱萸 10g，茯苓 10g，白芍 10g，五加皮 10g，青皮 5g。清水煎服，每日 1 剂。后期（拆除石膏固定后），积极做推髌骨、踝泵、股四头肌等长收缩、直腿抬高锻炼，开始屈伸活动锻炼，并可扶双拐离床不负重步行。

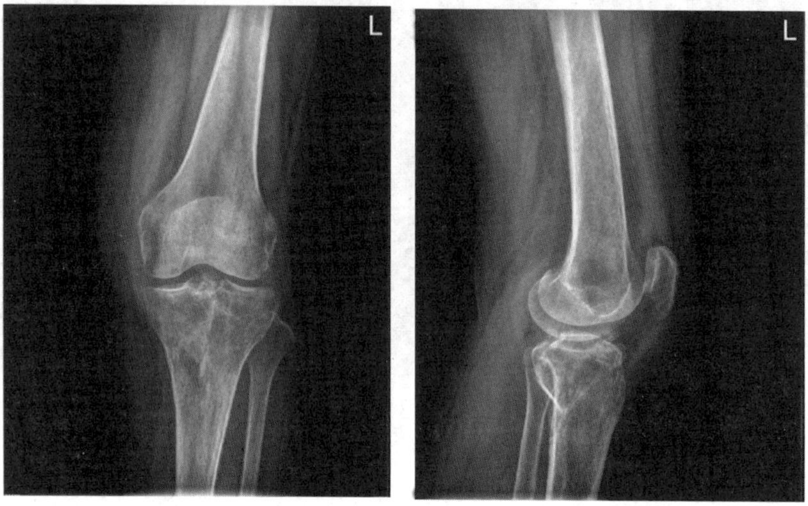

正位　　　　侧位

图 7-7　伤后 8 周 X 线片

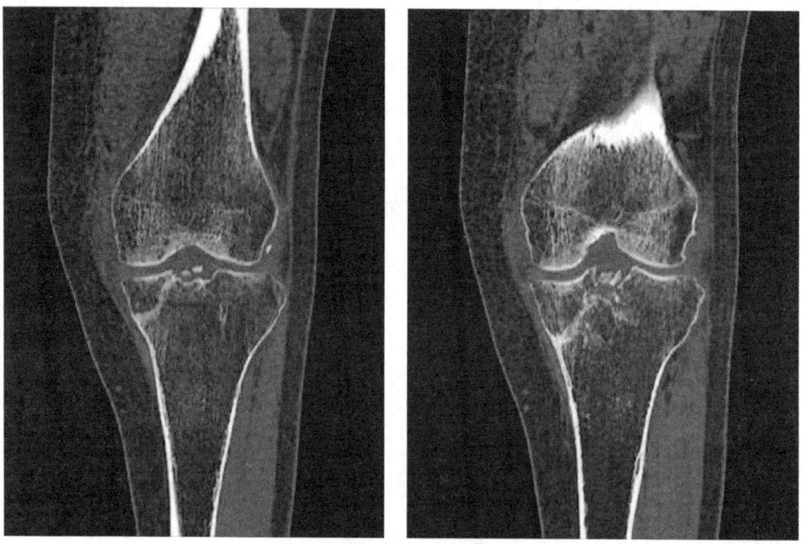

图 7-8　伤后 8 周冠状位 CT

名家验方

舒筋逐瘀外洗方（黄中强自拟方）

组成：桂枝 15g，红花 10g，刺五加皮 15g，宽筋藤 30g，路路通 30g，大黄 15g，广东王不留行 30g，防风 15g，透骨草 15g，醋没药 20g，鸡血藤 30g，当归尾 20g。煮沸后熏洗，2~3 次 /d，熏洗患膝，熏洗后积极进行屈伸功能锻炼及股四头肌收缩、直腿抬高等练习。

方解：黄中强教授根据骨折后期“肝肾亏虚、气滞血瘀”的核心病机，自创舒筋逐瘀外洗方，用于骨折中后期关节强直拘挛、酸痛麻木或损伤者。全方共奏活血化瘀、舒筋活络、祛风散寒、兼补肝肾之功。舒筋逐瘀外洗方对骨折后期关节屈伸不利、恢复功能有良好的临床疗效。

【四诊】经治 12 周（3 个月），骨折对位对线良好，可见大量骨痂形成，局部无肿胀、疼痛，膝关节活动无摩擦感，骨折临床骨愈合。复查 X 线（图 7-9）示胫骨平台对位对线良好，骨愈合。继续口服壮骨强筋片，舒筋逐瘀外洗方熏洗。功能锻炼：康复期，继续积极做推髌骨、踝泵、股四头肌等长收缩、直腿抬高锻炼，恢复关节屈伸活动度，强化肌肉力量，使用双拐助行下部分负重，逐渐增大负重力度。4 个月逐渐弃拐全负重行走，6 个月后随访复查，解

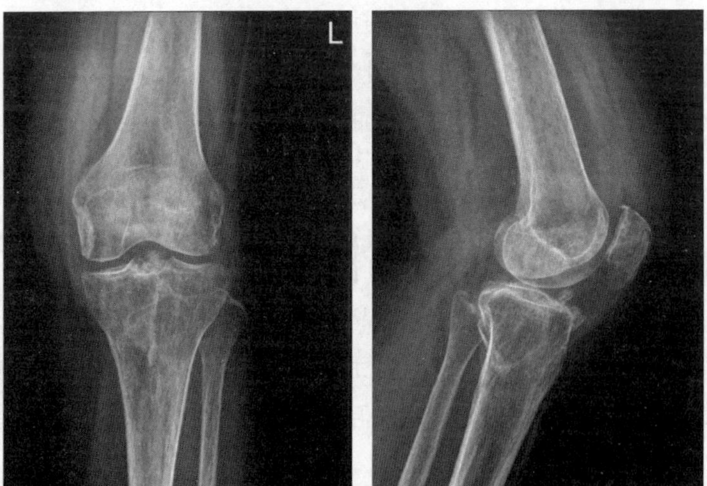

正位　　侧位

图 7-9　伤后 12 周 X 线片

剖对位，骨性愈合，屈伸正常，可深蹲，上下楼梯和行走自如，功能恢复良好，无明显后遗症。

【按】医者认为，直接暴力所伤累及筋骨，血离经脉，形成血肿，以致经络阻塞，气滞血瘀，经脉失荣，不通则痛，故早期见局部肿胀、瘀斑，舌暗红，舌底静脉迂曲，苔薄白，脉弦数，证属气滞血瘀。治则：活血祛瘀，消肿止痛，方药：活血定痛汤加减；活血定痛汤以当归、川芎、赤芍为君药，养血活血、活血化瘀、通经止痛；以乳香、没药为臣药，活血止痛、行气止痛；以红花、三七祛瘀止痛；以土鳖虫活血通络，接骨续筋；以落得打舒筋活络，苏木活血行气，陈皮理气健脾，诸药合用起活血化瘀，消肿止痛之效。3 周后肿胀明显消退，复查 CT、X 线见骨折端对位、对线满意，肿胀消退，软组织损伤已修复，骨折端已趋稳定，但瘀血未尽，断骨虽连而未坚，骨折中期，症见舌质黯红，苔薄白，脉弦涩，故中期治宜活血祛瘀，续筋接骨，方药：续骨活血汤加减，续骨活血汤集续断、骨碎补、自然铜、土鳖虫四味活血化瘀，续筋接骨之良药于一方，配用当归尾、赤芍、红花活血散瘀，消肿止痛；没药、乳香行气活血，散瘀止痛，使气行血亦行，瘀去而肿消；佐以落得打活血祛瘀；生地黄、白芍滋补阴血，使祛瘀而不伤阴血，且白芍兼舒筋柔肝，缓急止痛，诸药合用，起续筋活血，祛瘀止痛之功。伤后 8 周，损伤日久，正气必虚，损伤后期，肌肉萎缩，屈伸不利，头眩目晕，形体消瘦，舌淡苔少，脉沉而弱，调治脏腑经络功能，补益气血，滋养肝肾，加速损伤的恢复极为重要，治以补益肝肾，强筋壮骨为法，方药：补肾壮筋汤，补肾壮筋汤以杜仲、续断补益肝肾，强筋健骨，重用为君药；熟地黄、当归、白芍、山茱萸大补肝肾，共为臣药；佐以牛膝、五加皮强筋壮骨，舒经通络，青皮、茯苓行气健脾，以助运化，诸药合用，具补而不滞，滋而不腻之效。

（二）邓怀东医案

卢某，女，52 岁，2023 年 4 月 3 日初诊。

【病史】患者因“跌倒致左膝肿痛、活动受限 5h”入院，患者于 2023 年 4 月 3 日意外跌倒，左下肢着地，致左膝肿痛、活动受限，当时无昏迷，被家人送至我院急诊。急诊 X 线检查提示：左胫骨平台粉碎性骨折；左侧腓骨头骨折。急诊予收入我院骨关节科病区。

【刻下症】入院后症见：患者痛苦表情，左膝肿痛，疼痛剧烈，痛处拒按，局部肿胀、可见少量瘀斑，舌暗红，苔薄白，脉弦涩。专科查体：左下肢皮肤无破损，左膝、左小腿肿胀明显，皮下可见瘀斑，左膝外翻畸形，浮髌试验（+），左膝、小腿压痛（+++），叩击痛（+++），触及骨擦感，足背动脉搏动正常，左下肢皮肤感觉正常，肢端血运正常。

【辅助检查】X线检查报告：左胫骨平台粉碎性骨折，左侧腓骨头骨折（图7-10）。

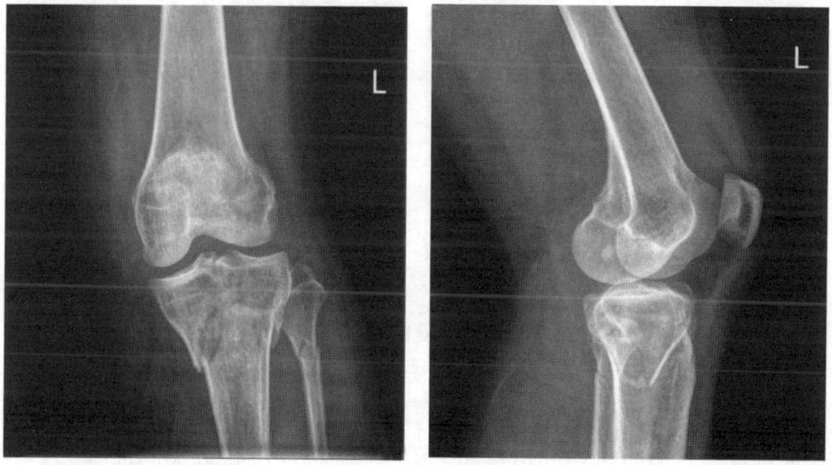

正位　　侧位

图7-10　受伤当天X线片

【诊断】

中医诊断：下肢骨折（气滞血瘀证）。

西医诊断：左胫骨平台粉碎性骨折；左腓骨头骨折。

【治法】医师予传统手法复位后维持夹板外固定，复位后复查X线（图7-11）示胫骨平台粉碎性骨折复位后对位良好，中医以"行气活血，祛瘀止痛"为法，内服我院院内制剂丹芎活血片及外敷骨伤跌打软膏，瘀肿处涂擦我院院内制剂万应跌打酒。配合骨折早期功能锻炼，指导行推髌骨、踝泵、股四头肌等长收缩等功能锻炼活动。

【方药】活血定痛汤加减。

【中医手法复位】①牵引松解：患者仰卧，患肢微屈膝（约20°），腘窝垫软枕。行纵向牵引，一助手双手固定大腿中下段，术者握持踝关节，沿胫骨纵轴持续牵引3min，纠正短缩畸形，解除骨折端嵌插。②端提按压：术者双手拇指置于胫骨平台内侧处，余四指环抱小腿后侧，向上端提向后旋转移位的内

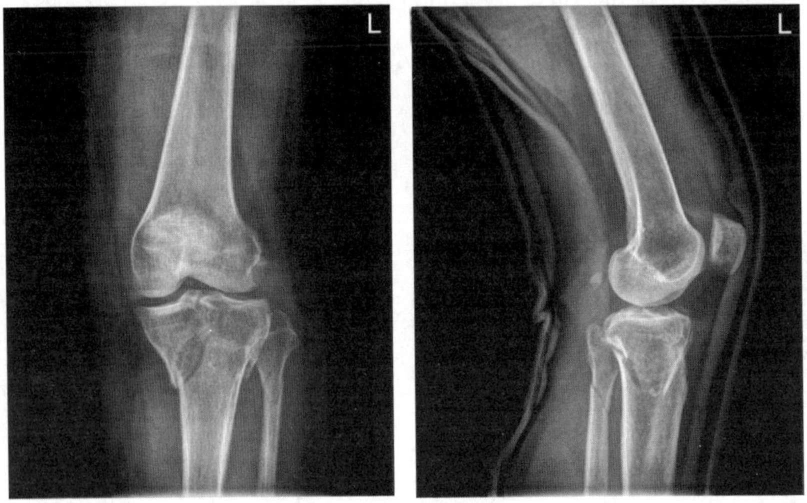

正位　　　　侧位

图 7-11 复位后 X 线片

侧平台骨块，同时助手外翻膝关节（使内侧关节间隙增宽），利用韧带“铰链”作用辅助复位。因骨折块向后移位，术者一手托住小腿近端向前推，另一手按压平台后缘向前复位。③屈伸研磨：在维持牵引下，缓慢屈曲膝关节至 90°，再逐渐伸直，利用股骨髁与胫骨平台的接触面“研磨”复位细微不平（注意：动作需轻柔，避免暴力加重软骨损伤）。④点穴舒筋：复位后，点按血海（活血）、梁丘（通络）、阳陵泉（舒筋）等穴位，放松股四头肌及周围软组织。⑤捋顺筋络：沿腓骨长肌、胫前肌走向由近及远推按，消除局部筋结，促进气血通畅。⑥夹板外固定：在左下肢缠绕纸压垫，然后用石膏超膝、踝关节左下肢固定。

【二诊】伤后 3 周复诊，维持患肢下肢管型石膏固定。复查 X 线（图 7-12）示胫骨平台对位对线良好，可见骨痂生长。中医以“活血祛瘀，续筋接骨”为法，内服我院院内制剂舒筋驳骨片。方药：续骨活血汤。配合中期（石膏固定期间）功能锻炼，积极做推髌骨、股四头肌等长收缩、直腿抬高等功能锻炼活动。

【三诊】伤后 6 周，拆除石膏，开始指导练功、屈伸活动度功能锻炼。症见：患者精神良好，左膝无肿胀、无畸形，下肢力线正常，无瘀斑，股四头肌可见肌肉萎缩，左膝屈伸不利，头目眩晕，形体消瘦，舌淡红，苔白，脉沉弱。专科查体：左下肢皮肤无破损，左膝、左小腿无肿胀，无皮下瘀斑，左膝无畸形，浮髌试验（－），左膝、小腿压痛（＋），叩击痛（－），股四头肌可见肌肉萎缩，左膝

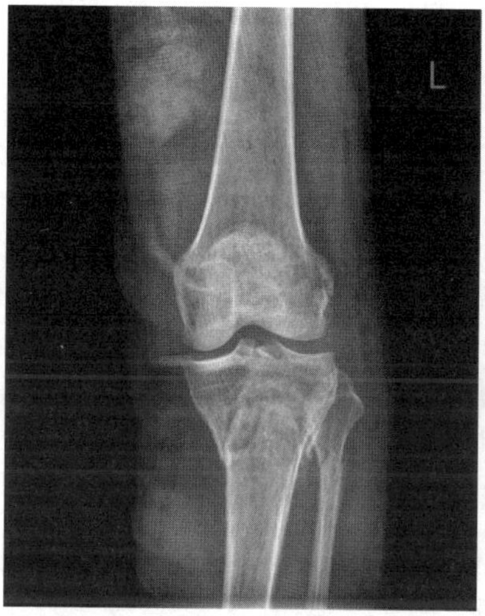

正位

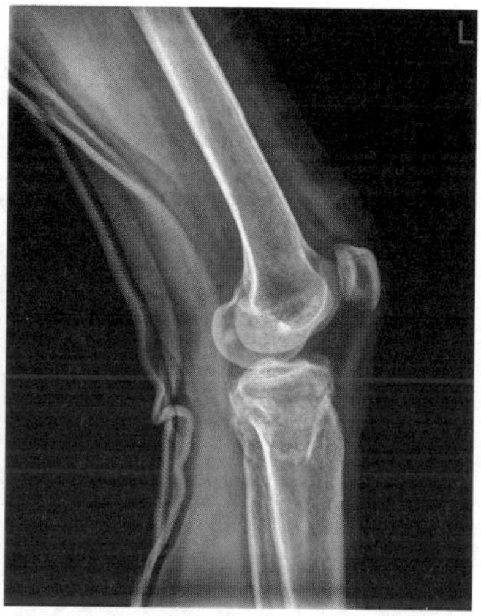

侧位

图 7-12　伤后 3 周 X 线片

屈伸不利，足背动脉搏动正常，左下肢皮肤感觉正常，肢端血运正常。中医以“补益肝肾，壮骨强筋”为法，内服我院院内制剂壮骨强筋片。方药：壮骨强筋方。五加皮 15g，鹿角胶 15g，肉苁蓉 5g，千斤拔 15g，杜仲 10g，淫羊藿 10g，牛膝 10g，党参 10g，当归 10g，龟甲 5g，何首乌 5g，黄柏 5g，地骨皮 5g，羌活 10g，独活 10g。清水煎服，每日 1 剂。外用骨筋通络外用颗粒。配合骨折后期中医康复拉伸训练“林定坤健体八段功”，积极做推髌骨、踝泵、股四头肌等长收缩、直腿抬高锻炼，恢复关节屈伸活动度，强化肌肉力量，使用双拐助行下部分负重，逐渐增大负重力度。4 个月逐渐弃拐全负重行走，6 个月后随访复查，解剖对位，骨性愈合，屈伸正常，可深蹲，上下楼梯和行走自如，功能恢复良好，无明显后遗症。

【按】本案为中年女性胫骨平台粉碎性骨折，治疗心得有三：其一，复位手法层次分明，通过牵引松解解除嵌插，端提按压纠正平台移位，再以屈伸研磨使关节面恢复平整，最后点穴捋筋以舒通经气，整套手法刚柔相济，既重骨位亦顺筋络；其二，用药遵循骨折三期辨证，初期用活血定痛汤合丹芎活血片破瘀行滞，中期投续骨活血汤续筋接骨，后期以壮骨强筋汤方补益肝肾，壮骨强筋，体现“瘀去、新生、骨合”的序贯治疗思想；其三，康复贯穿始终，固定期即指导肌力训练，拆石膏后循序开展关节功能锻炼，末期配合补益肝肾中药巩固根基，终使粉碎性骨折达到解剖对位、功能完全恢复之良效。

名家验方

壮骨强筋方（叶伟洪经验方）

组成：五加皮15g，鹿角胶15g，肉苁蓉5g，千斤拔15g，杜仲10g，淫羊藿10g，牛膝10g，党参10g，当归10g，龟甲5g，何首乌5g，黄柏5g，地骨皮5g，羌活10g，独活10g。

功效：补益肝肾，壮骨强筋。

主治：胫骨平台骨折损伤后期，肝肾亏虚引起肌肉萎缩，屈伸不利。

加减：疼痛剧烈可加制川乌增强止痛之力，下肢麻木者可加木瓜、桑枝舒筋通络。

方解：肝主藏血、主筋，肾主藏精、主骨，二者同源，精血互生。正如《素问·宣明五气》所述"肾主骨"，而《灵枢·经脉》中也有云"人始生，先成精，精成而脑髓生，骨为干，脉为营，筋为刚，肉为墙"。当肝肾亏虚时，精气不足会导致骨髓化生失源，进而骨骼失于滋养；同时，血虚则筋脉缺乏濡润，筋骨得不到应有的营养。"膝"为筋之腑，是人体的重要负重与运动枢纽，膝关节损伤日久，正气必虚，筋骨失养会引发膝关节功能受限。因此，治疗此病后期需从肝肾亏虚的病机入手，从根本上改善肝肾不足所致的筋骨失养状态。本方药物紧扣这一治疗思路，其中五加皮、鹿角胶温肾助阳；怀牛膝具有补益肝肾、强筋健骨、利水通淋、引血火下行之功；肉苁蓉则可补肾阳、强筋骨，增强身体阳气；淫羊藿有温肾壮阳、强筋骨、益气力的作用。诸药合用，共奏滋补肾阳、强筋壮骨之效，全面改善肝肾亏虚所致的筋骨损伤，达到止痛和恢复的目的。

特色疗法

1. 针灸疗法　针灸主穴选取犊鼻、内膝眼、阳陵泉、血海、梁丘、足三里、阴陵泉等，均以膝关节近部取穴为主，"腧穴所在，主治所在"，发挥腧穴的近治作用，针对性治疗膝关节疾患。其中，犊鼻与内膝眼、阳陵泉与阴陵泉、血海与梁丘，是常用的三对穴组。犊鼻是足阳明胃经腧穴，内膝眼是经外奇穴，此二穴常用治膝部肿痛、屈伸不利以及下肢痿痹。阳陵泉是足少阳胆经合穴、胆下合穴，且是八会穴之筋会，是治疗筋脉麻痹之要穴，对痉证、痿证、痹证等有较好的治疗作用，阴陵泉是足太阴脾经合穴，可健脾除湿化滞，与阳陵泉同用，共奏舒筋活络、祛风除湿、通痹止痛之功。血海又名血郄，为足太阴脾经脉气所发，脾主统血，温五脏，为气血归聚之海，刺激血海可活血和营，疏经通络，梁丘为足阳明胃经之郄穴，乃经气深聚之穴，有调和气血之功。足三里是足阳明胃经合穴、胃下合穴，具有调和气血、养胃健脾、强身健体的作用。七穴相配，起到舒筋活络、祛风除湿、通痹止痛，补益正气，标本兼顾的功效。

2. **理筋推拿** 理筋手法由推拿手法组成，具有活血散瘀、消肿止痛、舒筋活络、松解粘连等作用。骨折早、中、后期均可根据情况选择运用，骨折早期局部肿胀、疼痛，可运用轻柔手法，如推法、捋顺法、摸法等，中期局部肿胀已消，但仍有疼痛，可选择捋顺法、搓抖法、拿捏法、拨络法等，后期关节功能受限，可选择拨络法、关节屈伸法、推法、旋转摇晃法等多手法综合运用。

3. **中医康复拉伸训练——“林定坤健体八段功”** 健体八段功以阴阳平衡为指导思想，涵盖了传统养生功法中的“意念”“呼吸”“体势”三要素，每个动作编排都兼顾“调心”“调息”“调身”三法则，包含了调整心理意识、增加有氧运动、控制肢体行为、自我拉伸关节、强化肌肉韧带等自我训练手段，讲求动静结合，达到固养精神、补益气血、通调气机、增加气力、强壮筋骨的功效。

4. **火龙罐** 火龙罐基于中医针灸理论，集推拿、艾灸、揉痧、点穴、熨烫于一体。通过负压原理及艾炷燃烧的热力、药力，刺激皮肤表面血管、穴位和经络，达到温通经络、调和气血、活血止痛的功效，能有效治疗各类痛症（其操作流程及要点说明见附录 2）。

5. **功能锻炼** 两侧平台严重粉碎性骨折，虽经复位固定但骨折稳定性差，需作跟骨牵引，采用石膏托外固定或跟骨牵引外固定的患者，应尽早锻炼股四头肌舒缩运动，待疼痛减轻后，可利用抬臀动作使膝关节有 20° 内的屈伸活动。

经皮撬拨复位内固定后，仍需用石膏托4周，患者可扶拐起床活动，但患肢不宜负重，去除石膏托外固定后，先做不负重主动屈伸活动锻炼4周，再开始部分负重，完全负重时间仍需根据骨折愈合情况而定。采用外固定支架外固定的患者，术后患肢置于布朗架1~2周，术后3d即可开始持续被动活动锻炼器锻炼，但要控制膝关节屈曲不超过30°，5周后可去除外固定支架，但严禁负重行走，3~5个月后可酌情负重行走。

内固定术后应尽早开始患肢主动功能锻炼。应结合骨折复位和内固定牢固程度、韧带损伤情况、手术创口情况以及骨质疏松程度等决定是否用石膏外固定。如骨折内固定牢固，可不用外固定，早期开始使用持续被动活动锻炼器进行锻炼；如骨折粉碎严重，内固定欠稳定或手术创口情况不佳，应适当推迟活动或用石膏作短期外固定；如同时作韧带修补或半月板缝合的内固定手术，仍需用石膏固定4~6周后开始进行功能锻炼。术后8~10周可部分负重，完全负重时间应根据骨折愈合情况而定。

第八章　踝部骨折

一、概　　述

踝部骨折又称踝关节骨折，是指踝关节部骨质的完整性和连续性中断的一种疾病。踝部由胫骨及腓骨下端和距骨三部分组成。胫骨下端内侧突起为内踝，腓骨下端称外踝，胫骨下端后缘稍向下突出呈唇状为后踝，内、外、后三踝构成踝穴。直接暴力、间接暴力、累积性劳损和骨骼病变，均是导致踝部骨折的原因。属于中医“骨折”范畴。中医辨证为气滞血瘀型，因外伤导致气血运行不畅，瘀血阻滞经络，不通则痛。

二、病因病机

（一）病因

踝部骨折的病因主要包括直接暴力和间接暴力，其中绝大多数踝部骨折由间接暴力引起。当行走、奔跑、跳跃或高处坠落时，足部着地固定，小腿和身体因惯性继续运动，产生旋转或内外翻的应力，导致踝部超出其生理活动范围，韧带牵拉或骨骼撞击而引发骨折。属于“跌仆闪挫”或“堕坠”伤。外力导致局部经络受损，气血运行失常，血溢脉外，形成瘀血，阻塞不通。直接暴力较为少见，如重物砸伤、车轮碾压、直接撞击等。这类损伤通常更严重，常为开放性、粉碎性骨折，并伴有严重的软组织损伤。暴力猛烈，直接损筋伤骨，导致筋骨断折，脉络严重受损，气滞血瘀尤为明显。

（二）病机

中医认为，踝部骨折的核心是筋骨受损引发的气血瘀滞与脏腑功能失调。外力作用于踝部时，不仅会导致骨断筋伤，还会损伤局部脉络，使气血运行受阻，瘀血积聚在关节周围，出现“不通则痛”，进而表现为踝部肿胀、疼痛、活动受限；骨折后期，瘀血逐渐消散，但筋骨愈合需依赖气血濡养和肝肾充养，若此时肝肾不足、气血亏虚，会导致骨折愈合迟缓，甚至出现关节僵硬、筋骨无力等问题，影响踝部功能恢复。

1. **初期**　气滞血瘀，筋骨损伤（急性期）。外力作用于人体，首先损伤经络，导致气机运行不畅；气为血之帅，气滞则血行无力，停滞成瘀；血瘀则脉络阻塞，不通则痛。同时，“骨碎筋伤”，外力直接导致筋骨断离。

2. **中期**　瘀去新生，续筋接骨（修复期）。经过初期治疗，瘀血渐去，但气血已伤。此时病机关键在于气血亏虚与肝肾不足。肝主筋，肾主骨，筋骨损伤的修复依赖于肝肾精气的滋养和气血的濡养。

3. **后期**　肝肾亏虚，筋骨痿弱（恢复期）。若患者素体虚弱，或调养不当，损伤日久可耗伤肝肾精气。肝血亏则筋失所养，易致关节僵硬、屈伸不利；肾精亏则骨失所充，易致骨质疏松、骨折愈合迟缓。

（三）西医分型

踝部骨折是临床常见骨折，约占全身骨折的 3.9%，目前较多人用 AO 分型及 Lauge-Hansen 分型，国内大多数学者认为 Lauge-Hansen 分型更重视损伤机制的分析，用于复位治疗，在临床上更实用。按 Lauge-Hansen 分型，可分为Ⅰ度：下胫腓前韧带断裂或胫骨前结节撕脱骨折。Ⅱ度：Ⅰ度加外踝冠状面斜形骨折。Ⅲ度：Ⅱ度加后踝撕脱骨折。Ⅳ度：Ⅲ度加三角韧带撕脱或内踝骨折。

三、辨证论治

（一）诊断要点

1. 临床表现

（1）外伤史：多数有明确扭伤、高处坠落或运动损伤史。

（2）症状：踝关节剧烈疼痛、肿胀及活动受限，负重时疼痛加剧。

（3）体征：局部明显压痛，可触及骨擦感；踝部畸形（如内翻、外翻或旋转畸形）；皮下瘀斑（伤后 24~48h 出现）。

2. 影像学检查

（1）X 线检查（正位、侧位、踝穴位）：明确骨折类型及移位程度；评估踝穴对称性及关节间隙；注意合并的韧带损伤征象。

（2）CT 检查：适用于关节内骨折、后踝骨折等复杂情况，能够更清晰显示骨折粉碎程度及关节面情况。

（3）MRI 检查：主要用于评估韧带、软骨等软组织损伤。

（二）手法复位

对Ⅰ、Ⅱ度损伤的病例，可采用手法复位保守治疗。患者取平卧位，根据各种骨折类型，复位原则是按照受伤机制相反的方向，采用牵引、内旋、外翻、挤压等不同手法使脱位整复，解除骨折断端嵌插，恢复腓骨长度（图 8-1）。复位后足置中立位用小夹板固定（图 8-2），或行“U”形石膏固定，6~8 周拆外固定，开始理疗及功能锻炼。

（三）药物治疗

1. **气滞血瘀型**　主要表现为局部肿胀疼痛，活动受限，皮肤青紫或有瘀斑。压痛明显，骨折处可能有骨擦音或骨擦感。治以“活血化瘀，消肿止痛”为法，方选桃红四物汤加减。

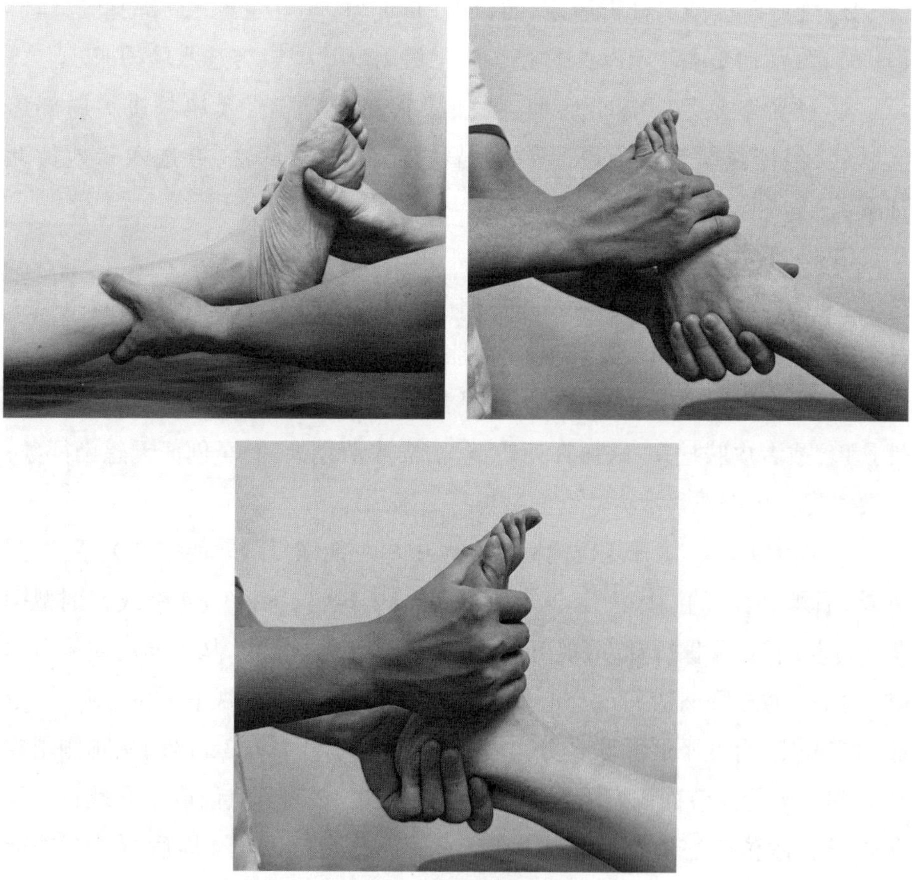

图 8-1　手法复位

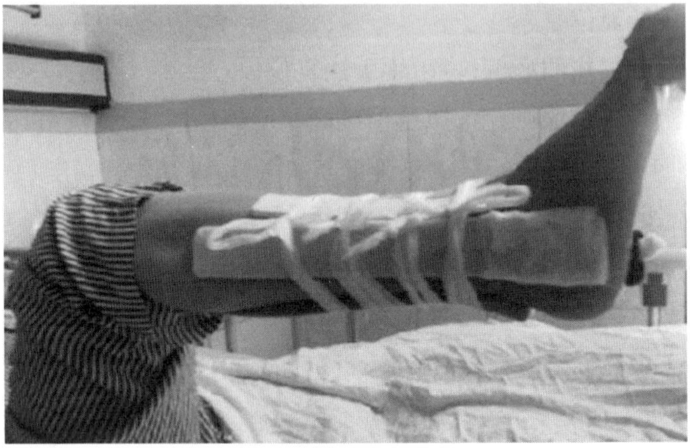

图 8-2 夹板外固定

2. **气血两虚型** 骨折后期，面色苍白，乏力，气短懒言。局部肿胀减轻，但仍疼痛，活动受限。治以“补气养血，强健筋骨”为法，方选八珍汤加减。

3. **肝肾不足型** 骨折后期，腰膝酸软，头晕耳鸣，夜尿频多。局部疼痛减轻，但恢复缓慢。治以“滋补肝肾，强壮筋骨”为法，方选六味地黄丸加减。

（四）手术治疗

1. **围手术期处理** 手术时间在伤后 3~12d。局部肿胀不明显，软组织条件好者可以早做；软组织条件不好，肿胀明显，甚至有张力性水疱者，局部配合中药（跌打膏、紫珠叶洗剂等）外敷，待局部软组织稳定后，再行手术；有开放性伤口，或者皮肤挫伤、缺血坏死等情况，需先清创换药，至创面无感染征象，必要时先行皮瓣转移术覆盖创面后再行手术治疗。

2. **手术方法** 切开复位内固定。术中尽可能恢复踝穴的解剖关系，按照外踝、后踝、内踝的顺序固定。外踝用克氏针、螺钉、钢板（1/4 圆或解剖型钢板）固定；有后踝骨折者，透视下复位，或切开直视下复位，从前向后或从后向前，用 1~2 枚松质骨螺钉或空心钉固定；内踝骨折切开直视下复位，用螺钉或张力带固定，合并下胫腓联合分离者，于下胫腓联合上方 3cm 处，从腓侧用皮质骨螺钉平行关节面固定下胫腓联合，术后 10~12 周负重前取出该螺钉。开放性骨折脱位彻底清创后行内固定，术后用石膏托固定 4 周后行关节功能锻炼。

四、医案解要

谢庆祥医案

王某，男，44 岁，2023 年 5 月 10 日就诊。

【病史】患者因“车祸伤致左踝部肿痛畸形、活动受限 2h”来诊。患者否认糖尿病、高血压病、类风湿性关节炎等病史。

【刻下症】神清，精神好，左踝肿痛，活动受限，肢体少许麻木，足趾活动良好。左踝肿胀、畸形，踝部压痛（+），外踝处可触及骨擦感，关节活动受限，肢端血运可。

【辅助检查】左踝关节 CT+ 三维重建提示左双踝骨折伴踝关节脱位（图 8-3）。

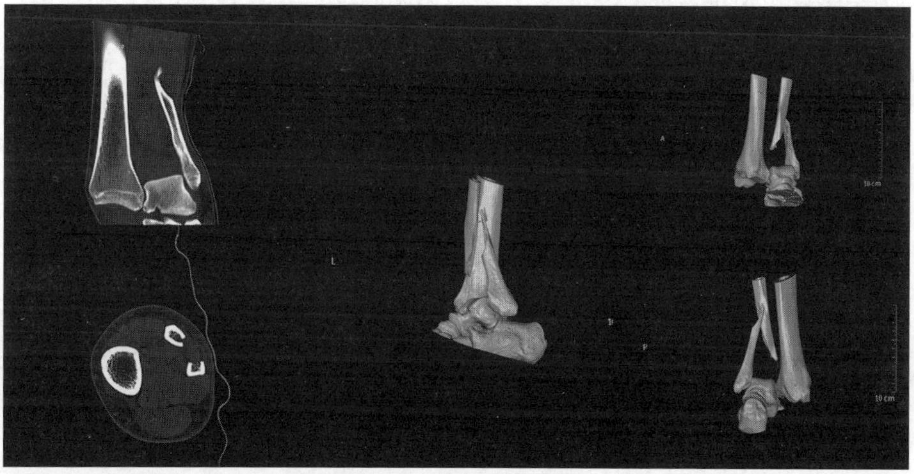

图 8-3　伤后踝关节 CT

【诊断】

中医诊断：踝部骨折（气滞血瘀证）。

西医诊断：左双踝骨折；左下胫腓联合脱位。

【治法】因患者左踝部脱位畸形严重，疼痛剧烈。医师先予中医手法复位后行患肢石膏外固定（复位后 CT 见图 8-4），内服舒筋驳骨片，外涂万应跌打酒，待患肢消肿后择期行手术治疗。手术治疗者术后第 1 天即鼓励足趾积极

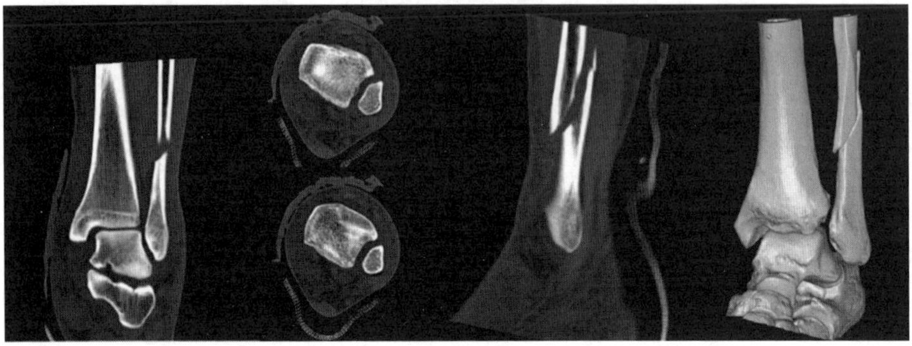

图 8-4 手法复位后踝关节 CT

活动,术后第 5 天开始行踝关节持续被动活动治疗,屈曲角度从小到大,速度根据患者情况从慢到快,每天 2 次,每次 30min。其余时间用理筋手法予小腿肌肉推拿,以促进血液及淋巴循环,减轻组织肿胀。术后 14d 伤口拆线后用骨筋通络外用颗粒冲泡熏洗及理疗。

【方药】桃红四物汤加减。桃仁 12g,红花 10g,当归(尾)15g,川芎 15g,赤芍 20g,生地黄 15g,黄柏 15g,牡丹皮 15g,延胡索 15g,甘草 3g。每日一剂,水煎,分 2 次服,2 周为 1 疗程。

【按】大多数Ⅰ度、Ⅱ度踝部骨折脱位通过闭合复位外固定可取得满意效果,但复位后不能保持稳定的骨折脱位则不宜多次复位或调整外固定,会加重关节部位的损伤及肿胀程度,进而影响疗效。对这类骨折及Ⅲ度骨折脱位应采用手术治疗,切开复位内固定可直视下解剖复位,使胫骨下端凹形关节与距骨体的鞍状关节面吻合一致,恢复内外踝的正常生理斜度,以适应距骨后上窄、前下宽的形态。但在西医治疗中,若以手术治疗为主,不注重术后护理及功能锻炼,易致使很多患者术后踝关节功能恢复较慢,或留下一些功能障碍。

治疗踝部骨折,不仅要恢复踝关节的完整性和骨连续性,更重要的是恢复关节的重要功能。采用中西医结合的方法治疗,术后早期即鼓励患者进行足趾活动锻炼、持续被动活动锻炼、理筋手法推拿,使受伤的关节周围肌肉、筋膜、软组织得到早期锻炼,较快地恢复关节屈伸功能。如张介宾在《类经》中注解:"导引,谓摇筋骨,动肢节,以行气血也。"张隐庵在《黄帝内经素问集注》中注解“气血不能疏通者。宜按跷导引”。结合内服中药汤剂桃红四物汤加减,凉血活血、化瘀消肿,去瘀生新。拆线后即行骨伤洗剂熏洗,组方中药具活血、祛瘀、补肝肾,祛风湿、舒筋通络、消肿止痛、促进骨折愈合的作用。通过微电中频治疗,使用物理温热将中药导入,使局部血管扩张,促进血液循环、淋巴循环,促进关节自身新陈代谢,消除关节积液,增强治疗效果;电疗可以直接缓解肌肉紧张,松解关节囊、韧带的痉挛,对改善关节功能有积极作用;通过物理中频温热导入,药物成分可深入到腠理、脏腑,达到活血化瘀、通筋活络、消肿止痛、扶正固本的作用,再结合手法理疗,促进肌肉力量恢复,使伤肢关节得到迅速而全面的修复。

名家验方

1. 骨伤外洗颗粒(叶伟洪经验方)

组成:生川草乌、生南星、海桐皮、威灵仙、桑枝、接骨木、桂枝、宽筋藤、当归尾、艾叶、骨碎补、红花、花椒、王不留行、路路通等。

功效:活血化瘀、通络止痛、利水消肿。

主治、方解:骨伤外洗颗粒药物组成中,桂枝、海桐皮、宽筋藤有温通经脉,舒筋活络之效;当归尾、艾叶、骨碎补、红花、花椒有活血止血,通经止痛作用;王不留行、路路通能活血消肿,祛风通络。诸药配伍,共奏活血化瘀,消肿止痛,舒筋活络之功。现代药理研究表明,方中药物具有抗炎、止血、镇痛、局麻、解痉等作用,能改善局部血液循环,解除肌肉痉挛,使炎症水肿消失,病变组织恢复。如:桂枝能使皮肤血管扩张,有镇痛作用;海桐皮、花椒、当归尾对局部有麻醉、松弛、消炎、镇痛作用;艾叶有抗纤维蛋白溶解作用,能降低毛细血管通透性而止血;红花则具抑制血小板凝聚,增加纤维蛋白溶解酶活性,抑制体外血栓形成,改善微循环的作用,使踝关节周围软组织血行通畅,筋络舒展,促进损伤局部瘀血、水肿、炎症渗出物的吸收,减轻局部软组织的变性,从而防止踝关节周围软组织的挛缩。早期用骨伤外洗颗粒,中后期可用康复外洗颗粒及万应跌倒酒。

2. 骨伤跌打软膏（叶伟洪经验方）

组成：当归粉、姜黄粉、寻骨风粉、川芎粉、土鳖虫粉、制马钱子粉、木芙蓉叶粉、穿山龙粉、醋乳香粉、苏木粉、没药粉、牛膝粉、千年健粉、煅自然铜粉、路路通粉、刘寄奴粉、醋延胡索粉、透骨草粉、泽兰粉、骨碎补粉、伸筋草粉、桑枝粉、紫荆皮粉、生甘草等。

功效：活血祛瘀，消肿止痛，祛风胜湿，舒筋通络。

主治：用于各种软组织损伤、陈旧性劳损及骨关节病、早期闭合性骨折、风湿类疾病等损伤肿痛。

方解：跌打损伤多因皮肉筋骨受损引起气血凝滞、经络阻塞、筋骨伤损。临床常见有早期闭合性骨折、软组织损伤等，局部见有肿胀疼痛、青紫，活动受限，关节屈伸不利，辨证多属气滞血瘀、经络阻塞，外治法当活血祛瘀、消肿止痛。风湿类疾病含义甚广，可以包括所有侵犯肌肉骨骼系统、以疼痛为主要表现的疾病，或局部酸痛重着，屈伸不利，或肌肉麻木不仁，乃因风寒湿之气杂至而痹阻经脉，外治法当以祛风湿，通经脉，佐以活血祛瘀。方中紫荆皮、寻骨风、伸筋草、桑枝共为君药，起到祛风行血，止痛消肿的作用。当归、川芎、乳香、没药等则有行气活血之效，共为臣药。马钱子等能散血热，消肿痛，以之为佐药。生甘草缓和诸药药性，为使药。共奏活血祛瘀，行气消肿止痛，祛风胜湿，舒筋活络之功效。

特色疗法

（一）火龙罐

针对踝部骨折轻度至中度踝关节肿胀，通过正骨复位和筋膜松解后，通过火龙罐促进局部血液循环和组织恢复。火龙罐采用滑动走罐的方式，如同一条火龙在肌肤上游走，结合点、震、叩、碾、推、按、拨、揉、熨、烫十种手法，兼以艾灸燃烧时产生的近红外光辐射的电磁波和光电对人体细胞线粒体产生生物化学作用，避免了刮痧及负压走罐的疼痛感，以及传统火罐带来皮下瘀血罐印、死细胞堆积的副作用，痧即出即化即修补。既避免了单一部位的强烈刺激，又增强了治疗的舒适度和广泛性。

（二）中医膏药贴敷法

中医膏药是基于中药归经原则，运用药物互相协调为用的效能，组成多味药物的复方，以发挥药物的良好效果。可透入皮肤产生消炎、消肿、止痛、活血化瘀、通经走络、开窍透骨、祛风散寒等功效。东莞市中医院使用本院调制的双柏散、跌打膏等膏药，贴敷患部，通过皮肤吸收，作用于患处，达到外治目的。较内治法简单易行，应用广泛，价廉效好，安全，副作用小，可与其他疗法配合使用。

1. 应用范围 临床用于治疗骨折、骨性关节炎，软组织急性扭、挫伤，风湿痛、肌肉酸痛等症。

2. 操作流程

（1）将药散倒入治疗碗内，加蜂蜜、开水，用药膏刀调匀（或：将开水倒入锅内，加蜂蜜，煮滚后再加入药散，搅拌均匀）。

（2）根据敷药面积，取大小合适的玻璃纸，药物均匀地摊于玻璃纸上，厚薄适中。

（3）清洁皮肤，药物由护士试温后，患者前臂内侧试温，询问患者感觉，温度合适后，贴敷于患处。

（4）加一次性治疗巾，以胶布或绷带固定，松紧适宜、美观牢固。

3. 注意事项

（1）局部皮肤必须完整。

（2）一般敷药 4~6h，最少要 2h。

（3）局部敷药后药物颜色等可能污染衣物。

（4）敷药后的肢体穿宽松衣裤，减少肢体下垂，防湿水，穿脱衣服时防止药物松脱。

（5）摊药的面积应大于治疗部位 1~2cm，厚度 1~2cm，厚薄应均匀。

（6）敷药的温度因人而异，注意试温，防止烫伤。

（7）敷药过程中，如出现红疹、水疱、瘙痒、疼痛等过敏现象时，应停止治疗，去除药物并清洁皮肤，抗过敏治疗。

（8）调药时注意掌握好药物的干湿程度，以既不至于流淌，又不至于脱落为适宜。

脱位篇

第九章　肘关节脱位

一、概　　述

肘关节脱位是骨伤科常见急症之一，指肱骨远端与尺骨、桡骨近端之间的正常解剖关系丧失，通常由外力导致关节面脱离原位。多见于青壮年及运动损伤，是继肩关节之后的第二大常见大关节脱位。临床以疼痛、肿胀、畸形及活动受限为主要表现。中医古籍中将其归为"脱臼""骨错缝"范畴，从病因学角度，中医认为其发病与内外因交杂相关：外因多由跌扑、坠堕、撞击等暴力所致，导致"筋伤骨错"，气血骤然壅滞；内因则与肝肾不足、气血亏虚密切相关，《黄帝内经·素问》云"肝主筋""肾主骨"，肝肾亏虚则筋骨失养，关节稳定性下降，易因轻微外力诱发脱位。病机关键在于"气滞血瘀，筋挛骨错"，脱位后，经络血脉受损，气滞血瘀，瘀血阻络，筋脉不和，导致功能障碍。若未能及时进行治疗，可能会导致血肿机化、肌肉挛缩、筋腱粘连，进而发展为陈旧性肘关节脱位，增加治疗难度，并影响复位后肘关节的功能活动。

肘关节由肱骨下端、尺骨鹰嘴、桡骨头及关节囊、韧带构成，是人体四大关节之一。其主要功能是完成屈伸活动及少量的尺偏、桡偏活动。肘关节脱位以肘关节后脱位最为常见。具体而言，肱骨下端内外宽厚、前后扁薄，后方的鹰嘴窝深，对应的尺骨鹰嘴突大，而前方的冠突窝较浅，对应的尺骨冠状突较小。关节囊两侧有侧副韧带加强，相对较为坚强，前后方则较为薄弱，以利于关节的屈伸活动。这些解剖上的因素，使得肘关节后脱位比其他类型的脱位更为多见。

二、病因病机

（一）病因

肘关节脱位主要是由外部的直接或间接暴力引起的。例如，突然跌倒时手部着地，力量通过前臂传递到肘部，导致关节脱位。此外，长期的劳损或关节周围的肌肉力量不平衡也可能导致关节稳定性下降，增加脱位风险。肘关节脱位的具体原因可以归结为以下几个方面。

1. 外因（暴力损伤）

（1）直接暴力：肘部直接受撞击（如跌倒时肘部着地）。

（2）间接暴力：过度牵拉扭转（如手臂伸直位跌倒时手掌撑地，力传至肘部致后脱位）。

（3）特殊暴力：旋转暴力（如投掷运动时肱桡关节旋转过度，导致桡骨头脱位）。

2. 内因（体质虚弱）

（1）肝肾不足：《黄帝内经·素问》言“肝主筋”“肾主骨”，肝肾亏虚则筋弛骨弱，易致习惯性脱位。

（2）气血失和：素体气血亏虚，筋肉失养，关节稳定性下降（如产后或久病者轻微外力即可脱位）。

（3）痰瘀阻络：长期劳损或风寒湿邪侵袭，痰瘀阻滞经络，关节活动涩滞（如渔民长期划船致肘部劳损脱位）。

（二）病机

肘关节脱位后的病机主要包括以下几个方面。

1. 气血瘀滞 脱位后，经络受损，气血运行受阻，导致局部肿胀、疼痛。气血是维持人体生命活动的重要物质，气血运行不畅会直接影响受损部位的组织修复。

2. 筋脉不和 关节脱位导致筋脉受损，筋脉不和，影响关节的正常活动。筋脉是连接关节和肌肉的重要结构，筋脉受损会直接影响关节的运动功能。

3. 血瘀阻络 气血瘀滞导致血瘀阻络，阻碍气血的正常运行，影响组织的修复和康复。血瘀会加剧局部肿胀和疼痛，阻碍组织修复的进程。

4. 关节粘连 若不及时治疗，可能导致关节周围组织的粘连，影响关节的活动度。关节粘连会限制关节的运动范围，导致关节功能障碍。

5. 肌肉萎缩 长期的气血不畅和关节固定，可能导致肌肉的萎缩和无力。肌肉萎缩会降低关节周围的肌肉力量，进一步影响关节的稳定性和功能。

三、辨证论治

新鲜性肘关节后脱位应以手法复位为主，宜早期复位及固定。并发骨折者，应先整复脱位，然后处理骨折。多数骨折，如肱骨内或外髁撕脱骨折、尺骨冠状突骨折，可随脱位的回位一并复位。陈旧性脱位，应力争手法复位，可根据实际情况考虑手术治疗。前脱位多合并尺骨鹰嘴骨折，应手术治疗。手法复位前应排除血管和神经的损伤。常见的血管损伤是肱动脉损伤，动脉搏动消失并不妨碍手法复位，若复位后仍未触及动脉搏动，则需立即行动脉探查重建术。神经损伤表现有神经支配的肌肉运动及皮肤感觉消失，应立即行手术探查。

（一）诊断要点

1. **望诊**　重点观察关节肿胀及畸形情况。肘关节后脱位易伴有韧带、关节囊的撕裂，肘部形成血肿，所以肘关节前后侧均可能肿胀。闭合性脱位可见皮下瘀血，或伴有皮肤擦伤等。肘关节固定于 45° 左右的半屈曲位，呈靴状畸形是肘关节后脱位的典型表现；而前脱位时肘关节呈过伸位，肘前隆起；伴有侧方移位时可见肘关节呈内翻或外翻畸形。开放性脱位应按开放性损伤的步骤观察。

2. **问诊**　肘关节脱位患者多以外伤后肘部疼痛、肿胀及活动障碍就诊，应询问外伤的时间、受伤的姿势、皮肤的感觉、处理的方式等。肘关节脱位可伴发桡神经、尺神经的牵伤以及肱动、静脉压迫性损伤，应询问前臂及手部的肿胀、皮肤感觉、手指活动的情况，除外神经、血管损伤。

3. **切诊**　关节呈弹性固定。肘关节后脱位可在肘后触及移位的尺骨鹰嘴，肘前为肱骨下端。可触及肘后三角（屈肘 90° 时，肱骨内、外上髁和尺骨鹰嘴这三点的连线构成一尖端朝下的等腰三角形）的结构改变。前脱位者可在肘前侧触到脱出的尺、桡骨上端，肘后触到游离的尺骨鹰嘴。常规检查前臂及手部的皮肤感觉、动脉搏动及腕、手指关节活动。脉象多呈弦紧（急性期）或细弱（慢性期）。

4. **影像学检查**　对于肘关节脱位患者，一般选择肘关节正侧位片，可基本了解脱位情况。通过观察肱骨滑车与尺骨鹰嘴的对位关系，明显的肘关节脱位较容易诊断。另外，应注意观察有无肱骨远端内外髁的撕脱骨折、桡骨头骨折、冠状突骨折以及尺桡骨的关系异常等。如伴有骨折，为明确骨折情况必要时可选择 CT 检查。在急性损伤时，一般不进行 MRI 检查，但在肘关节不稳定需评估韧带等损伤时，可选择 MRI 检查。

5. **鉴别诊断**　典型的肘关节脱位诊断并不困难，结合患者的症状、特有的体征及 X 线检查即能明确诊断。但需注意与肱骨髁上骨折相鉴别：脱位多发生于青壮年，而肱骨髁上骨折好发于 10 岁以下儿童。脱位时，压痛广泛，肘后三角关系失常，伴有弹性固定；但骨折后疼痛、肿胀及畸形超出肘关节脱位，肘后三角关系正常，有骨擦音或异常活动，但无弹性固定。

（二）手法复位

1. 后脱位及后脱位伴侧方移位

（1）拔伸屈肘法：患者取仰卧位，术者站在患者患侧，一手抓住患肢手腕，另一手托住患肘，前臂于旋后位，先纠正侧方移位。术者上臂及胸壁夹住患肢手腕，双手放在患肘两侧握住肘关节，患肘处于约 135° 位，术者身体稍转身给予牵引（图 9-1），双拇指抵在肘窝肱骨远端，用力向后推按，同时双手其余四指紧紧抵住鹰嘴，向前端提，并慢慢屈曲肘关节（图 9-2），在这个过程中，需要密切关注患者的反应和关节的感觉，若听到或感觉到清脆的入臼声，或者关节的弹性固定感消失，活动恢复正常，说明脱位已成功整复。

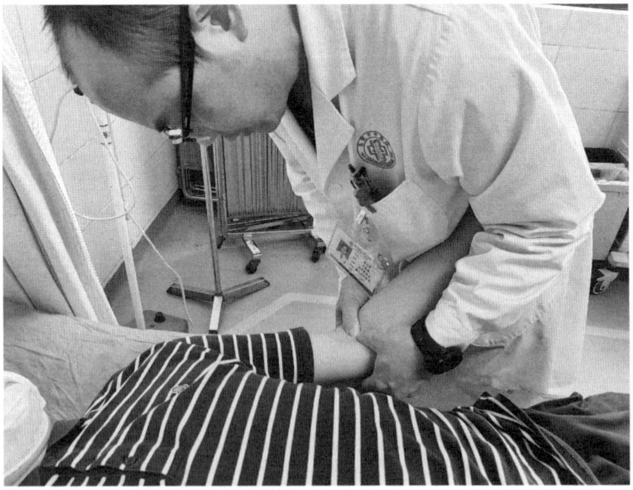

图 9-1　牵引

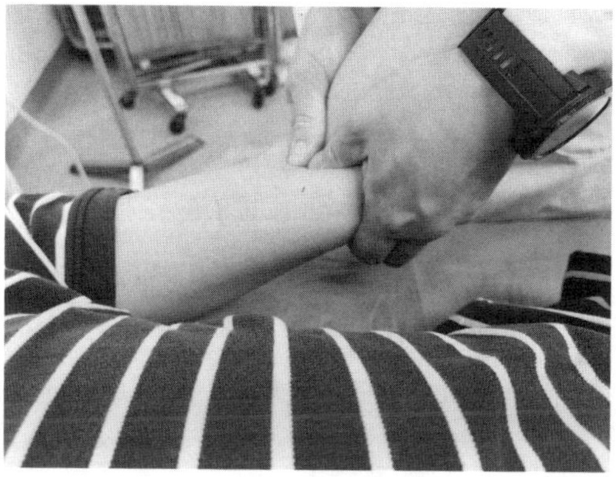

图 9-2　按压及屈肘

（2）膝顶复位法：患者仰卧，术者立于患侧，一手握住腕部，一手握其前臂，同时用一膝跪顶在患肢肘窝内，患肘处于约 135° 位，握前臂的手向肱骨轴线用力推向远端，然后握手腕的手向上提并逐渐屈肘（图 9-3），有入臼感后则复位成功。

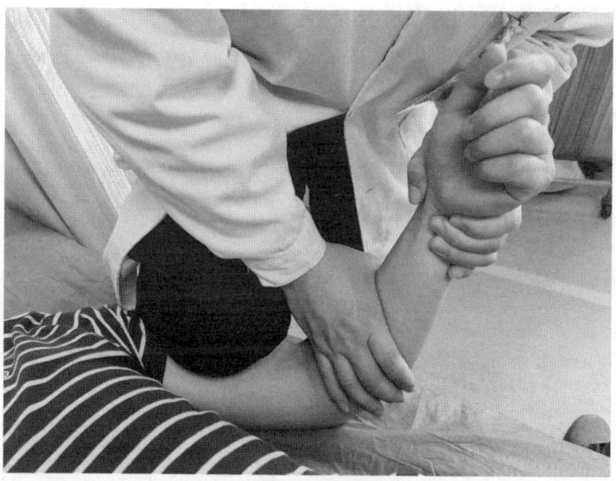

图 9-3　膝顶后屈肘

2. **单纯前脱位**　患者取仰卧位，助手双手握紧患者上臂近端（肱骨中段），沿肱骨长轴向近端持续牵引，保持稳定。术者左手握住患者前臂远端（腕关节上方），沿前臂纵轴向远端持续牵引，使肘关节轻度屈曲（20°~30°）。右手拇指按压于前移的尺骨冠状突前侧，其余四指固定肱骨远端后侧。在持续牵引下，右手拇指向后推压尺骨冠状突，左手同时缓慢屈曲肘关节至 90°，听到“弹响”或感到关节滑动提示复位成功。

3. **固定** 通常用长臂石膏托(从腋下至手掌)将肘关节固定在屈曲 90°~100° 的位置,前臂保持中立位(手掌朝向躯干)或轻度旋后位(根据损伤类型调整)。若复位后肿胀严重或怀疑血管 / 神经损伤,可适当减少屈曲角度(如 70°~80°)以避免压迫。若关节稳定性良好,可考虑使用铰链式肘关节支具,可调节角度,便于逐步恢复活动。成人一般固定 3~4 周,具体时间根据损伤严重程度调整。儿童固定时间较成人短,2~3 周。固定后 24~48h 内密切观察手指血液循环(颜色、温度、毛细血管充盈)和神经功能(有无麻木、刺痛)。抬高患肢(高于心脏水平)以减轻肿胀。

(三)药物治疗

1. 中药内服

(1)初期:由于外力损伤导致局部气血瘀滞,脉络受阻,出现疼痛、肿胀等症状。此时的治疗应以活血化瘀、消肿止痛为主要原则,方选桃红四物汤。东莞市中医院院内制剂丹芎活血片有类似功效,适用于损伤早期。

(2)中期:瘀血渐消,但筋骨尚未完全接续,治疗应以和营生新、接骨续筋为主,方选续骨活血汤,亦可选用东莞市中医院院内制剂舒筋驳骨片,以和营生新、接骨续筋。

(3)后期:气血亏虚,筋骨失养,关节功能尚未完全恢复,治疗应以补养气血、强壮筋骨为主,方选壮筋养血汤,亦可选用东莞市中医院院内制剂壮骨强筋片,以强壮筋骨、补益气血。

2. 外用药

(1)金黄膏:一种常用的外敷药物,其主要由大黄、黄柏、姜黄、白芷、天南星、天花粉、陈皮、苍术、厚朴、甘草等药物组成。在肘关节脱位初期,局部肿胀疼痛明显时,将金黄膏外敷于患处,可有效减轻肿胀和疼痛,促进局部血液循环,缓解炎症反应。使用时,将金黄膏均匀地涂抹在纱布上,厚度约为 0.5cm,然后将纱布覆盖在肘关节脱位处,用绷带固定,每日更换 1 次。

(2)双柏散:也是一种有效的外敷药物,由侧柏叶、黄柏、大黄、薄荷、泽兰组成。其使用方法与金黄膏类似,将调好的双柏散均匀涂抹在纱布上,敷于患处,用绷带固定,每日更换 1~2 次。临床研究表明,双柏散在减轻肘关节脱位初期的肿胀和疼痛方面具有显著效果,能够有效缩短患者的康复时间。

（3）骨伤跌打软膏：东莞市中医院院内制剂。用于筋骨损伤、积瘀止痛。由赤芍、牛膝、莪术、乳香、鸡骨香、黄柏、白芷、乌药、血见愁、独活、大黄、三棱、五指毛桃、骨碎补、防风、金钱草、泽兰、独活、当归尾、没药、络石藤、续断、田基黄、盐肤木、荆芥、红花、土鳖虫等组成。

（4）骨筋通络外用颗粒：东莞市中医院院内制剂。有祛风活血、消肿止痛、舒筋活络、通利关节的功效。主要由大黄、黄柏、泽兰、侧柏叶、制马钱子、独活、防风、羌活、薄荷组成。用法：1 袋置于盆中，用适量开水溶散后。先熏洗患处，待水温降至大约 40℃后泡洗患处，持续时间 20~30min。期间视药液温度情况，可适当加热药液。患者应一边泡洗，一边被动或主动活动患肘。每天 2 次，7d 为 1 个疗程，连续治疗 3 个疗程（共 3 周）。

（四）手术治疗

新鲜性肘关节前脱位合并尺骨鹰嘴骨折，肘关节后脱位有内上髁骨折块嵌入关节腔或合并神经、血管损伤而手法复位失败，以及超过 3 周的陈旧性脱位者，应手术切开复位，并对骨折予以固定处理。肘关节脱位多伴有韧带损伤，影响关节稳定性，应根据术中探查或术后关节稳定性决定是否需配合外固定治疗。

（五）功能锻炼

练功疗法在肘关节脱位的康复过程中起着不可或缺的作用，它贯穿于治疗的始终，是促进肘关节功能恢复、预防并发症发生的重要手段。通过科学合理的练功疗法，能够增强肘关节周围肌肉力量，改善关节活动度，促进血液循环，加速损伤组织修复，提高患者生活质量。

1. 固定期间的锻炼　在肘关节脱位复位后，通常需要进行固定，以促进关节和周围组织的修复。然而，长时间的固定可能导致肌肉萎缩、关节僵硬等问题。因此，在固定期间，进行适当的锻炼至关重要。

手指屈伸活动是固定期间的重要锻炼方法之一。患者应主动进行手指的屈伸运动，尽量将手指伸直和屈曲到最大限度，每个动作保持 3~5s，然后放松，重复进行，每组 10~15 次，每天进行 3~4 组。通过手指的屈伸活动，可有效促进上肢的血液循环，减轻肿胀，同时也能锻炼手部的肌肉力量，为后续的康复奠定基础。

握拳练习也是固定期间的有效锻炼方式。患者用力握拳，使手部肌肉充分收缩，然后缓慢松开，重复进行，每组 10~15 次，每天进行 3~4 组。握拳练习能够增强手部和前臂的肌肉力量，促进血液循环，有助于缓解肿胀和疼痛。

此外，还可以进行耸肩、上肢肌肉的等长收缩等锻炼。耸肩时，患者双肩向上耸起，尽量靠近耳朵，然后放松，重复进行，每组 10~15 次，每天进行 3~4 组。上肢肌肉的等长收缩，即患者在不活动关节的情况下，用力收缩上肢的肌肉，保持 3~5s，然后放松，重复进行，每组 10~15 次，每天进行 3~4 组。这些锻炼方法能够增强上肢肌肉力量，改善局部血液循环，促进肘关节康复。

2. **解除固定后的康复**　当肘关节固定期结束，解除固定后，应逐渐进行肘关节的屈伸、旋转等功能锻炼，以恢复肘关节的正常功能。

肘关节屈伸锻炼是康复的关键环节。患者可坐在椅子上，将患肢上臂放在桌子上，用健侧手握住患侧手腕，缓慢地将肘关节屈曲，尽量使前臂靠近上臂，然后再缓慢伸直，每个动作保持 3~5s，重复进行，每组 10~15 次，每天进行 3~4 组。随着恢复情况的改善，可逐渐增加锻炼的强度和次数。

旋转锻炼对于恢复前臂的旋转功能非常重要。患者可将患肢放在身体一侧，手握一哑铃或其他重物，缓慢地进行前臂的旋前和旋后运动，每个动作保持 3~5s，重复进行，每组 10~15 次，每天进行 3~4 组。在进行旋转锻炼时，要注意动作的平稳和缓慢，避免过度用力导致损伤。

此外，还可以进行一些辅助锻炼，如使用拉力器进行抗阻训练，以增强肘关节周围肌肉的力量；进行关节松动术，通过专业人员的手法操作，改善关节的活动度。在进行康复锻炼时，要注意循序渐进，根据患者的恢复情况逐渐增加锻炼的强度和难度，避免过度劳累和再次损伤。同时，要密切观察患者的反应，如出现疼痛、肿胀等不适症状，应及时调整锻炼方案或暂停锻炼。

四、医案解要

吴江林医案

陈某，男，33 岁，2024 年 11 月 6 日初诊。

【病史】患者因“右肘肿痛 1h”来诊。患者 1h 前运动时不慎跌倒，手掌部着地，即觉右肘部肿痛，活动受限。伤后 1h 就诊，查体可见右肘关节明显肿胀，肘后空虚，可触及明显凹陷，尺骨鹰嘴向后突出，肘后三角关系失常，前臂处于旋前位,活动受限。X 线检查显示右肘关节后脱位,无骨折。

【刻下症】 右肘关节明显肿胀,半伸直位弹性固定,肘后空虚,可触及明显凹陷,尺骨鹰嘴向后突出,肘后三角关系失常,前臂处于旋前位,活动受限。远端血运、活动可,小指感觉麻木。舌暗红苔薄白,脉弦。

【辅助检查】 我院 X 线检查提示右肘关节脱位(图 9-4)。

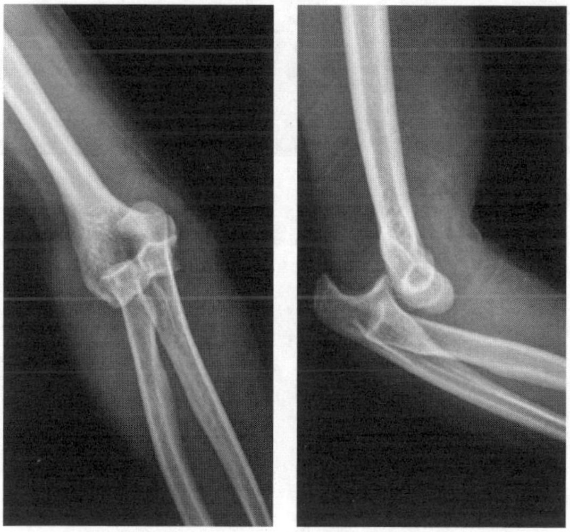

正位　　　　侧位

图 9-4　复位前 X 线片

【诊断】

中医诊断:肘关节脱位(气滞血瘀证)。

西医诊断:右肘关节脱位。

【治法】 中医以“活血化瘀,行气止痛”为法,行脱位手法复位(图 9-5),右肘曲肘位石膏外固定。内服中医汤剂及本院制剂丹芎活血片。

【方药】 桃红四物汤。桃仁 15g,红花 10g,生地黄 15g,赤芍 10g,当归 10g,川芎 10g,延胡索 10g。3 剂,每日 1 剂,水煎分两次服。

【功能锻炼】 固定期间进行肩关节各个方向活动,手指屈伸活动和握拳练习,每日 3~4 组,每组 10~15 次。

【二诊】 患者伤后 2 周复查见患肢消肿,远端麻木改善。改予本院制剂舒筋驳骨片。继续指导患者功能锻炼。

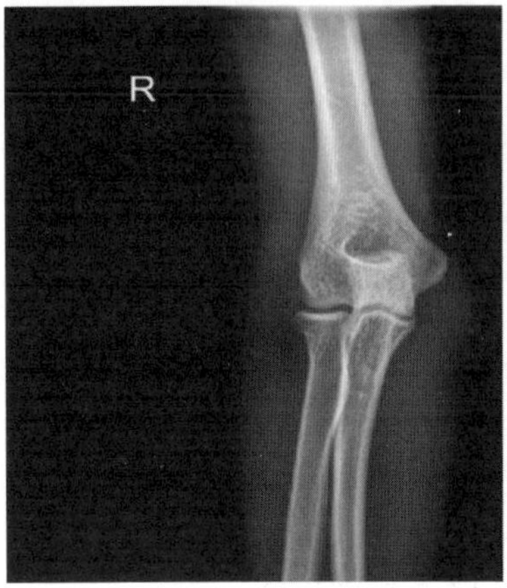

正位

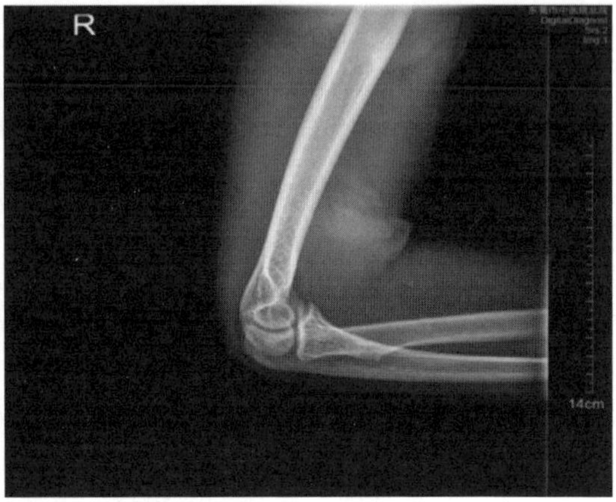

侧位

图 9-5 手法复位后 X 线片

【三诊】患者伤后 4 周复查，见患肢完全消肿，去除石膏托，指导逐渐进行肘关节的屈伸、前臂旋转等功能锻炼。药物予口服本院制剂壮骨强筋片，外用骨筋通络外用颗粒熏洗患肢。

名家验方

1. 丹芎活血片（蔡立民经验方）

组成：川芎、当归尾、丹参、泽兰、路路通等。

功效：活血化瘀，通络止痛，利水消肿。

方解：方中当归尾、川芎、丹参活血化瘀、通络止痛，路路通破血化瘀、行气止痛，泽兰活血止痛、利水消肿，诸药合用共奏活血化瘀、通络止痛、利水消肿之功。

2. 舒筋驳骨片

组成：骨碎补、牛膝、桑枝、木香、牡丹皮等。

功效：散瘀止痛，接骨续筋，加速骨质愈合。

方解：方中骨碎补、牛膝补肾强骨，活血续伤，牡丹皮、木香活血散瘀止痛，桑枝通利关节，诸药合用共奏活散瘀止痛，接骨续筋，加速骨质愈合之功。

3. 壮骨强筋片

组成：肉苁蓉、羌活、制何首乌、杜仲、龟甲胶等。

功效：大补气血，养肝补肾，强筋壮骨。

方解：方中杜仲起补肝肾、强筋骨之效；龟甲胶、肉苁蓉、制何首乌有补肾益精血之效，羌活祛风湿止痛，诸药合用共奏活大补气血、养肝补肾、强筋壮骨之功。

【按】经过6周的治疗，患者右肘关节肿胀完全消退，疼痛消失，肘关节屈伸活动度基本恢复正常，前臂旋转功能也恢复良好，日常生活和工作未受影响。该治疗方法的优势在于，手法复位能够迅速恢复肘关节的正常解剖结构，减少对周围组织的损伤，且操作简便、创伤小，患者易于接受。中药治疗则根据脱位的不同阶段，辨证论治，针对性地进行活血化瘀、消肿止痛、接骨续筋、补养气血等治疗，促进了损伤组织的修复和肘关节功能的恢复。同时，中药的内服和外敷能够从整体上调节患者的身体机能，提高机体的免疫力，减少并发症的发生。康复锻炼贯穿于整个治疗过程，能够增强肘关节周围肌肉的力量，改善关节的活动度，促进血液循环，加速损伤组织的修复，提高了患者的康复效果和生活质量。

特色疗法

1. **中药外敷** 外用骨伤跌打软膏用于脱位早期可活血散瘀、消肿止痛。骨伤跌打软膏为东莞市中医院院内制剂，由牛膝、醋莪术、醋乳香、鸡骨香、黄柏等药物制成，用于跌打扭伤、筋骨损伤、积瘀肿痛等症。

2. **中药熏洗** 骨伤外洗颗粒熏洗患处可活血通络、散瘀止痛，骨伤外洗颗粒为东莞市中医院院内制剂，由骨碎补、桂枝、广东王不留行、花椒、红花等药物制成，用于骨折脱位、跌扑损伤、瘀肿疼痛、关节不利。骨筋通络外用颗粒熏洗用于脱位中后期可祛风活血、消肿止痛、舒筋活络、通利关节，骨筋通络外用颗粒为东莞市中医院院内制剂，由黄柏、羌活、防风、大黄、制马钱子等药物制成，用于伤筋伤骨、关节脱位中后期筋骨不利、关节活动功能障碍。

第十章 肩关节脱位

一、概　　述

肩关节脱位是临床上常见的关节损伤之一,其发生率在全身关节脱位中居首位。肩关节由于其解剖结构的特殊性,具有较大的活动范围,但也因此容易发生脱位。肩关节脱位不仅影响患者的生活质量,还可能导致肩关节功能的长期损害。因此,及时、准确地诊断和有效治疗对于肩关节脱位患者至关重要。

在中医范畴中,肩关节脱位属于"肩骨出臼""肩骱脱臼""肩胛骨出"等病名。中医古籍中对其早有记载,如《仙授理伤续断秘方》中就有关于肩骨出臼整复方法的描述,文中描述:"凡肩甲骨出,相度如何整,用椅当圈住胁,仍以软衣被盛箪,使一人捉定,两人拔伸,却坠下手腕,又着曲着手腕,绢片缚之。"生动地阐述了肩关节脱位的复位方法,体现了中医对该病的认识与治疗历史源远流长。

肩关节脱位在西医中是指肱骨头与肩胛盂之间的正常解剖关系发生改变,导致肱骨头脱离肩胛盂的位置,又称"盂肱关节脱位",是临床常见的关节脱位之一,好发于20~50岁的青壮年男性。多因间接暴力所致,如跌倒时上肢外展外旋、手掌或肘部着地,暴力沿上肢传导至肩部,使肱骨头冲破关节囊而脱位。根据脱位方向可分为前脱位、后脱位、上脱位和下脱位,其中前脱位最为常见。患者主要表现为肩部疼痛、肿胀、畸形,肩部弹性固定于轻度外展内旋位,方肩畸形,杜加斯征阳性,等。

中医和西医在肩关节脱位的诊治上各有特色。中医强调整体观念和辨证论治,通过手法复位、中药内服外用、针灸推拿等方法,能够有效缓解症状、促进康复。西医则注重解剖结构的恢复和功能的重建,通过手法复位、手术修复、康复训练等手段,能够迅速恢复肩关节的稳定性。

二、病因病机

（一）肩关节解剖与生理

肩关节是人体最灵活的关节之一，由肱骨头与肩胛骨的关节盂构成。肩关节的稳定性主要依赖于周围的软组织，包括关节囊、韧带、肌腱和肌肉。肩关节的解剖结构决定了其具有较大的活动范围，但也使其容易发生脱位。

1. **肩关节的骨性结构**　肩关节由肱骨头和肩胛骨的关节盂组成。肱骨头呈球形，与肩胛骨的关节盂形成关节。关节盂较浅，肱骨头的接触面积较小，这使得肩关节具有较大的活动范围，但也降低了其稳定性。

2. **肩关节的软组织结构**　肩关节的稳定性主要依赖于周围的软组织，包括关节囊、韧带、肌腱和肌肉。肩关节囊较为松弛，允许肩关节进行大范围的活动。肩关节的主要韧带包括喙肱韧带、盂肱韧带和喙肩韧带，它们在不同方向上为肩关节提供稳定性。肩袖肌群（冈上肌、冈下肌、小圆肌和肩胛下肌）是肩关节动态稳定性的重要组成部分。

3. **肩关节的运动**　肩关节可以进行屈曲、伸展、外展、内收、内旋和外旋等多种运动。肩关节的灵活性使其能够完成复杂的动作，但也增加了其受伤的风险。

（二）病因与发病机制

肩关节脱位的发生与多种因素有关，包括外伤、先天性因素、退行性变等。中医病因主要分外因与内因，外因多由外力作用所致，如跌仆、坠堕、撞击、扭挫等。当肩部受到强大的外力作用时，可使肩部的筋肉、骨骼损伤，关节失去正常的约束而发生脱位。内因则与患者的体质、年龄、肩部局部的解剖结构等因素有关。外伤是肩关节脱位最常见的原因，尤其是跌倒时手臂外展外旋位着地，容易导致肩关节前脱位。

1. **外伤性**　外伤性肩关节脱位多发生于年轻人，尤其是运动员和从事体力劳动的人群。常见的外伤机制包括跌倒时手臂外展外旋位着地、直接撞击肩部等。外伤性脱位通常伴有肩关节囊、韧带和肩袖肌群的损伤。肩关节脱位外伤可分为直接暴力和间接暴力两种。

（1）直接暴力：直接暴力多因打击或冲撞直接作用于肩关节而引起，但相对较少见。这种暴力通常导致肩关节囊和周围韧带的严重损伤，使肱骨头从关节盂中脱出。

（2）间接暴力：间接暴力是肩关节脱位的主要原因，可分为传达暴力和杠杆作用力两种。①传达暴力：患者侧向跌倒时，上肢外展外旋，手掌向下撑地，暴力由掌面沿肱骨纵轴向上传达到肱骨头，使其冲破薄弱的肩关节囊前壁，向前滑出至喙突下间隙，形成喙突下脱位。②杠杆作用力：当上肢高举、外展、外旋时，肱骨大结节与肩峰紧密相连，形成杠杆力的支点。若手掌撑地暴力上传或暴力使上肢过度外展，肱骨头受力后向前下部滑脱，成为盂下脱位，进而因胸大肌和肩胛下肌的牵拉，滑至肩前成为喙突下脱位。

肩关节脱位的主要病理变化是关节囊撕裂和肱骨头移位，同时肩关节周围的软组织还发生不同程度的损伤，或合并肩胛盂边缘骨折、肱骨头骨折与肱骨大结节骨折等。

2. **先天性**　先天性肩关节发育不良或关节囊松弛可能导致肩关节脱位。这类患者通常有家族史，且容易发生复发性肩关节脱位。

3. **退行性**　随着年龄的增长，肩关节周围的软组织逐渐退化，关节囊松弛，韧带强度下降，容易发生肩关节脱位。退行性变导致的肩关节脱位多见于老年人。

4. **病理性**　某些疾病，如肩关节肿瘤、感染、神经肌肉疾病等，癫痫发作、脑卒中后遗症等特殊类型，均可能导致肩关节脱位。这类脱位通常伴有原发病的临床表现。

（三）西医分型

肩关节脱位根据脱位方向、脱位时间和脱位次数等不同标准进行分类。

1. 根据脱位方向分类

（1）前脱位：最常见，约占肩关节脱位的95%。肱骨头向前下方移位，通常伴有肩关节囊前部的损伤。

（2）后脱位：较少见，肱骨头向后移位，通常伴有肩关节囊后部的损伤。

（3）下脱位：罕见，肱骨头向下移位，通常伴有肩关节囊下部的损伤。

（4）上脱位：极为罕见，肱骨头向上移位，通常伴有肩关节囊上部的损伤。

2. 根据脱位时间分类

（1）急性脱位：脱位时间在 3 周以内。

（2）陈旧性脱位：脱位时间超过 3 周，通常伴有软组织挛缩和关节僵硬。

3. 根据脱位次数分类

（1）初次脱位：第一次发生肩关节脱位。

（2）复发性脱位：肩关节脱位反复发生，通常伴有肩关节囊和韧带的松弛。

三、辨证论治

（一）诊断要点

1. 临床表现　肩关节脱位的临床表现因脱位方向、脱位时间和损伤程度的不同而有所差异。常见的临床表现包括疼痛、肿胀、活动受限和畸形。

（1）疼痛：肩关节脱位后，患者通常感到剧烈的疼痛，尤其是在尝试活动肩关节时。疼痛可能放射至手臂和颈部。

（2）肿胀：肩关节脱位后，局部软组织损伤和出血可能导致肩部肿胀。肿胀的程度与损伤的严重程度有关。

（3）活动受限：肩关节脱位后，由于疼痛和关节结构的改变，患者通常无法正常活动肩关节。尝试活动时可能感到明显的阻力。

（4）畸形：肩关节脱位后，肩部可能出现明显的畸形。前脱位时，肩部前方可能触及肱骨头，肩部后方空虚；后脱位时，肩部后方可能触及肱骨头，肩部前方空虚。

（5）神经血管损伤：肩关节脱位可能伴有神经血管损伤，尤其是腋神经和臂丛神经损伤。患者可能出现手臂麻木、无力等症状。

2. 病史　详细询问患者的受伤机制、脱位次数、既往病史等，有助于明确诊断。

3. 专科检查　患肩肿胀、疼痛、功能障碍，常用健手托患肢前臂，头向患侧倾斜。

（1）患肩失去圆润膨隆外形，肩峰异常突出，呈“方肩”畸形。

（2）检查见三角肌下空虚，在喙突下、腋窝内或锁骨下可触及肱骨头，弹性固定于肩外展 20°~30° 位。

（3）搭肩试验（杜加斯征）呈阳性：将患侧肘部紧贴胸壁，手掌无法搭到健侧肩部；或手掌搭在健侧肩部，患侧肘部无法贴近胸壁。

（4）上肢肌力感觉及血管状态检查，排除腋神经、臂丛神经或血管损伤。

4. 影像学检查　影像学检查是诊断肩关节脱位的重要手段，包括 X 线、CT 和 MRI 检查。

（1）X 线检查：肩关节正侧位、肩胛骨正侧位、腋轴位片，可明确肱骨头的位置和脱位方向，评估是否伴有骨折。

（2）CT 检查：可进一步评估肩关节的骨性结构和脱位程度。

（3）MRI 检查：可评估肩关节周围的软组织损伤，尤其是肩袖肌群和盂唇的损伤。

（二）手法复位

对于新鲜肩关节脱位，应争取早期手法复位，但需谨慎操作，避免肱骨颈骨折。

1. 前脱位常用方法

（1）拔伸足蹬法：患者仰卧，术者立于患侧，用两手握住患肢腕部，并用足（右侧脱位用右足，左侧脱位用左足）抵于患者腋窝内，在肩外旋、稍外展位置沿伤肢纵轴方向缓慢而有力地牵引，继而徐徐内收、内旋，利用足跟为支点的杠杆作用，将肱骨头挤入关节盂内。

（2）旋转复位法：患者取坐位，术者一手握患肢肘部，另一手握腕部。使屈肘 90°，沿肱骨长轴持续牵引。外旋上臂至极限，保持牵引。内收肘部贴近胸壁，最后内旋上肢，完成复位。

（3）拔伸托入法：患者取坐位，术者立于患肩外侧，用两手拇指按压其肩峰，其余四指插入腋窝。第一助手位于患者健肩后，两手于患肩下环抱固定患者；第二助手一手握肘部，一手握腕上，外展、外旋患肢，由轻到重地向前外下方作拔伸牵引。与此同时，术者插入腋窝的手将肱骨头向外上方钩托，第二助手逐渐将患肢向内收、内旋位继续拔伸，直至肱骨头有回纳感觉。

（4）膝顶推拉法：患者坐于凳上，术者与患者同一方向立于患侧。以左肩脱位为例，术者左足立地，右足踏于患者坐凳上，右膝屈曲小于 90°，膝部顶于患者腋窝。将患肢外展 80°~90°，并以拦腰状绕过术者身后。术者以左手握其腕，紧贴于左胯上；右手掌擒住患者左肩峰。右膝顶、右手推、左手拉，徐徐用力。当肱骨头达到关节盂时,右膝抵住肱骨头部向上用力一顶,即可复位。

（5）牵引回旋复位法:患者取坐位或卧位。以右肩关节前脱位为例,术者立于伤侧,用左手握住患肢肘部,右手握住手腕。屈肘 90° 位徐徐顺势向下牵引,同时外展、外旋上臂,以松解紧张的胸大肌,使肱骨头回到关节盂的前上缘。在上臂外旋牵引位下,逐渐内收其肘部,使之与前下胸壁相触。此时肱骨头已由关节盂的前上缘向外移动,关节囊的破口逐渐张开。在上臂内收下,迅速内旋上臂,同时向外上推送,肱骨头便可通过扩大的关节囊破口滑入关节盂内。

2. **后脱位常用方法** 内旋复位法:患者取坐位或健侧卧位,将上肢置于体后臀部,屈肘 90°,牵引上肢同时轻柔内旋,逐渐内收其肘部,使其向腰背靠近,完成复位。

3. **下脱位常用方法** 外展复位法:患者仰卧,术者一手握患肢手掌,另一手托肘;缓慢外展上肢至 180°,牵引上肢同时轻柔外旋;用拇指按压肱骨头向关节盂方向,完成复位。

4. **上脱位常用方法** 上脱位通常合并韧带或骨折,需手术治疗。

脱位整复成功的表现是“方肩”畸形消失,搭肩试验阴性,肩关节活动自如。X 线检查显示肱骨头与关节盂关系正常。复位后仍需再次检查上肢神经血管状态,排查复位过程中是否损伤神经血管。

（三）药物治疗

主要通过补益肝肾、补中益气、活血通络等方法,促进关节囊和周围软组织的修复,增强关节的稳定性。

1. 三期辨证纲领

（1）急性期:时间窗为 0~72h,多属气滞血瘀证,治疗以行气活血为则。

（2）修复期:时间窗为 3~21d,多属瘀血未尽证,治疗以和营续筋为则。

（3）康复期:时间窗为 22d~3 个月,多属肝肾不足证,治疗以补益肝肾为则。

2. 常见证型及治法

（1）气滞血瘀证:肩部疼痛剧烈,肿胀明显,局部压痛,活动受限,舌质紫黯,或有瘀斑,脉弦涩。此证型多因脱位后局部气血运行不畅,瘀血阻滞经络所致。治法为活血化瘀,消肿止痛。方选活血止痛汤。

（2）气血亏虚证：肩部疼痛隐隐，肿胀不明显，面色无华，头晕目眩，神疲乏力，舌淡苔薄，脉细弱。多见于脱位后期，或年老体弱患者，由于损伤后气血耗伤，未能及时恢复所致。治以补气养血，方选用八珍汤。

（3）肝肾不足证：肩部隐痛，活动后疼痛加重，腰膝酸软，头晕耳鸣，舌红少苔，脉细数。常见于久病不愈或素体肝肾亏虚者。治法为补益肝肾，方选六味地黄丸加味治疗。

（四）功能锻炼

1. **复位后功能锻炼**　复位成功后，需对肩关节进行固定，以促进盂唇、关节囊和周围软组织的修复。一般采用肩关节外旋、上臂在体侧屈肘 90° 位固定（可使用外旋支具），悬吊 3~4 周。固定期间，应主动活动掌指、腕关节及肘关节，配合理疗和体疗，以促进关节功能的恢复。

（1）金狮抖肩（松肩活络）：双肩快速前后抖动，如狮子抖毛；持续 10s 后放松，重复 3 组。

（2）灵龟缩颈（肩颈联动）：双肩上提至耳侧，吸气；突然放松下沉，呼气，如龟缩入壳；重复 10 次，缓解肩颈僵硬。

（3）观音捻珠（肩关节绕环）：双肩交替向前、向上、向后画圈；如捻动佛珠，动作圆润连贯，左右各 10 圈。

（4）气归丹田：双手叠按丹田（男左手在内，女右手在内）；闭目调息 1min，引气归元。

2. **解除固定后功能锻炼**　解除固定后，应逐渐增加肩关节的活动范围和强度，但应避免过度活动和剧烈运动，以免再次脱位。

（1）中期

1）韦陀献杵（开肩通络）：双臂缓慢前平举至肩高，掌心相对；双掌外翻成掌心向前，向两侧水平展开，如推山之势；保持 5s 后缓缓收回。

2）白猿摘果（肩外展拉伸）：右手横跨胸前，左臂屈肘勾住右肘向左牵拉；头向右转，感受右肩后侧拉伸，保持 10s；换侧重复。

3）力士扛鼎（肩部抗阻）：双掌虚握成拳，屈肘举至肩侧（如扛鼎状）；双肘向后展开，挤压肩胛骨，保持 5s；缓慢还原，重复 8 次。

4）童子拜佛（肩内旋训练）：双手合十于胸前，肘部与肩平；双掌缓慢上移至额前，再下移至腹部，如拜佛状；重复 10 次，保持肩部稳定。

（2）后期

1）罗汉托天（肩臂上举）：双手自体侧上举过头顶，掌心向上，指尖相对；脚跟微抬，脊柱向上延展，目视双手；保持 3s 后缓慢下落。

2）青龙摆尾（肩关节旋转）：右臂向前画大圈，顺时针、逆时针各 5 次；换左臂重复，如龙尾摆动。手臂上举时吸气，下落时呼气。

四、医案解要

谭志超医案

李某，男，45 岁，2024 年 5 月 15 日初诊。

【病史】患者因"右肩部疼痛、活动受限 1h"来诊。患者 1h 前因打篮球时摔倒，右肩部着地，当即感右肩部疼痛、活动受限。

【刻下症】就诊时见右肩部肿胀，压痛明显，右上肢外展、上举受限。

【辅助检查】X 线检查提示：右肩关节前脱位。

【诊断】

中医诊断：肩骨出臼（气滞血瘀证）。

西医诊断：右肩关节前脱位。

【治法】首先采用手法复位，以恢复肩关节的正常解剖位置。复位后，依据其气滞血瘀的证型，给予中药汤剂口服，配合适当的肩部功能锻炼。

【方药】活血止痛汤加减。方中重用当归、川芎、赤芍养血活血；乳香、没药、红花、苏木、土鳖虫活血化瘀止痛；陈皮理气健脾，以防药物过于滋腻；加用延胡索、姜黄增强理气止痛之力。

【按】此医案中，中医治疗抓住了脱位后气滞血瘀这一关键病机，通过手法复位解决了关节脱位的根本问题，同时运用中药活血化瘀、消肿止痛，促进局部血液循环，加速损伤组织的修复，体现了中医内外兼治的特色。

肩关节脱位是临床常见的关节脱位之一，中医对于肩关节脱位的治疗积累了丰富的经验，对肩关节脱位的认识和治疗有着独特的理论体系和丰富的临床经验。通过手法复位、辨证论治、固定与功能锻炼以及康复护理等综合措施，可有效促进盂唇和周围软组织的修复，增强关节的稳定性，促进患者早日康复。同时，加强预防与调护措施，可有效降低肩关节脱位的发病率和复发率。

名家验方

1. 益气化瘀补肾方（施杞经验方）

组成：黄芪30g，当归12g，川芎10g，赤芍15g，白芍15g，生地黄15g，熟地黄15g，骨碎补15g，自然铜10g（先煎），川牛膝15g，桑寄生15g，续断15g，炙甘草6g。

该方具有益气养血、补肾壮骨、化瘀通络的功效。适用于肩关节脱位后期，气血不足、肝肾亏虚兼夹瘀血阻滞者。方中黄芪、当归、川芎、赤芍、白芍、生地黄、熟地黄益气养血；骨碎补、自然铜、川牛膝、桑寄生、续断补肾壮骨，促进骨骼的修复；炙甘草调和诸药。全方共奏益气养血、补肾壮骨、化瘀通络之效，有助于促进肩关节功能的恢复。

2. 血府逐瘀汤化裁（颜德馨经验方）

组成：桃仁10g，红花6g，当归12g，川芎10g，赤芍15g，柴胡10g，枳壳10g，桔梗10g，牛膝15g，生地黄15g，甘草6g。

该方以血府逐瘀汤为基础化裁而来，具有活血化瘀、行气止痛的功效。适用于肩关节脱位后气滞血瘀、经络阻滞、疼痛较为明显者。方中桃仁、红花、当归、川芎、赤芍活血化瘀；柴胡、枳壳疏肝理气，使气行则血行；桔梗载药上行，牛膝引血下行，一升一降，调节气血运行；生地黄凉血清热，滋阴养血，以防瘀血化热伤阴；甘草调和诸药。全方配伍严谨，共奏活血化瘀、行气止痛之效，可有效缓解肩关节脱位后的疼痛和肿胀。

五、预防调摄

1. **避免外伤**　肩关节脱位多由外伤引起，因此应尽量避免上肢的外伤和剧烈运动。在进行体育锻炼或劳动时，应注意保护肩关节，避免受到直接或间接的暴力损伤。

2. **加强锻炼**　平时应加强肩关节周围肌肉的锻炼，增强关节稳定性。可进行一些适度的肩部运动，如肩关节内外旋抗阻运动、外展抗阻运动、耸肩运动等。

3. **及时治疗**　一旦发生肩关节脱位，应及时就医治疗。早期手法复位和中医药治疗可有效促进关节囊和周围软组织的修复，减少并发症的发生。

第十一章　髋关节脱位

一、概　　述

髋关节脱位好发于青壮年，多因严重外伤、强大暴力所致，属于中医“脱位”范畴。髋关节脱位后，根据股骨头所在的位置，可将其分为前、后和中心性脱位，以后脱位最常见。

二、病因病机

1. **髋关节后脱位**　指脱位后股骨头位于髂前上棘与坐骨结节连线后方的一种脱位。多由间接暴力所致。当髋关节屈曲、内收时，股骨头上外侧已旋出髋臼后缘至髋关节囊的薄弱处（后内壁），股骨颈前缘与髋臼前缘接触而形成支点，此时，若有强大暴力来自膝前方，如乘坐汽车时一侧大腿搁在另一侧大腿上，若突然刹车或发生汽车追尾碰撞事故，乘客膝部撞到前面的挡板上，股骨头可因杠杆力的作用穿破关节囊后壁而脱出髋臼，形成后脱位。当髋关节屈曲而内收较少时，强大暴力可来自膝前方，亦可来自后方，如矿井塌顶，压于下蹲矿工的背上，此时传达暴力使股骨头与髋臼后缘相撞，发生髋臼后缘（唇）或股骨头骨折并脱位。传达暴力和杠杆力使股骨头穿破髋关节囊后下部，关节撕裂，前侧的髂股韧带多保持完整。有时合并臼缘或股骨头骨折，由于股骨头或骨折片的移位，可压迫坐骨神经。若股骨头穿入梨状肌与上孖肌之间，或关节囊小裂口缠住股骨颈，则导致复位困难。

2. **髋关节前脱位**　指脱位后股骨头位于髂前上棘与坐骨结节连线前方的一种脱位，临床较为少见，多由于下肢过度外展、外旋时，大粗隆与髋臼上缘相撞，这种突然外展暴力或大腿由后向前的撞击暴力，使股骨头脱出髋臼窝，形成髋关节前脱位，这种情况好发于高速公路上的猛烈撞车或煤矿的倒塌等严重挤压事件中。当髋关节外展、外旋时，股骨头转向髋关节囊的前下方这一较薄弱部位，此时股骨大粗隆与髋臼上缘的接触点形成杠杆力的支点，外力通过杠杆力的形式，使股骨头突破关节囊前下方，髂股韧带一般保持完整。由于股骨头的移位，可压迫闭孔神经或股动、静脉。

3. **髋关节中心性脱位**　指股骨头连同髋臼底骨折片向盆腔内移位，临床较少见。多由传达暴力所致。一种情况为外力作用于股骨大转子侧方和骨盆，如行人横穿马路，被车碰撞；另一种情况为较复杂的暴力作用于股骨大转子和膝部，如高速行驶的汽车被侧方撞击，外力可直接伤及大转子，并且乘客的膝部冲向前面挡板，外力沿股骨干向上传达，致使股骨头突向盆腔。当然，造成本病的病因可能较上述更为复杂，在一些挤压伤等情况中，骨盆骨折与本病可同时存在。由于传达暴力致使股骨头撞击髋臼底，造成髋臼底骨折，股骨头向中线轻度移位或完全突入盆腔。如髋臼骨折片夹住股骨颈，可能阻碍股骨头的复位。在一些病例中可有骨盆骨折及盆腔内广泛出血。

三、辨证论治

（一）诊断要点

1. 临床表现

（1）局部症状：髋部剧烈疼痛、肿胀，髋关节活动完全受限，患肢呈弹性固定于异常姿势。

（2）典型体征：后脱位时患肢屈曲、内收、内旋畸形，患肢较健侧短缩，臀部可触及脱出的股骨头；前脱位时患肢伸直、外展、外旋畸形，腹股沟区可触及股骨头。

（3）合并损伤表现：若合并坐骨神经损伤，可出现患肢麻木、无力，严重时出现足下垂；若有血管损伤，可能出现患肢皮温降低、感觉减退、脉搏减弱或消失。

2. **病史**　多有明确外伤史，如高处坠落、车祸、重物砸击等强大暴力致伤。儿童可能因轻微外伤（如牵拉、跌倒）出现发育性髋关节脱位，常伴步态异常病史。

3. 影像学检查

（1）X线检查：明确脱位类型及方向，可见股骨头脱离髋臼；排除合并骨折。

（2）CT检查：进一步明确骨折细节（如髋臼缘骨折、股骨头骨折），评估关节内游离体。

（3）MRI 检查：评估软组织损伤、股骨头血供等。

（二）手法复位

1. **髋关节后脱位**　新鲜髋关节后脱位应在充分麻醉（全身麻醉或椎管内麻醉）下争取尽早复位。常用的复位方法有 3 种。

（1）屈髋拔伸法（Allis 法）：地上放一木板，患者仰卧其上，助手按住两侧髂前上棘，协助固定骨盆。术者双手套住患肢腘窝部，使髋、膝关节各屈曲 90°，徐缓用力提拉及外旋，使股骨头滑入髋臼内（图 11-1）。如听到或感到明显弹响，患肢伸直后畸形消失，并可做内收、外展旋转等被动活动即表示复位成功。此法简便、安全，较常用。

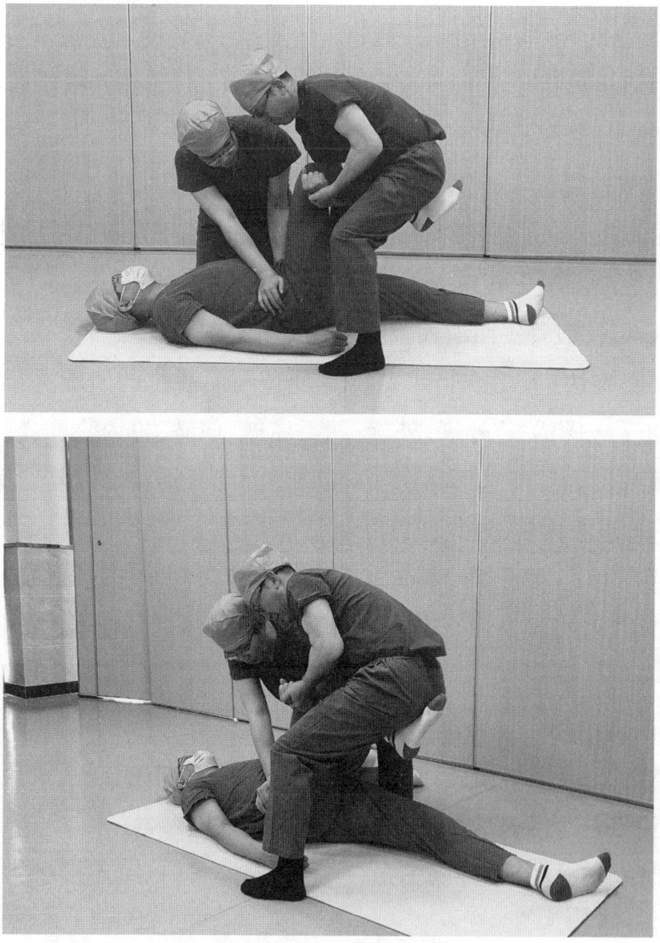

图 11-1　屈髋拔伸法

（2）回旋法（Bigelow 法）：患者体位同前，助手以双手按压双侧髂前上棘固定骨盆。术者一手握患肢踝部，另一手托腘窝部，令患足抵至术者裆区，在牵引下缓慢屈髋、屈膝，并内收、内旋髋关节，使膝部接近对侧髂前上棘和腹壁。在继续牵引下，使髋外展、外旋、伸直。其动作像在画一个问号（“？”）。股骨头滑入髋臼时可听到或感到弹响。复位后患肢如能做被动内收、外展等动作表示复位成功。此法是利用杠杆力，以髂股韧带为支点，将股骨头纳入髋臼窝。

（3）俯卧下垂法（Stimson 法）：患者俯卧于床沿，双下肢完全置于床外，健肢由助手扶持，保持在伸直水平位，患肢下垂，另一助手用双手固定骨盆，术者手握其踝上方，使屈膝 90°，利用患肢的重量向下牵引，术者在牵引过程中，可轻旋患侧大腿，用另一手加压于腘窝，增加牵引力，使其复位。复位后，采用持续皮牵引将患肢固定于伸直、外展 30° 位 3~4 周，如合并臼缘骨折，牵引时间可延长至 6 周左右。

2. 髋关节前脱位

（1）屈髋拔伸法：患者仰卧，一助手将骨盆固定，另一助手将患肢在髋关节外展外旋位渐渐向上拔伸至 90°，术者双手环抱大腿根部，将大腿根部由内向外方按压，可使股骨头回纳入髋臼内。

（2）反回旋法（反 Bigelow 法）：其原理与后脱位的回旋法一样，操作时与回旋法相反，先将关节外展、外旋，然后屈髋、屈膝，再内收、内旋，最后伸直下肢。左髋脱位为反问号形移动，右髋脱位为问号形移动。复位后可采用皮肤牵引保持患肢在内旋、内收伸直位牵引 4 周左右。

3. 髋关节中心性脱位　本病多采用牵引复位固定法。可采用皮牵引、胫骨结节骨牵引、股骨髁上骨牵引。时间为 6~8 周，注意早期不进行负重髋关节功能锻炼。

（三）药物治疗

1. 初期　筋骨损伤，血溢脉外，气血凝滞，筋脉痹阻，以活血化瘀，消肿止痛为治则，治以丹芎活血片。

2. 中期　瘀血消散，肿胀消退，但筋骨未连接，以续筋接骨为治则，治以舒筋驳骨片。

3. 后期　气血亏虚，肝肾不足，脾虚生化无源，以补气养血，健脾益肾，强壮筋骨为治则，治以壮骨强筋片。

（四）手术治疗

髋关节后脱位合并有髋臼骨折或软组织嵌入影响复位，手法复位失败，或伴有骨盆耻骨体骨折或耻骨联合分离，使股骨头复位困难，或合并坐骨神经损伤，需手术切开复位，同时探查坐骨神经。对于比较严重的中心性脱位，股骨头脱入骨盆腔，股骨颈嵌入髋臼骨折缝间，如经手法复位不成功，也应采取手术治疗。取髋关节前外侧（Smith-Petersen）切口，暴露髋臼解除嵌顿，使股骨头复位。术后继续用大粗隆侧方牵引和股骨髁上骨牵引，或用 Hoffmann 架固定。如日后复位不理想，臼面不平整，引起创伤性关节炎而影响负重者，应行髋关节成形术；老年患者如股骨头变形，可做全关节置换术。

四、医案解要

梁浩标医案

袁某，男，18 岁，2022 年 4 月 10 日初诊。

【病史】患者因“左髋关节肿痛、活动受限 3h”来诊。因体育运动高抬腿动作时突发左髋关节疼痛、不能屈伸，由老师送至我院就诊。

【刻下症】神清，精神好，左髋部肿痛、左下肢活动受限，肢体无麻木。

【辅助检查】X 线检查提示左侧髋关节后脱位（图 11-2）。

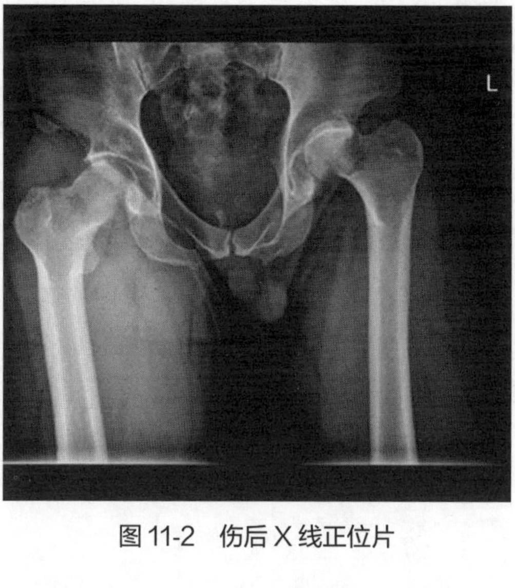

图 11-2　伤后 X 线正位片

【诊断】

中医诊断：脱位病（气滞血瘀证）。

西医诊断：左髋关节后脱位。

【治法】予中医手法复位髋关节，X线透视确认左侧髋关节完全复位（图11-3）。术后左下肢持续皮牵引制动、卧床休息、内服丹芎活血片、外敷骨伤跌打软膏。

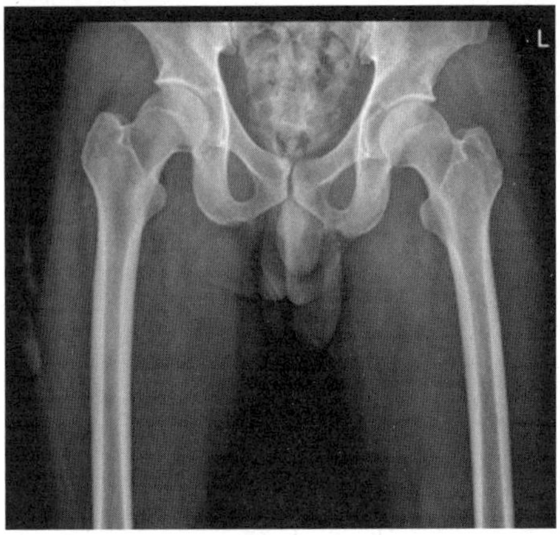

图11-3　复位后X线正位片

【中医手法复位】助手以双手按压双侧髂前上棘固定骨盆，术者一手握患肢踝部，另一手托腘窝部，令患足抵至术者裆区，在牵引下缓慢屈髋、屈膝，并内收、内旋髋关节，使膝部接近对侧髂前上棘和腹壁，在继续牵引下，使髋外展、外旋、伸直，感到入臼感，复位成功。

【随诊】治疗3d后，疼痛缓解，行走正常出院。

【按】早期瘀滞肿胀，内服丹芎活血片或复元活血汤、活血止痛汤，若肿较重可服桃仁承气汤。中期内服舒筋驳骨片。后期可行调补肝肾、活血通络、补气养血等治疗，服用壮骨强筋片、独活寄生汤、补阳还五汤。

劳损篇

第十二章　肩关节周围炎

一、概　　述

肩关节周围炎，简称“肩周炎”，中医病名“漏肩风”，是由于肩关节周围肌腱、腱鞘、滑囊和关节囊等软组织发生慢性炎症，引起肩关节疼痛，关节粘连，活动障碍的退行性骨关节疾病。肩周炎好发于50岁左右人群，俗称“五十肩”，女性高于男性，单侧发生率高于双侧同时发病，多数慢性发病，病程1.5~2年后自行好转，可严重影响日常的生活和工作。

二、病因病机

1. **风寒湿邪侵袭**　《素问·痹论》认为痹证是因为风寒湿邪侵袭机体，风性善行而数变，寒性收引，湿性黏滞，三邪引起营卫之气凝滞，肩部经络不通，气滞血瘀，不通则痛，引起肩部疼痛、活动受限。

2. **外伤劳损，瘀血痹阻**　现代人的生活、工作方式发生了很大改变，长期坐卧，工作、睡眠姿势不当，压迫肩部引起慢性劳损。或因跌扑扭伤、用力不当，导致肩部骨折脱位、关节损伤，加上治疗不及时或不恰当，局部瘀血痹阻，经络不通，逐渐发展为本病。

3. **肝肾亏虚，气血不足**　中医认为，肝主筋，肾主骨，五旬过后肝肾日渐亏虚，气血化生不足，无以濡养筋骨肌肉，则关节活动受限，属于不荣则痛，故病程缠绵，经久不愈。

本病病位在肩部，与肝、肾二脏关系密切，主要病机是气滞血瘀，经络不通，不通则痛；或气血不足，筋骨失养，不荣则痛。风寒湿邪外袭、外伤劳损是外因，气血失养、经脉不利是内因。早期多以邪实为主，因风寒湿邪侵袭，气血瘀滞；中后期逐渐发展为虚实夹杂，气血不足，肩部筋骨失于濡养。

三、辨证论治

（一）诊断要点

有慢性劳损、感受风寒或外伤史；好发年龄 50 岁左右，女多于男，多为慢性发病；肩周疼痛以夜间为重，常被痛醒，但很少见肿胀，肩关节活动受限明显，甚至肩臂肌肉萎缩；查体见肩峰下广泛压痛，肩关节外展上举、外旋、后伸、后背上抬动作受限，不能脱衣、梳头等；X 线检查多为阴性。

（二）药物治疗

1. **风寒湿型**　有受凉史，或久居阴冷潮湿之地；肩部酸楚、疼痛、重着，关节活动不利，肌肤麻木，肩部有寒冷感，遇寒痛甚，得温痛减，恶寒畏风，舌质淡，苔薄白或腻，脉浮缓或弦紧。治疗以“祛风散寒，除湿止痛”为法，方选蠲痹汤加减。

2. **气血瘀滞型**　常见于有外伤史或体力劳动者；肩部僵硬变形，或肿胀刺痛，皮肤紫暗，痛处固定，昼轻夜甚，舌质暗，或有瘀点瘀斑，苔薄白，脉弦。治疗以“活血祛瘀，通经止痛”为法，方选身痛逐瘀汤加减。

3. **气血虚型**　病程较长；肩部肿大变形，酸软疼痛，或见肌肉萎缩，关节屈伸不利，劳累后疼痛加重，或伴神疲乏力，头晕目眩，少气懒言，面白无华，心悸失眠，舌质淡，苔薄白，脉沉细或细弱。治疗以“益气养血，通痹止痛”为法，方选黄芪桂枝五物汤加减。

（三）手法治疗

1. 点穴拨筋法

（1）操作方法：患者取坐位或卧位，放松肩部。术者站于患者患侧，依次点按风池、肩井、肩髃、肩贞、肩髎、曲池、合谷等穴位。术者用拇指或示指按压穴位，力度适中，每穴按压 1~2min，以患者感到酸胀为宜。拨筋：术者用拇指或掌根沿肩部筋络（如斜方肌、三角肌）拨动，力度适中，每处拨动 3~5 次。重点拨动肩关节周围的筋络，松解粘连。

（2）注意事项：操作力度适中，避免过度用力。治疗频率一般为每周 2~3 次，视病情调整。治疗期间避免肩部受凉和过度劳累。

2. 中医传统松解手法

（1）松解上举位粘连：患者取仰卧位，术者站于患侧，用手托住患者肘部，保持屈曲肘关节约 90°，紧贴患者耳侧，徐徐上举，平稳用力，将患臂压下至与床平，此时可闻听到撕布式喀嚓之声（图 12-1）。

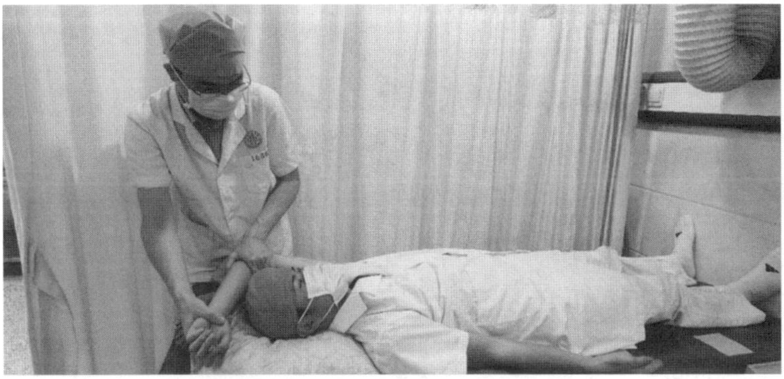

图 12-1　松解上举位粘连

（2）松解外展位粘连：上举的粘连松解后，将患肩分别置于外展 45° 位和 90° 位，按上举位粘连松解操作步骤进行（图 12-2）。

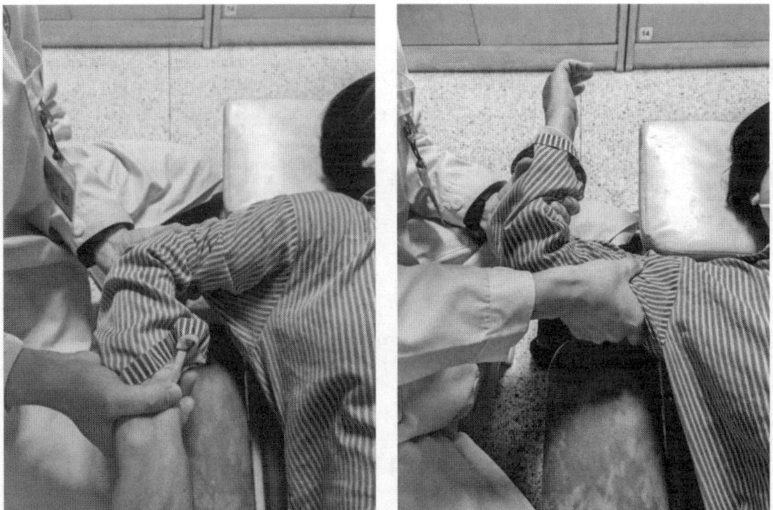

图 12-2　松解外展位粘连

（3）松解旋后位粘连：患者取侧卧位，手心向内，术者一手扶住患者，一手使患肘屈曲向后上腰背部。此时手心向外，在屈肘使其手指到达对侧肩胛部时（图 12-3），如有粘连也可闻及响声。

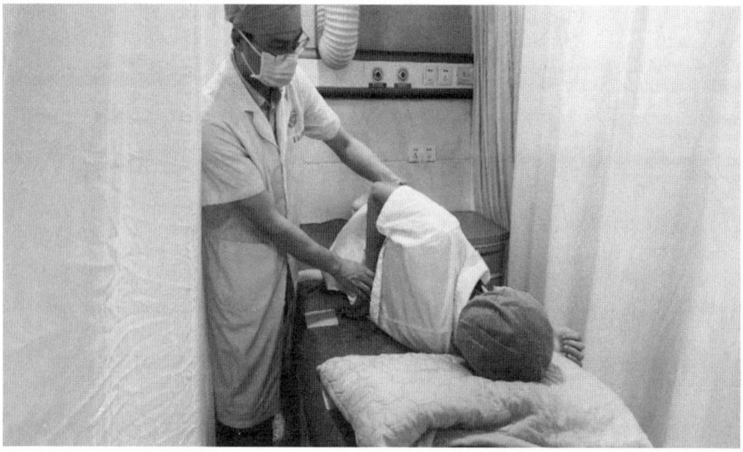

图 12-3　松解旋后位粘连

上述手法约 1min 内完成，以上 3 步松解手法，在松解过程中解决了肩关节前屈、外展、后伸、旋前、旋后等各个方向上的粘连，具有很好的解剖学基础和临床疗效。

注意事项：松解手法应轻柔，使用巧劲，切忌使用拙力、暴力，尤其合并骨质疏松症患者；松解时注意保护退变的冈上肌腱，不要过分强调做肩关节内收动作；行上举位松解时，使上肢轻度外旋，避免产生肩峰下撞击加重病情。

四、医案解要

（一）叶伟洪医案

林某，男，56 岁，1996 年 4 月 10 日初诊。

【病史】患者因“右肩肘痛伴右肩活动受限数月”来诊。患者数月前出现右肩疼痛、活动受限，夜间疼痛明显，无外伤，曾经推拿及药物治疗，疼痛无好转。原有颈椎病病史及肱骨外上髁炎史。

【刻下症】右肩后伸限制，拇指摸脊 T_{10}，左肩拇指摸脊 T_4，右肩前压痛，左肘外侧压痛、活动正常，颈椎后伸受限。舌偏红，脉偏细。

【辅助检查】无。

【诊断】

中医诊断：漏肩风（风寒湿型）。

西医诊断：右肩周炎；颈椎病；网球肘。

【治法】中医以“祛风散寒，除湿止痛”为法，配合导引手法、局部穴位贴敷治疗，内服中医汤剂。

【方药】伸筋草 9g，秦艽 4.5g，桑枝 9g，白芍 9g，丹参 9g，川芎 6g，延胡索 9g，合欢皮 12g，千年健 12g，络石藤 9g，葛根 9g，枸杞子 9g，防风 9g。14 剂，水煎服。

【二诊】1996 年 4 月 25 日。肩痛好转，检查：右指摸脊 T_{10}，舌偏暗，脉偏细。继续前法治疗，加强通络之功。并继续予以手法治疗。

【方药】伸筋草 9g，秦艽 4.5g，桑枝 9g，川芎 6g，丹参 9g，白芍 12g，防风 9g，葛根 9g，威灵仙 9g，当归 9g，甘草 3g。14 剂，水煎服。

【三诊】1996 年 5 月 9 日。疼痛好转，检查：右指摸脊 T_6，舌偏暗，苔润。继前法出入，原方加延胡索 9g、路路通 9g、茯苓 9g，14 剂。继续手法治疗。

【四诊】1996 年 5 月 23 日。症状明显好转，右拇指摸脊 T_5、T_6，肱二头肌仍有压痛，脉缓，苔薄腻。继予舒筋通络，酌以健脾理气之剂，原方加川木瓜 9g、陈皮 6g，14 剂，水煎服。手法治疗同前。

【五诊】1996 年 6 月 6 日。右肩疼痛明显减轻，右肘仍有疼痛，眠差，舌偏暗，苔薄。仍按原法进退，拟舒筋活血、通络安神之剂。

【方药】伸筋草 9g，秦艽 4.5g，桑枝 9g，木瓜 9g，防风 9g，白芍 12g，当归 9g，丹参 9g，延胡索 9g，络石藤 12g，首乌藤 12g，合欢皮 12g。14 剂，水煎服。继予手法治疗。

【六诊】1996 年 6 月 20 日。右肩痛已基本消失，检查：右肩外展、上举均无限制，后伸可，拇指摸脊 T_4。前法巩固疗效。上方去络石藤，加威灵仙 9g、红花 4.5g、红枣 7 枚、甘草 3g。14 剂。停用手法治疗。

【随诊】1996 年 6 月底随访。偶有右肩痛，活动基本正常，劳累后右肘痛。

【按】肩周炎是临床常见病症，多伴有关节活动限制。魏氏伤科对本病有独特的检查方法，即拇指摸脊：患肩臂后伸，拇指触摸背部胸椎棘突。该法能反映患者肩关节的后伸、内旋动作，同时以拇指摸脊高度的变化来反映肩关节功能的改善。本病常以舒筋活血、祛风通络止痛为治。舒筋常用伸筋草、秦艽、白芍；祛风通络止痛则用桑枝、络石藤、防风，佐以千年健祛风湿、壮筋骨。肩周炎患者多夜间痛明显，影响夜寐，方中添用合欢皮以活血安神止痛。二诊后选用威灵仙以加强祛风通络之功，加路路通以活血通络。手法治疗本病有较好疗效，但手法治疗的时机应选择恰当。在急性发作期，因疼痛剧烈，不宜施以手法，否则会加重局部炎症性病变，加重局部渗血及出血。

本病治疗除药物及手法以外，导引锻炼是重要环节。急性期后即应积极导引锻炼。本案所用"轮肩""反扯"为肩关节旋转、后伸活动主动锻炼，临床上可配合"上举""横抬"导引。

手法治疗分为准备和松解手法两部分：准备手法有臂部外展、上举、旋后推肩等，主要作用是解除肩部周围肌肉痉挛、减轻疼痛等。松解手法是患者臂部外展，以肩部为圆心，以肱骨骨干为半径短杠杆旋转，以及以上肢为半径长杠杆的旋转运动。因为肩关节粘连的主要病理变化是关节囊挛缩和肩袖粘连，臂部外展时不但可以最大限度地拉开关节囊，而且使肩周围肌群处于相对平衡状态，旋转时使肌群有节奏地、协调一致地交替进行收缩和松弛运动，从而使关节囊挛缩和肩袖粘连得以松解。手法治疗后患者主动锻炼对其功能恢复是至关重要的，患者必须在被动松解的基础上坚持主动锻炼，方能巩固和提高疗效。手法操作必须轻柔，活动范围由小到大逐渐增加，以避免引起新的损伤或外科颈骨折。

特色疗法

1. 导引、手法治疗

（1）导引，轮肩，插掌反背，反扯。

（2）手法治疗：①剥离肩前疼痛点；②局部按推；③轮肩；④侧卧位痛点点揉；⑤屈肘位轮肩；⑥平推。每周2次。

2. 中药熏蒸疗法

（1）操作方法：患者取坐位，适当暴露患肩关节，将自拟熏蒸中药方煎取汤液导入自动中药熏蒸仪药槽中，接通电源后测试喷气口蒸汽温度，温度合适后再将喷气口对准患肩进行熏蒸，注意二者之间的距离保持在25cm，20~30min/次，1次/d，2周左右为一个疗程。

（2）注意事项：治疗部位皮肤避免破损、感染等情况；中药药液蒸汽温度避免过低或过高，治疗过程中定期询问患者感受，以患者感觉合适为宜。

3. 火龙罐疗法

（1）操作方法：患者取平卧位，显露患肩关节，外涂适量茶籽油，选用罐口直径5.5cm火龙罐，置入艾炷后充分点燃，待罐口温度适宜进行治疗。

推法：术者单手持罐，手掌小鱼际先紧贴皮肤，然后再放罐，稍倾斜罐体，从上往下或从下往上，或做环形旋转，在肩部画圈运罐，结合推、拨、点、碾、揉等手法松解肌肉筋膜，刺激肩前、肩后、肩髃、肩髎、肩贞等穴位。

刮法：调整罐体倾斜角度，利用罐口花瓣形结构来回刮动肩部皮肤，以达到刮痧的作用。

灸法：采用摇动罐体的方法进行扇风有利于艾炷的燃烧，维持罐口的热度，运罐时同步施行肩部艾灸热疗，以皮肤微微发红为宜。

操作时间约30min，1次/d，2周左右为一个疗程。

（2）注意事项：治疗部位皮肤避免破损、感染等情况；治疗过程中定期询问患者感受，避免烫伤皮肤。

4. 练功疗法

（1）双手爬墙法：患者面朝墙站立，双足并立，足尖挨墙。双上肢向前伸，用手掌扶住墙，然后通过各手指的倒换，使手掌贴着墙面而向上爬行。健肢带动患肢，向上举。举至极限时，他人可以用双手推患者双侧肩胛骨，促使患者双上肢上举。此时会出现疼痛，疼痛以患者能忍受为度，疼痛难以忍受时，原位停留 1~2min，待疼痛稍微缓解后继续上爬。到最高点时在中指尖部墙面画一横线作为标记，保留肢体该体位 1~2min 后，通过手指的倒换慢慢滑下。再次重复前述动作（图 12-4）。

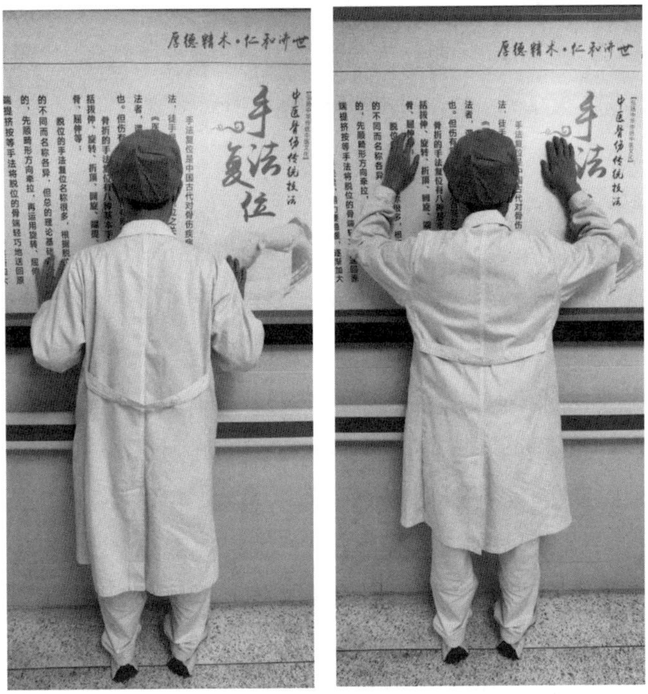

图 12-4　双手爬墙法

（2）健手拉患手法：患者双足并立，挺胸收腹。患手挽到身后，手背贴于躯体，用健手拉住患手，向对侧和上部牵拉。拉到极限放松，重复以上动作（图 12-5）。

每天上、下午各 1 次，每次以上 2 个锻炼动作各做 10 次，既不能过量，也不能减量。坚持 15~30d。为了减轻疼痛及提高锻炼效果，在锻炼同时口服消炎镇痛药 1 周。以上锻炼方法，能够很好地维持上举、后伸、旋后等各个方向上的功能，巩固手法松解的疗效。

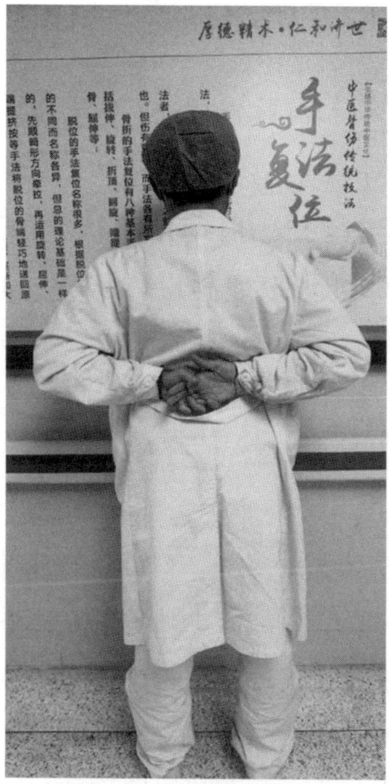

图 12-5　健手拉患手法

（二）林定坤医案

谢某，女，67 岁，2023 年 6 月 3 日初诊。

【病史】患者因“左肩部酸痛伴抬举活动受限 4 月，加重 1 周”来诊，患者 4 月前无明显诱因出现左肩部酸痛，左肩行抬举活动受限，未予重视及系统诊治，1 周前症状再发加重来诊。

【刻下症】颈椎生理弯曲存在，颈椎活动度正常，左侧中后斜角肌紧张，触及条索状硬物，局部压痛（+），C_5~C_7 棘突旁压痛（+），压颈试验（+），分离试验（+），左臂丛神经牵拉试验（-），颈椎旋转试验（-），左侧肱二头肌长头处、左肩冈上肌及喙突处压痛（-），左肩关节上举及后伸活动受限，摸耳试验（+），四肢肌力及肌张力均正常，生理性神经反射存在，病理性神经反射未引出。舌淡红，苔薄白，脉虚软。

【辅助检查】肩关节 X 线检查：左肩关节未见骨、关节病变。

【诊断】

中医诊断：痹证（气血亏虚兼气滞血瘀证）。

西医诊断：左肩周炎。

【治法】中医以“补益气血，活血通络”为法，配合理筋治疗手法，内服中医汤剂及壮骨强筋片，指导患者行颈肩功能锻炼。

【方药】黄芪 20g，当归 15g，白芍 15g，肉桂（后下）3g，陈皮 6g，姜黄 12g，海桐皮 15g，桑枝 30g，郁金 8g，制川乌（先煎）10g，防风 10g。14 剂，水煎服，分 2 次服，日进 1 剂。

特色疗法

理筋治疗手法

在颈部肌肉、喙突、肱骨小结节、结节间沟、肱骨大结节处进行手法松解组织粘连，进一步松解关节粘连配合关节活动，在患肢最大活动限度时给予快速提拉。并指导患者行颈肩功能锻炼。

【二诊】2023 年 6 月 17 日，患者左肩臂部疼痛较前减轻，左肩上举活动功能稍好转，后伸摸背稍受限，舌淡红，苔薄白，脉虚软。辨证表湿已除，予前方减陈皮、川乌等，加续断、莪术、鸡血藤、红枣、青皮等拟加强补血活血行气之力，煎服法及理筋治疗手法同前。

【三诊】2023 年 6 月 26 日，患者左肩臂部仍有酸痛感，局部轻压痛，活动功能好转，时有咳嗽，无痰，舌淡红，苔薄白，脉虚软。辨证邪实大部已去，二诊方减海桐皮、莪术、青皮等，加炙黄芪、北五味子、细辛等益气养阴、温化痰湿，煎服法及理筋治疗手法同前。

【四诊】2023 年 7 月 5 日，患者左肩部活动功能基本恢复，仍感酸痛，局部轻压痛，舌淡红，苔薄白，脉虚弦。证见酸痛感仍存、脉弦，为湿邪留恋，予三诊方减黄芪、续断、五味子等，加桂枝、党参等以加强健脾化湿之力，理筋治疗手法同前。

【五诊】2023 年 7 月 17 日，患者左肩部活动功能感觉少许酸痛，局部少许压痛，胃纳可，二便调，舌淡红，苔薄白。患者经治疗后症状已不显，气血不和的情况得到改善，现辨证为正虚邪恋，予四诊方减桑枝、鸡血藤、姜黄等，加枸杞子、天麻、秦艽等以祛风湿、清湿热、理气养血，理筋治疗手法同前。

【随诊】患者已基本痊愈。

【按】林定坤教授认为，治疗肩周炎应该从整体把握。通过手法治疗，从颈到肩、背、臂、胸松解手三阳经筋，恢复肩部的筋骨平衡，舒筋通络、滑利关节。该患者属肩周炎后期，治疗应以肩为主、以颈为辅。患者疼痛不显而关节受限较重，辨证为瘀血长期阻碍气血运行导致局部气血亏虚，且正处岭南长夏之时，肩部气虚日久致湿邪乘虚而入，致使患者证见气血亏虚与气滞血瘀并见，兼有湿邪阻络、病程缠绵难愈。因此方药选择上重视补益气血，初期补虚与泻实并行，只有湿、瘀祛除气血才能濡养筋骨。后期症状改善、湿邪留恋，在补益气血的基础上兼顾除湿。本案体现了林定坤教授"从颈论肩"的学术思想，平衡筋骨、调和气血、并除兼邪的治疗思路与方法，是林定坤教授三因辨证和三方治则临床应用的集中体现。

名家验方

1. 壮骨强筋片

组成：肉苁蓉，羌活，制何首乌，杜仲，龟角胶，等。

功效：大补气血、养肝补肾、强筋壮骨。

方解：方中杜仲起补肝肾、强筋骨之效；龟角胶、肉苁蓉、制何首乌有补肾益精血之效，羌活祛风湿止痛，诸药合用共奏大补气血、养肝补肾、强筋壮骨之功。壮骨强筋片是根据叶伟洪教授的临床经验方研制而成的东莞市中医院院内制剂，此方温性药物较多，性略偏温燥，长期服用，对肝肾不足证有良好效果，且服用方便，无不良反应。

2. 牛蒡子汤加减（石仰山经验方）

组成：牛蒡子 9g，白僵蚕 9g，白蒺藜 9g，独活 9g，秦艽 9g，半夏 9g，白芷 9g，桑枝 12g。

功效：宣通气血，祛风逐湿，温经止痛。

主治：周身四肢、颈肩腰骶麻痹酸痛，牵强掣痛或早期筋膜损伤，筋结筋块或骨骱宿伤，关节不利，或兼身热或见形寒，苔白而腻者，均可加减用之。

方解：牛蒡子辛寒滑利，豁痰除风，消肿化毒，通十二经络；白僵蚕辛平宣化，化痰散结，调和气血，为阴肝经之药，二味合用，宣滞破结，善搜筋络顽痰浊邪，是为主药。助以秦艽之辛寒，独活之辛温，舒筋和血，通达周事，透阳明之湿热，理少阴之伏风，更伍用白芷之辛温，芳香通窍，活血破瘀，化湿排脓而生新；半夏之辛温，燥湿化痰，消痞散肿而和胃。复使白蒺藜之辛温，疏肝风，引气血且散瘀结；桑枝功能养筋透络，祛风湿而利关节。

3. 益气养荣汤加减（郭维淮经验方）

组成：熟地黄 30g，桂枝 6g，黄芪 30g，当归 10g，川芎 6g，党参 15g，白芍 15g，茯苓 15g，白术 10g，威灵仙 10g，柴胡 10g，牡丹皮 6g，羌活 10g，甘草 3g。

功效：补益肝肾，通经止痛。

主治：气血虚型漏肩风。

方解：方中熟地黄补精养血，桂枝温经通络为主药；黄芪、党参补中益气，生津养血；当归补血活血；川芎行气活血，与当归配伍增强活血散瘀止痛之功；柴胡和解表里，疏肝开阳；白芍养血敛阴，柔肝止痛为辅；佐以茯苓健脾安神；羌活解表散寒，祛风胜湿；白术健脾和中，燥湿利水；牡丹皮活血散瘀；甘草益气补脾，调和诸药。

第十三章　腰椎间盘突出症

一、概　　述

在中医典籍中并无“椎间盘突出症”这一概念，而是根据患者的临床表现将其归于“腰痹病”“痹证”“腰腿痛”等范畴。中医学在探讨椎间盘突出症时，并不专注于椎间盘本身的组织学特征，而是更注重患者整体的身体状况和证候表现。因此，中医在治疗椎间盘突出症时，不仅仅是解决椎间盘本身的问题，更是通过调整患者全身的气血平衡和脏腑功能来达到治疗疾病的目的。从《黄帝内经》的经典论述到历代医家对腰痹病的理论探讨，中医对腰痹病病因病机有完整的论述，认为其病因是外伤劳损与外感风寒湿热，导致营卫失调、气血经络受损，或是肝肾不足，外邪乘虚而入，致气血瘀阻发病。

二、病因病机

椎间盘退变本身是一个机体衰老的自然过程，而衰老是肾气亏虚的过程。《素问·阴阳应象大论》曰“年四十，而阴气自半也，起居衰矣……年六十，阴痿，气大衰”。中医认为，阴精不足可能导致身体各种功能的衰退，包括椎间盘的功能。现代医学认为，椎间盘退变涉及含水量、髓核细胞和细胞外基质的减少，这些变化导致了椎间盘的弹性和支撑功能的下降。这个过程可以看作是细胞和组织的衰老过程，而这种衰老在中医理论中可能会归因于“阴气亏虚”。尽管中医和现代医学对椎间盘退变的解释不同，但两者都在尝试解释同一现象，即随着年龄的增长，椎间盘逐渐失去原有的弹性和功能。“阳在外，阴之使也”，椎间盘的支撑功能是以物质为基础的，因此在阴精减少的过程中，椎间盘的功能也逐渐减弱。从中医的角度来看，髓核质软属阴，纤维环质韧属阳，阴阳互根互用，阴损及阳时，纤维环退变不能固摄髓核，引起椎间盘髓核突出，从而引发椎间盘突出症。

异常应力负荷是引发椎间盘突出的主要病因之一。《素问·生气通天论》

曰:“因而强力,肾气乃伤,高骨乃坏。”弯腰负重、久坐等异常应力会使腰椎劳损。腰为肾之府,肾气损伤,则筋骨不坚,发为腰椎之病。《素问·刺腰痛》曰“肉里之脉令人腰痛,不可以咳,咳则筋缩急”。这也符合现代医学提到的咳嗽会诱发或加重椎间盘突出症。由劳伤、外力所引起的椎间盘突出,在病机上同时还兼顾气滞血瘀。劳作强力会损伤脊柱局部经脉,使气机不通,血行不畅,气血瘀滞,从而引发疼痛,导致脊柱不能活动。除此以外,气血不畅还是引起椎间盘突出症出现神经症状的重要原因。椎间盘突出若导致经脉气滞血瘀,则所行之处不通则痛;反之,若经脉气血仍运行通畅,则椎间盘突出未必会引起肢体疼痛、麻木等。现代医学认为,由于个体间椎管代偿空间、神经根血供状况,以及神经根逃逸和弹性延长能力的差异,若神经根未因椎间盘压迫而引发缺血性炎症,则可能表现为无症状的椎间盘突出症。

除异常应力负荷外,外邪也是导致椎间盘突出的一个重要病因。《诸病源候论·腰背病诸候》中载有“夫劳伤之人,肾气虚损……其经贯肾络脊,风邪乘虚卒入肾经,故卒然而患腰痛”“劳伤则肾虚,虚则受于风冷,风冷与真气交争,故腰脚疼”。《素问·评热病论》曰:“邪之所凑,其气必虚。”在中医理论体系中,肾气被视为人体正气的重要组成部分,肾气充足则人体健康,肾气虚弱则容易受到外邪的侵袭。中医学认为,肾气虚损会导致椎间盘的气血运行不畅,进而引起椎间盘退变或突出;外邪的侵袭如风、寒、湿等,可以作为诱因加速疾病的发生和发展。《素问·痹论》曰:“风寒湿三气杂至,合而为痹也。”

《杂病源流犀烛》曰“颈项强痛,肝肾膀胱病也。三经受风寒湿邪”。经络受邪是出现神经症状的主要原因,椎间盘突出后将风寒湿邪传于经络,经络痹阻,则出现肢体疼痛、麻木。临床上,有些患者影像上表现为椎间盘无明显突出,症状却较重,这往往是由于其正气虚弱而邪气旺盛所致;相反,有些患者影像上表现为椎间盘突出,却没有症状,这可能是因为“不与风寒湿气相合,故不成为痹证。”《杂病源流犀烛·腰痛病源流》曰“腰痛,精气虚而邪客病也”“肾虚其本也,风寒湿热痰饮,气滞血瘀闪挫其标也。或从标,或从本,贵无失其宜而已”。故椎间盘突出症以肾虚为本,应力劳损、气滞血瘀、外邪侵袭为标。脏腑虚弱,以肾为主,其次为肝脾。肝虚者不能养筋,则加重椎间盘退变;脾虚不能运化水谷精微,椎间盘不得滋养也会引起退变。

此外,巢元方《诸病源候论》曰“劳损于肾,动伤经络,又为风冷所侵,血气击搏，故腰痛也。阳病者，不能俯；阴病者，不能仰，阴阳俱受邪气者，故令腰痛而不能俯仰”，较全面地概括了腰痹病的病因病机，形象而具体地论述肾脏功能与外邪侵入、劳损外伤在腰痹病发病中的关系，腰痹病的发病原因是肝肾不足，风寒湿邪侵入，反复过劳或跌扑损伤。

三、辨证论治

（一）诊断要点

1. 诊断标准

（1）多有不同程度的腰部外伤史。

（2）主要症状：腰痛和下肢坐骨神经放射痛。

（3）主要体征：腰部畸形，腰部压痛和叩击痛，腰部活动受限，直腿抬高试验（+），加强试验（+），屈颈试验（+）。

2. 疾病分期

（1）急性期：腰腿痛剧烈，活动受限明显，不能站立、行走，肌肉痉挛。

（2）缓解期：腰腿疼痛缓解，活动好转，但仍有痹痛，不耐劳。

（3）康复期：腰腿痛症状基本消失，但有腰腿乏力，不能长时间站立、行走。

（二）药物治疗

基于《黄帝内经》提供的理论基础，中医治疗椎间盘突出症的方法主要有中药内服或外敷、针灸、推拿、传统功法等。中药治疗重在整体辨证论治，多以脏虚为本，邪实为标。脏虚者，以肾肝脾多见。肾藏精，肝藏血，精血同源；肾主骨，肝主筋，筋骨并重。肝肾关系密切，肾病及肝（母病及子），临床上治疗椎间盘突出症可采用肝肾同治的方法，药用熟地黄、菟丝子、女贞子、杜仲等补益肝肾。补益肝肾法在延缓椎间盘退变方面具有一定的疗效。脾为后天之本，虽不直接滋养椎间盘，但脾主运化，为气血生化之源，对全身组织包括脊柱、椎间盘都有滋养作用。又因脾主肌肉，肝主筋，肾主骨，故肝脾肾并重实则是重视筋骨肉的整体协调。在临床上，从脾论治椎间盘突出症时，常加用黄芪、白术、党参等健脾益气之药，以促进气血生成，起到延缓及治疗椎间盘退变的效果。对于邪实之证，需仔细辨清风、寒、湿、热、痰、饮及血瘀等病因。针对这些具体病因，采用祛邪通络的治疗方法，常选用桂枝、白芍、羌活、独活、桑枝、牛膝、川芎、桃仁、红花等药物。

《景岳全书》云:“腰痛证,凡悠悠戚戚,屡发不已者,肾之虚也;遇阴雨或久坐,痛而重者,湿也;遇诸寒而痛,或喜暖而恶寒者,寒也;遇诸热而痛,及喜寒而恶热者,热也;郁怒而痛者,气之滞也;忧愁思虑而痛者,气之虚也;劳动即痛者,肝肾之衰也。当辨其所因而治之。”由此可知,本病病机为风寒湿热等邪气流注经络,或气滞血瘀阻络;或肾气不足,精气衰微,筋脉失养。故以散寒止痛、祛风除湿、行气活血、滋补肝肾为原则,标本兼治。

治疗原则:急则治标,缓则治本,以活血祛瘀、清热利湿、散寒除湿、补益肝肾为治法,临床辨证施治。

1. **血瘀证**　腰腿痛如刺,痛有定处,日轻夜重,痛处拒按;腰部板硬,俯仰旋转受限,舌质暗紫,或有瘀斑,脉弦紧或涩。治法以“行气活血,祛瘀止痛”为主,方选桃红四物汤加减。

2. **寒湿证**　腰腿冷痛重着,转侧不利,静卧痛不减,受寒及阴雨加重,肢体发凉,四肢不温,白或腻,脉沉紧或濡缓。治法以“散寒除湿,温阳通络”为主,方选独活寄生汤加减。

3. **湿热证**　腰部疼痛,腿软无力,痛处伴有热感,恶热口渴,小便短赤,遇热或雨天痛增,活动后痛减,苔黄腻,脉濡数或弦数。治法以“清热利湿,祛瘀止痛”为主,方选四妙丸加减。

4. **肝肾亏虚证**　腰酸痛,腿膝乏力,劳累更甚,卧则减轻。偏阳虚者面色㿠白,手足不温,少气懒言,腰腿发凉,或有阳痿、早泄,妇女带下清稀,舌质淡,脉沉细。偏阴虚者,咽干口渴,面色潮红,舌红少苔,脉弦细数。治法以“补益肝肾,活血通络”为主,偏阳虚者,用右归丸加味;偏阴虚者,用左归丸加味。

(三)手法治疗

1. **适应证**　对症状较轻,腰椎滑脱失稳不重,直腿抬高可达 50° 者,适宜推拿手法。

2. **禁忌证**　影像学检查示巨大型、游离型腰椎间盘突出症,腰椎滑脱失稳严重或病情较重,神经有明显受损者,慎用手法治疗;体质较弱者,或者孕妇等;患有严重心脏病、高血压病、肝肾等疾病患者;体表皮肤破损、溃烂或皮肤病患者;有出血倾向的血液病患者。

3. 操作步骤 患者取俯卧位，术者在腰腿痛处依次采用按压、揉摩、拿捏、提腿扳动等手法。

（1）斜扳伸腿法：适于个别症状严重，不能起坐患者。患者取侧卧位，术者一手按其髂骨后外缘，另一手推其肩前，两手同时向相反方向用力斜扳，这时可在腰骶部闻及弹响声。然后伸直下肢作腰髋过伸动作各 3 次，术毕换体位作另一侧。

（2）麻醉推拿：以硬膜外麻醉较为安全。麻醉后，施行推拿手法。①患者取仰卧位，术者及助手 2~3 人分别拉患者两足踝部及两侧腋窝部，作对抗拉伸。然后将患肢屈髋屈膝，作顺时针旋转髋关节 3~4 圈后，再将患肢作直腿抬高，并在最高位置时用力将踝关节背伸，共作 3 次，健侧也作 3 次。②患者取侧卧位，患侧在上，术者站于患者背后，以一侧手臂托起患侧大腿，另一手压住患侧腰部，先转动髋关节 2~3 圈，再将髋关节在外展 30° 位置下作向后过伸 2 次，即“扳腿”。换体位作另一侧。③用斜扳伸腿法，本法亦可两人操作。④患者取俯卧位，术者将两下肢摇动 2~3 圈（此时腰部随之摇动），然后作腰过伸，共作 2 次。⑤患者取俯卧位，助手 2~3 人再作 1 次腰部拔伸。同时术者用掌根按压腰 4、腰 5 椎棘突部，共作 3 次，每次约 1min。

麻醉推拿术中要注意麻醉反应。术后当天可有腰痛、腹胀等反应，第 2 日起腰腿痛即逐渐减轻。对个别严重患者，2 周后可进行第 2 次麻醉推拿。

（四）针灸治疗

1. 取阿是穴、环跳、殷门、阳陵泉、承山、悬钟等，用泻法，隔日 1 次。冬日可用温针灸法。

2. 亦可选用 10% 葡萄糖注射液 10ml 或当归红花川芎注射液 10ml，在骶髂关节、臀部痛点、承山穴周围等疼痛明显处注射，每周 1~2 次。

3. 根据疾病辨证分期选用耳穴进行埋耳针治疗。

（1）气滞血瘀：活血散瘀、行气止痛。选穴：肝、肾、皮质下、坐骨神经、神门穴。

（2）风寒湿：温通筋脉、散寒除湿、通调气血。选穴：腰痛点、神门、脾、肾、坐骨神经。

（3）肝肾亏虚：补益肝肾。选穴：肝、肾、脾、神门。

四、医案解要

（一）卢国樑医案

李某，男，45岁，2024年9月12日初诊。

【病史】因“腰背部疼痛伴右下肢痹痛1周”来诊。工作时弯腰搬重物后出现腰背部疼痛伴右下肢痹痛，休息后无缓解。

【刻下症】腰背部疼痛伴右下肢酸痛，麻木感，右侧大腿外侧、小腿外侧为主，活动时加重，腰椎活动稍受限，日轻夜重，二便尚可，舌暗红，苔薄黄，脉弦。专科检查：腰4/5棘突间压痛，腰椎活动稍受限，右下肢直腿抬高试验45°（+），加强试验（+）。

【辅助检查】MRI检查示：腰4/5椎间盘突出，右侧侧隐窝狭窄。

【诊断】

中医诊断：腰痹（血瘀证）。

西医诊断：腰椎间盘突出伴坐骨神经痛。

【治法】活血祛瘀、通痹止痛。内服中医汤剂及川芎活血片，每次5粒，每天3次，配合理筋手法、针灸推拿及中医定向透药（中医定向透药操作流程及要点说明见附录3）等。

【方药】桃红四物汤加减。桃仁15g，红花15g，熟地黄15g，当归15g，白芍15g，酒川芎15g，三七片5g，醋乳香10g，醋延胡索10g，宽筋藤10g，甘草5g。7剂水煎服，每日1剂。

【二诊】用药后腰痛、右下肢牵扯痛渐缓，腰膝酸软，下肢稍畏冷、麻木，胃纳可，二便可，舌红，苔薄黄，脉弦。方已取效，遵上方加淫羊藿12g，巴戟天12g。继续服用3周。配合腰部火龙罐。

【三诊】腰背痛及右下肢痹痛明显缓解，腰椎活动改善，行走自如。嘱做十二字养身功，避免弯腰劳累。

【按】患者搬重物受伤，出现腰痛及下肢痹痛不适，活动后加重，外伤致血瘀，活动受限伴气滞，血瘀气滞筋脉瘀阻发病，方中当归补血、活血，熟地黄补血为主，川芎入血分理血中之气，芍药敛阴养血，桃仁、红花入血分逐瘀行血，乳香辛散温通，能够促进气血运行，宽筋藤舒筋活络，甘草调和诸药。二诊出现腰膝酸软，下肢畏冷，则加用巴戟天、淫羊藿温补肾阳。

（二）叶伟洪医案

张某，男，65 岁，2022 年 8 月 11 日初诊。

【病史】因“腰背部疼痛伴右下肢痹痛半年”来诊。半年前劳累后出现腰背部疼痛伴右下肢痹痛，症状反复。

【刻下症】腰背部疼痛伴右下肢痹痛，右侧大腿外侧、小腿外侧为主，足底麻木，周身不适，胃脘作胀，夜寐不宁，小便可，大便 3d 一行，四肢少温，汗出绵绵。舌红，苔薄黄，质胖略紫，中有裂纹，脉沉细。专科检查：腰 5/ 骶 1 棘突间压痛，腰椎活动稍受限，右下肢直腿抬高试验 50°（+），加强试验（+），膝腱反射正常，跟腱反射减弱。

【辅助检查】MRI 检查显示：腰 5/ 骶 1 椎间盘突出，右侧侧隐窝狭窄。

【诊断】

中医诊断：腰痹（肝肾亏虚证）。

西医诊断：腰椎间盘突出伴坐骨神经痛。

【治法】中医以“补益肝肾，益气和血”为法。内服中医汤剂及壮骨强筋片，每次 5 粒，每天 3 次，配合理筋手法、针灸推拿及中医定向透药等。

【方药】圣愈汤合独活寄生汤加减。炙黄芪 9g，当归 9g，白芍 12g，熟地黄 12g，川芎 12g，柴胡 9g，白术 9g，独活 9g，桑寄生 12g，秦艽 9g，防风 12g，桂枝 9g，茯苓 15g，杜仲 12g，牛膝 12g，炙甘草 6g，淫羊藿 12g，知母 9g，制香附 12g。7 剂水煎服，每日 1 剂。

【二诊】腰痛伴右下肢牵扯痛稍缓解，腰膝酸软渐缓，胃纳二便可，舌红，苔薄黄，脉沉细。方已取效，遵上方继续服用 3 周。配合腰部火龙罐。

【三诊】腰背痛及右下肢痹痛缓解。嘱做十二字养身功，避免弯腰劳累。

【按】患者长期劳累，劳逸失节，加之年老体弱，肝肾亏虚，出现腰痛及下肢痹痛不适，方选圣愈汤合独活寄生汤加减，茯苓、甘草可以行气畅血、益气扶脾；桂枝可散寒，缓解疼痛；独活、桑寄生可以活络通痹、祛风除湿；杜仲对肝、肾起到保护作用，还能强健筋骨；白芍、当归可以补气活血；秦艽、防风祛湿效果良好。

特色疗法

运动疗法

正确引导、指导患者进行科学的、系统的、符合人体生物力学的、个性化的、以全身背伸为主的体育运动，如游泳、腰背伸主动功能锻炼（五点式、四点式、三点式、飞燕式）等，以增强腰背肌的力量和各肌群的协调协作性，从而起到代偿保护作用，达到治疗和预防的功效。在进行运动时遵循适量的、持之以恒的、循序渐进的原则。

名家验方

1. 理气固腰汤（石仰山经验方）

组成：香附 12g，川楝子 9g，青皮 6g，陈皮 6g，延胡索 12g，当归 12g，桃仁 9g，丹参 12g，桑寄生 12g，狗脊 12g，制草乌 9g，白芥子 9g。

功效：行气活血，固腰息痛。

主治：腰痹病。证属气滞血瘀型，腰腿痛如刺，痛有定处，日轻夜重，痛处拒按。兼证：腰部板硬，俯仰旋转受限。舌、脉象：舌质暗紫，或有瘀斑，脉弦紧或涩。

方解：方中用香附、川楝子、青皮、陈皮理气；延胡索、当归、桃仁、丹参活血化瘀；同时青皮、陈皮行气健脾，丹参养血活血；桑寄生、狗脊补肝肾强筋骨，以固真气之损；制草乌通畅足太阳膀胱经和督脉阳气，祛风散寒止痛，以助行气活血；因气滞血瘀，肾气不利，可能会引起津气凝聚不畅，与气血相互结滞，瘀久成湿成痰，白芥子不但能够通导行气，更能开结宣滞，从而增强疗效。

2. 加味攒风散治腰痛因于风者（刘柏龄经验方）

组成：桑寄生 15g，羌活 10g，白芍 15g，防风 10g，麻黄 10g，桂枝 10g，杏仁 10g，萆薢 10g，炙川乌 10g，甘草 6g。

主治：腰痛抽掣，上连脊背，牵引腿足，痛时游走，或拘急酸痛，脉浮弦。

3. 温肾壮阳方治肾阳虚型腰腿痛（邓晋丰经验方）

组成：熟附子 12g，骨碎补 15g，巴戟天 15g，仙茅 18g，杜仲 24g，黄芪 30g，当归 15g，白术 15g，乌梢蛇 20g，桂枝 9g。

主治：腰腿痛，形体肥胖，面色苍白，喜暖怕冷，舌质淡，苔白，脉沉迟。

五、预防调摄

1. 急性期的护理　急性期的患者因疼痛较剧烈，常需住院治疗。

（1）告知患者急性期应以卧床休息为主，减轻腰椎负担，避免久坐、弯腰等动作。

（2）配合医生做好各种治疗后，向患者讲解各种治疗的注意事项：腰椎牵引后患者宜平卧 20min 再翻身活动；药物宜饭后 0.5h 服用，以减少胃肠道刺激。

（3）注意保暖，防止受凉，受凉是腰椎间盘突出症的重要诱因，防止受凉可给予腰部热敷和频谱仪照射。

（4）做好心理护理，介绍相关知识，讲解情绪对疾病的影响，使患者保持愉快的心情，建立战胜腰痛病的信心。

（5）必要时行足三里穴位注射、热灸疗法、耳穴压豆治疗、指导运动疗法如蛙泳等治疗方法。

2. 缓解期及康复期的护理

（1）指导患者掌握正确的下床方法：患者宜先滚向床的一侧，抬高床头，将腿放于床的一侧，用胳膊支撑自己起来，站起前坐在床的一侧，把脚放在地上。按相反的顺序回到床上。

（2）嘱患者减轻腰部负荷，避免过度劳累，尽量不要弯腰提重物，如捡拾地上的物品宜双腿下蹲腰部挺直，动作要缓。

（3）加强腰背肌功能锻炼，要注意持之以恒。

（4）建立良好的生活方式，生活有规律，多卧床休息，注意保暖。

（5）患者应树立战胜疾病的决心。腰椎间盘突出症病程长，恢复慢，患者应保持愉快的心情，用积极乐观的人生态度对待疾病。

第十四章　急性腰扭伤

一、概　　述

急性腰扭伤又称急性腰肌损伤，是指腰部肌肉、筋膜、韧带、关节囊等软组织因突然的外力作用或不当动作导致的急性损伤。其核心机制是软组织（如肌肉、韧带）的过度拉伸、撕裂或小关节的短暂错位，引发局部炎症反应和剧烈疼痛。急性腰扭伤是骨伤科和康复科门诊的常见病症，尤其好发于青壮年体力劳动者、运动员或长期久坐缺乏锻炼的人群。

中医学中，急性腰扭伤俗称“闪腰”“岔气”，属中医学“筋伤”范畴。诸多原因均可导致腰痛，但总不外乎“气血不通”和“气血不荣”。“不通则痛”多为“实痛”，“不荣”之痛，多为“虚痛”。

二、病因病机

急性腰扭伤是常见病、多发病，临床表现为腰骶部肌肉、筋膜、棘上棘间韧带、腰椎后关节、骶髂关节等损伤。中医对急性腰扭伤有较深刻的认识，《金匮翼》中提及“瘀血腰痛者，闪挫及强力举重得之……若一有损伤，则血脉凝涩，经络壅滞，令人卒痛，不能转侧”，故有“闪腰”之称；《医部全录》说：“腰脊者，身之大关节也，故机关不利，而腰不可以行。”急性腰扭伤又有“椎骨错缝”之称。叶伟洪教授则认为外力损伤、外感邪气侵袭、内因体质失调是导致闪腰的重要病因。

1. **外力损伤**　突发暴力，如搬抬重物姿势不当、跌扑闪挫、剧烈扭转等，导致腰部筋肉、脉络受损，气血骤然壅滞，形成“不通则痛”；慢性劳损积累，如长期姿势不良或过度劳累，使腰部筋肉长期处于紧张状态，局部气血运行不畅，稍遇轻微外力即可诱发急性损伤。

2. **外感邪气侵袭**　损伤后若未及时调护，风寒湿邪乘虚侵入腰部，则阻滞经络气血。其中，寒邪主收引，使筋脉拘急，疼痛加重；湿邪重浊黏滞，导致气血运行迟缓，痛处酸沉重着；风邪善行数变，可致疼痛游走不定。

3. 内因体质失调

（1）肝肾不足：肝主筋，肾主骨，肝肾亏虚则筋骨失养，腰部筋肉萎弱不荣，易损伤。

（2）气血虚弱：气虚推动无力，血虚濡养不足，致筋肉弹性下降，致气血瘀滞。

（3）情志不畅：长期忧思恼怒，肝气郁结，气机失调，间接影响腰部气血运行。

三、辨证论治

（一）诊断要点

急性腰扭伤患者通常表现为腰部突发性剧烈疼痛，疼痛多局限于损伤部位，常在弯腰、转身或提重物时诱发，严重时可因肌肉痉挛导致腰部活动明显受限，咳嗽、打喷嚏或深呼吸可能加剧疼痛。查体可见局部压痛明显，部分患者伴局部肿胀或瘀斑，但无下肢放射性疼痛或感觉异常，平卧时疼痛可能减轻，但起身或变换体位时症状加重，病程中患者常保持特定姿势以缓解不适。

诊断主要依据明确的外伤史或腰部突发用力史，结合典型临床表现如腰部剧痛、活动受限及局部压痛，排除骨折、椎间盘突出等其他疾病。体格检查需关注压痛点定位及活动受限方向，如前屈或侧弯受限。影像学检查如 X 线或 MRI 检查通常用于排除骨折、脱位或神经压迫等严重损伤。

（二）药物治疗

1. 气滞血瘀　腰部胀痛如针刺，痛处固定不移，局部胀闷不适，拒按，活动受限。舌质紫暗或有瘀斑，苔薄白，脉弦。治以“行气止痛，疏通经络”，方选身痛逐瘀汤加减。

2. 湿热证　腰部灼热重着、疼痛拒按，活动不利，伴小便短赤、大便黏滞，舌红苔黄腻，脉滑数或濡数。治以“祛湿清热，通络止痛”，方选加味二妙汤加减。

3. 寒湿证　腰部冷痛重着，遇寒加重，得温则减，转侧不利，或伴下肢麻木。舌苔白腻，脉沉紧。治以“散寒除湿，温经通络”，方选甘姜苓术汤加减。

4. **肝肾不足证**　腰部隐痛，反复发作，酸软无力，遇劳加重，伴头晕耳鸣、膝软乏力。舌淡苔少，脉沉细。治以“补益肝肾，强筋壮骨”，偏肾阳虚，方用右归丸加减；偏肾阴虚，方用左归丸加减。

（三）手法治疗

手法的选择，一是松解肌痉挛手法，有按揉、弹拨、㨰法等；二是调整关节错位手法，有斜扳法等；三是活血化瘀通络手法，有擦法等。

1. **放松肌肉**　患者取俯卧位，取腰部疼痛部位，轻轻按揉 5min 左右，以缓解局部紧张，放松肌肉。以掌根或小鱼际肌着力，在腰部病变部位作半环揉压。从上至下，先健侧后患侧，边揉边移动，使腰部皮肤感到微热为宜。使用手臂或手背在痛点周围轻柔地滚动，持续约 5min，以帮助放松肌肉。

2. **按压命门穴**　命门穴位于第二腰椎棘突下凹陷中，肚脐水平线与后正中线交点处即为第二腰椎。用拇指指端或者拳尖对准命门穴，逐渐用力点按 2~3min。

3. **按压肾俞穴**　肾俞穴位于第二腰椎棘突旁开 1.5 寸处，左右各一，与命门穴处于同一水平线上。1.5 寸是患者两指并拢的宽度。用双手拇指指端同时点按两侧肾俞穴 2~3min。

4. **按压腰阳关穴**　腰阳关穴位于第四腰椎棘突下凹陷中，两侧髂嵴高点连线平对第四腰椎。找准穴位后，用拇指指端点按 2~3min。

5. **按压委中穴**　委中穴位于膝后区，腘窝横纹中点。找准穴位后，用双手拇指同时点按两侧委中穴 2~3min。

6. **斜扳法**　患者取侧卧位，健侧下肢在下自然伸直，患肢在上屈曲；术者面对患者，两手分别扶住患者的肩内上部及臀外上部，先两手同一方向轻缓小幅度地摇动腰部，并逐渐过渡到两手相反方向转动腰部；当腰旋转到一定角度、病变节段处于扳动的支点时，用较轻的力扳动该支点。

四、医案解要

（一）叶伟洪医案

李某，男，45 岁，2020 年 11 月 3 日初诊。

【**病史**】患者因“扭伤致腰部疼痛、活动受限 3d”就诊。患者平素体力劳动，3d 前搬重物后出现腰部疼痛，活动受限，无下肢放射性疼痛，无下肢乏力。

入院症见：腰部疼痛，伴活动受限。腰部疼痛固定，拒按、活动受限，纳一般，眠差，大便硬，小便黄。舌紫暗苔薄白，脉弦。查体：腰椎生理曲度存在，腰肌紧张，腰椎棘突压痛（–），椎旁肌肉压痛（+），腰椎屈曲、旋转活动受限，双下肢直腿抬高试验（–）。

【辅助检查】MRI 腰椎平扫：腰 4/5、腰 5/ 骶 1 椎间盘变性、向后突出。

【诊断】

中医诊断：闪腰（气滞血瘀证）。

西医诊断：急性腰扭伤。

【治法】中医以“活血化瘀、通络止痛”为法，同时注意调和气血。予手法治疗，配合口服中药汤剂及穴位贴敷治疗。

【方药】当归 12g，红花 9g，桃仁 9g，大黄 6g，柴胡 9g，土鳖虫 6g，延胡索 9g，牛膝 12g，青皮 9g，木香 6g，乌药 6g，香附 9g，甘草 6g。五剂清水煎服，每日 1 剂。

【二诊】腰部疼痛减轻，活动受限好转，纳眠好转，大便硬，小便黄。舌暗红苔白，脉弦。方已取效，继续使用活血化瘀、通络止痛的药物，加强通便清热，加用枳实 9g 行气通便，增强通腑之力。针对小便黄、舌暗红，可加用赤芍 9g 清热利尿。继服五剂。

【三诊】腰痛未再发作，体力恢复良好，嘱其避免过度弯腰劳累。

【按】中医经典古籍中对手法治疗的论述非常丰富，大量经典文献都记载了手法治疗的原理、方法和适应证。《黄帝内经》是中医理论的奠基之作，其中对手法治疗的论述主要体现在“按摩”和“导引”方面，如《黄帝内经》指出：“形数惊恐，经络不通，病生于不仁，治之以按摩醪药。”说明因情绪惊恐导致经络不通，出现麻木不仁的症状，可以通过按摩和药酒治疗；《金匮要略》是张仲景所著，其中对手法治疗的论述主要体现在“导引”和“按摩”方面，强调在疾病初期通过导引、按摩等方法疏通经络，防止病情加重。《千金要方》是孙思邈所著，其中对手法治疗的论述主要体现在“按摩”和“导引”方面，指出通过按摩可以疏通关节，驱除邪气。这些经典古籍对手法治疗的论述主要集中在疏通经络、正骨复位、辨证施术和综合治疗等方面，为现代手法治疗提供了理论基础和临床指导，至今仍具有重要的实践意义。

叶伟洪教授认为，腰痛的核心病机在于督脉阳气受阻，导致肾与督脉气化失司、气血运行滞涩，形成“上下不交”之态。治疗当以畅通督脉阳气为枢要，借阳气之通达推动气血周流，从而恢复肾督协调之能。具体而言，针对实证，可通过活血化瘀、温散寒湿、涤痰通络等法祛邪开郁；若属虚证，则需填补精血、温养阳气以固本培元。通过辨证配伍，调和攻补之力，使督脉通、气血畅，腰痛自可迎刃而解。

《黄帝内经》所谓：“痛则不通”，腰痛不论虚实，总有气机不利及脉道瘀阻的现象存在，这种病理状态或是六淫之邪侵入，肾虚督脉气化失常造成，或是挫闪跌打外力所为，既可能是继发于腰痛之症，又可能是引起腰痛的原因。叶伟洪教授治疗腰痛重视调畅气血，通利脉道，常用青陈皮等行气分之药加强行气，所谓“气为血帅”，气动则血也动，当归、红花等活血化瘀，不论气郁血阻是因是果，行气活血方法的运用均有助于消除腰痛的病理机制。

（二）叶伟洪医案

刘某某，女，54 岁，2019 年 5 月 16 日初诊。

【病史】患者因“扭伤致腰部酸痛、活动受限 2 周”来诊。患者 2 周前做家务扭伤后出现腰部疼痛，活动受限，双膝乏力，无下肢放射性疼痛。入院症见：腰部酸痛，伴活动稍受限，双膝乏力、屈伸不利，食欲不振，夜寐不安、易醒多梦，舌质淡红，苔薄白，脉沉细。查体：腰椎生理曲度存在，腰椎屈曲、旋转活动稍受限，腰椎棘突压痛（–），椎旁肌肉压痛（+），双下肢直腿抬高试验（–）。

【诊断】

中医诊断：闪腰（肝肾不足证）。

西医诊断：急性腰扭伤。

【治法】中医以“补益肝肾，强筋壮骨”为法。予手法治疗，外敷本院制剂骨伤跌打软膏，每日 1 次，每次 6h。配合口服中药汤剂及穴位贴敷治疗。

【方药】党参 15g，白术 12g，茯苓 9g，丹参 9g，当归 9g，地龙 6g，牛膝 9g，杜仲 9g，续断 9g，狗脊 9g，合欢皮 12g，桑寄生 9g，延胡索 9g，枳壳 6g，甘草 5g。7 剂，水煎至 400ml，分次温服。

【特色疗法】

手法治疗

针对肝肾不足型腰部扭伤患者，推拿治疗应以补益肝肾、舒筋活络、缓急止痛为主，具体手法如下：

先以掌揉法、㨰法作用于腰背部，重点在膀胱经及督脉，放松肌肉痉挛，改善局部气血循环，持续3min。

用拇指点按或按揉肝俞、肾俞、命门、腰阳关、委中、承山，配合下肢太溪、涌泉、三阴交，持续5min。

用弹拨法轻柔松解腰肌及韧带粘连，重点在竖脊肌、腰方肌等痉挛部位，力度以患者耐受为度，避免暴力，持续5min。

以掌擦法或小鱼际擦法温熨命门、肾俞区域，透热为度，助阳散寒，持续5min。

【二诊】上次手法治疗后，患者自觉腰痛有缓解，脉沉，苔薄白。治疗见效，前方续服，继续腰部手法治疗。

【三诊】经治疗后，腰部酸痛减轻、活动功能恢复，纳眠改善，舌淡红苔薄白，脉平。口服本院制剂壮骨强筋片，继续内服中药5剂，手法治疗同前，配合腰部导引功法锻炼（作揖、肩内收外展、外展交叉）。

【按】《黄帝内经》云："腰为肾之府"，不论寒热虚实，其肾中正气必虚，所以论治腰痛，叶伟洪教授依照临床每每酌情配以固肾强腰之品，或在祛邪之中固其肾，标本兼顾，或补中益气强其腰，增加效力，其汤验方常用狗脊、桑寄生等，即是如此。本案充分体现了叶伟洪教授的诊疗特色。在临床诊疗中，腰痛合并膝部症状的患者常表现为多维度、多层次的病证特点，治疗需整合内服汤剂、外用蒸敷、手法正骨及导引锻炼等综合手段。其应用原则强调"动态适配"：一方面需基于病机虚实制订核心治则，另一方面需兼顾患者个体化需求——如久坐或劳力、经济承受力、治疗依从性、季节气候等因素，实现"病-人-境"三位一体的精准干预。"医家须通晓人情"之论，正揭示了临床决策中医学理性与人文关怀的融合，唯有在行医中平衡疗效与可行性，方能提升治疗方案的接受度与实效性。

名家验方

叶伟洪经验方

组成：柴胡 9g，郁金 9g，旋覆花 9g，佛手 6g，肉豆蔻 6g，川芎 6g，葛根 9g，钩藤 9g，菊花 9g，当归 9g，甘草 5g，陈皮 6g，谷芽 10g，麦芽 10g，大枣 6 枚。7 剂，水煎服。

功效：调和肝脾，理气止痛。

主治：肝脾不和、瘀血阻络引起的腰痛，持续性钝痛或刺痛，劳累后加重，休息后缓解，可能伴有腰部沉重感或僵硬，食欲缺乏、腹胀，舌暗红苔薄腻，脉细。

加减：若瘀血明显，可以加入桃仁 9g、红花 6g、丹参 12g 等以增强活血化瘀的效果；若湿邪较重，可添加茯苓 10g、薏苡仁 15g、白术 10g 等健脾利湿；若气滞明显，增加香附 9g、青皮 6g 等行气解郁药物；若脾胃虚弱明显，可以考虑加入党参 10g、黄芪 15g 等补气健脾药。

方解：闪腰其实也是筋病，叶伟洪教授对许多腰部疾病都从肝论治。围绕从肝论治，用药处方的角度也可以有很多不同，临床上需要不断调整用药思路。总体看来，叶伟洪教授认为，手法治疗对于闪腰症状缓解常常有立竿见影的效果，但是难以维持长久，需配合药物调理才能标本兼治。

特色疗法

（一）中医推拿正骨整复治疗

1. 摇腿揉腰法 通过摇动下肢带动腰部关节活动，配合揉法松解局部肌肉痉挛，改善腰椎与骨盆血液循环。

操作步骤：患者俯卧，术者一手按压腰部痛点，另一手托起患者下肢，缓慢摇动髋关节（类似划圈动作），同时以掌根揉按腰部肌肉，持续 3~5min（图 14-1）。

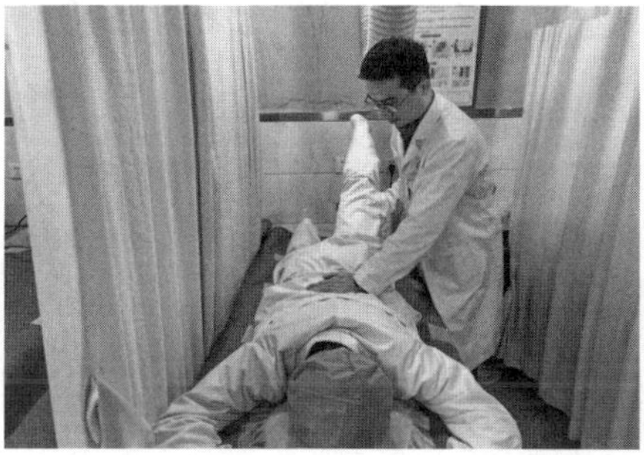

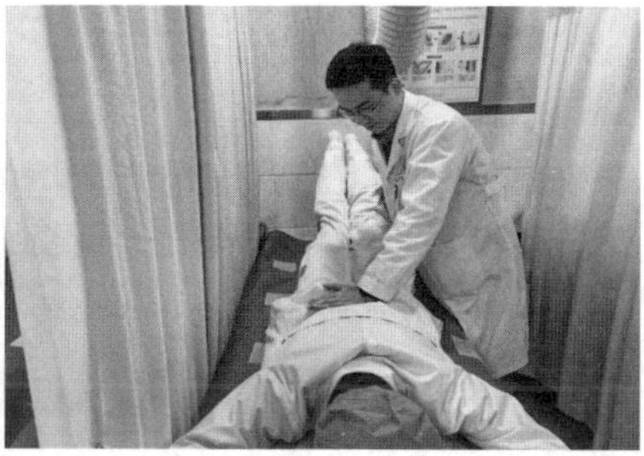

图 14-1　摇腿揉腰法

2. **牵抖冲压法**　通过纵向牵引放松脊柱周围肌肉，配合抖动与冲压解除关节粘连。

操作步骤：患者俯卧，术者双手握踝部缓慢牵引下肢 1min，随后小幅快速抖动 3~5 次（图 14-2）；最后以掌根垂直冲压患椎，力度由轻渐重，重复 3~5 次。

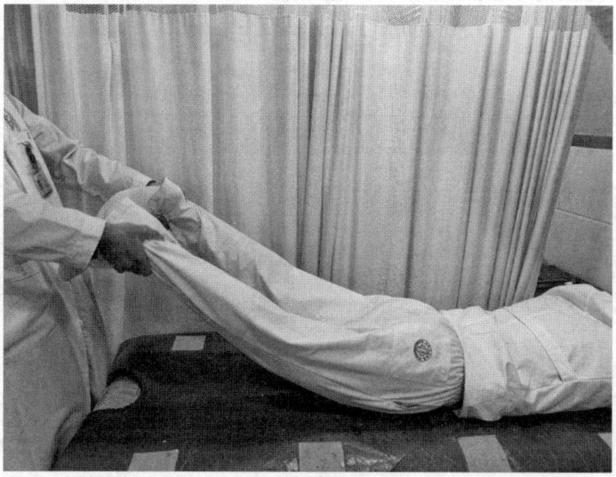

图 14-2　牵抖冲压法

3. **腰部斜扳法**　通过手法操作，使腰椎产生旋转和侧弯的复合运动，从而调整腰椎小关节的位置，缓解神经根的压迫，改善局部血液循环，减轻疼痛和肌肉痉挛。

操作步骤：患者取侧卧位，下方的腿伸直，上方的腿屈曲，双手自然放置或抱胸；术者面向患者站立，一手按住患者肩部，另一手按住髋部，轻轻按压使腰部产生轻微旋转和侧弯，感受患者腰部紧张度；待患者放松后，医生突然用力，使肩部和髋部向相反方向快速扳动，同时保持腰部的旋转和侧弯，通常可听到腰椎小关节发出“咔嗒”声（图 14-3）；扳动后，医生轻轻放松手部力量，让患者缓慢恢复原位，并观察其反应。操作需力度适中，避免过度用力造成损伤。

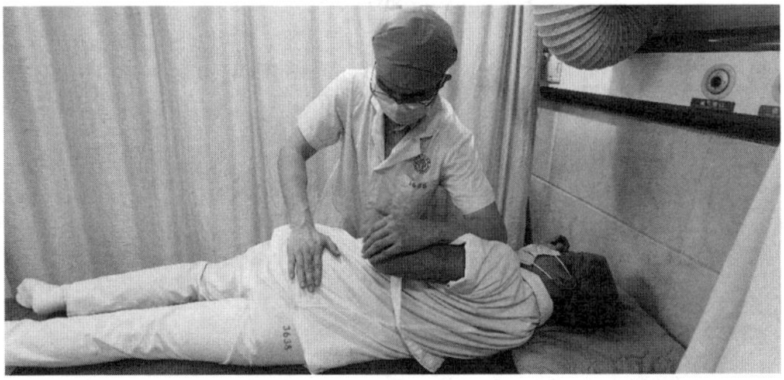

图 14-3　腰部斜扳法

（二）火龙罐

原理：通过在腰部特定穴位或区域使用特制的火龙罐，利用负压吸引与温热效应促进局部血液循环，增强气血运行。火龙罐操作时产生的适度刺激可以帮助疏通经络、活血化瘀、消肿止痛，缓解肌肉紧张及疼痛。同时，这种疗法还能激发身体的自我调节机制，促进新陈代谢，有助于减轻炎症反应和加速受损组织的恢复。

操作步骤：遵医嘱确定拔罐部位，将艾条插入火龙罐，罐口向下点燃艾条，将手掌放在罐口试艾条温度。涂上伤科油，按火龙罐操作手法交替进行刮、闪手法，观察患者局部皮肤情况，操作过程中询问患者有无不适。操作进行 20min。

（三）督脉灸

原理：督脉灸治疗腰痛主要依据中医理论中督脉为“阳脉之海”的概念，通过在督脉特定部位进行艾灸，利用艾草的温热及药效作用于经络系统。这种方法可以温养阳气、驱散寒湿、疏通经络，特别适用于因寒湿侵袭或阳气不足导致的腰痛。督脉灸能够促进腰部区域的血液循环，增强局部新陈代谢和营养供给，减轻肌肉痉挛和炎症反应，从而达到缓解疼痛、恢复功能的目的。

操作步骤：协助患者取舒适俯卧位，常规清洁皮肤。将3条大毛巾封包铺于患者的两侧及骶尾部，将棉纱布铺于患者督脉上，将督灸盒放于患者督脉处。先将姜泥和姜汁用微波炉中高火加热3min，再将加热后的姜泥混合少许姜汁均匀铺于督灸盒内黑线处，厚度约4cm，将蕲艾艾绒均匀铺于姜上，厚度约1cm，然后用50ml注射器抽吸95%乙醇溶液10ml，均匀喷洒在艾绒上，点火前再次嘱患者勿随意移动身体，并时刻与患者保持沟通，用点火器将整条艾绒均匀点燃。治疗持续1h，后续根据患者感受加减艾绒、调整督灸盒位置以调整温度。操作结束后按顺序撤离督灸盒，协助患者清洁背部并穿衣离开。

五、预防调摄

1. 注意日常习惯　保持良好的姿势对于预防腰部受伤至关重要。无论是站立、坐着还是搬运物品时，都应尽量维持脊柱的自然曲线。长时间保持同一姿势工作的人群，如办公室职员，应该定时站起来活动，做一些简单的伸展运动，以减轻腰部的压力。此外，正确的搬抬技巧也非常重要。搬起重物时，应屈膝而不是弯腰，利用腿部力量而非腰部来完成动作，这样可以大大减少腰部受伤的风险。此外，寒冷环境可能诱发肌肉紧张，注意腰部保暖也能降低损伤风险。对于反复发作的腰痛患者，建议进行系统的康复评估，排查潜在生物力学异常（如骨盆倾斜、脊柱侧凸），从根源上减少急性损伤的复发概率。

2. 体育锻炼　在腰部已经出现轻微不适时或者为了进一步加强腰部健康，进行适度的体育锻炼也是必不可少的。强化腹部和背部肌肉可以帮助支撑脊椎，减少腰部受伤的可能性。适合的运动包括游泳、瑜伽以及温和的核心肌群训练等。

具体动作方面，首先可以通过桥式运动来增强腰背部肌肉：平躺于地面，双膝弯曲，双脚平放，双手置于身体两侧，缓慢抬起臀部，使身体从肩膀到膝盖呈一条直线，保持数秒后缓慢放下，重复10~15次。其次，猫式伸展有助于提高腰部柔韧性：跪姿，双手撑地，吸气时抬头并下沉腰部，呼气时低头并拱起背部，重复10~15次。这些锻炼可以有效增强腰部稳定性，预防扭伤。

3. **中医调养**　保持肾气充足是关键，“腰为肾之府”，肾气的盛衰直接影响腰部的健康。可以通过食用一些补肾的食物如黑芝麻、核桃、枸杞等来增强肾功能。其次，适当的传统养生功法如太极拳、八段锦等，有助于强健筋骨、疏通经络，特别是这些运动强调腰部的活动和柔韧性，能够有效预防腰部受伤。此外，定期进行针灸或推拿可以促进全身气血流通，特别是对一些与腰部健康密切相关的穴位如肾俞、命门等的刺激，能够增强腰部的抗病能力。

第十五章　膝关节内侧副韧带撕裂伤

一、概　　述

膝关节内侧副韧带位于膝关节内侧，是膝关节重要的静力稳定结构，主要功能是防止膝关节外翻及限制膝关节的异常内旋。内侧副韧带损伤多发生于运动过程中，如足球、篮球、滑雪等项目，当膝关节突然受到外翻暴力或旋转外力时，内侧副韧带易承受过大张力而发生断裂。根据损伤程度，可分为Ⅰ度（轻度拉伤，仅有少量纤维撕裂）、Ⅱ度（部分纤维断裂）和Ⅲ度（完全断裂）。

在受伤时通常会感到膝关节内侧突发剧痛，随后出现肿胀、淤血，行走及膝关节屈伸活动受限。体格检查时，压痛主要位于膝关节内侧（图 15-1），应力试验（如外翻应力试验）可辅助判断损伤程度。MRI 检查能够清晰显示内侧副韧带的损伤部位、范围以及是否合并其他膝关节结构损伤，如半月板损伤、交叉韧带损伤等，为诊断和治疗提供重要依据（图 15-2）。

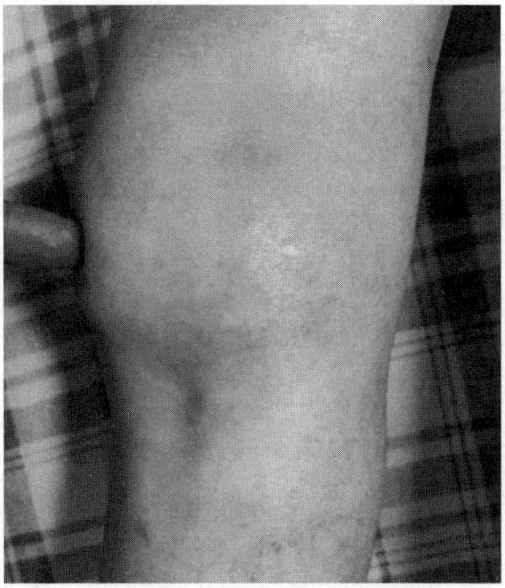

图 15-1　左膝关节内侧（患者手指疼痛点）

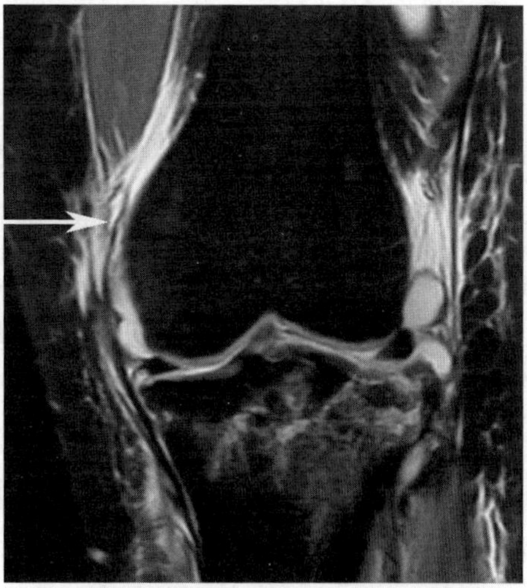

图 15-2　左膝内侧副韧带股骨止点损伤（箭头所指）

二、病因病机

1. **外力致伤**　多因直接暴力撞击膝关节外侧，迫使膝关节过度外翻，或间接暴力使膝关节在屈伸过程中发生过度扭转，导致内侧副韧带受到超出其承受能力的牵拉，引起筋脉撕裂。这种急性损伤会使局部气血运行受阻，气滞血瘀，不通则痛，故而出现疼痛、肿胀等症状。

2. **肝肾亏虚**　中医认为，肝主筋，肾主骨，肝肾的盛衰与筋骨的强壮与否密切相关。若患者本身肝肾不足，筋骨失于濡养，筋肉松弛，韧性下降，就会导致内侧副韧带较常人更易受损。而且在损伤后，由于肝肾精气无法有效滋养受损部位，使得修复能力减弱，病情迁延难愈。

3. **慢性劳损**　长期反复进行膝关节的屈伸、扭转等活动，会使内侧副韧带不断承受微小的应力刺激。日积月累，这些微小损伤逐渐积累，导致内侧副韧带的组织结构发生退行性改变，强度降低。当达到一定程度时，即使是轻微的外力，也可能引发内侧副韧带的断裂。同时，慢性劳损也会影响局部气血的运行，形成瘀血阻滞，加重病情。

三、辨证论治

（一）诊断要点

膝关节内侧副韧带撕裂伤临床表现如下：①伤后膝关节内侧即刻出现剧烈疼痛，疼痛如针刺，部位固定不移，肿胀明显，皮肤可见青紫瘀斑，膝关节屈伸活动严重受限；②膝关节内侧隐隐作痛，劳累后疼痛加剧，休息后缓解，关节活动不利，伴有肌肉轻度萎缩、腰膝酸软无力、头晕耳鸣等症状；③膝关节内侧疼痛，肿胀不甚明显，遇寒冷、潮湿天气疼痛加重，得温则舒，关节活动受限，自觉肢体沉重，屈伸不利；④膝关节内侧疼痛、肿胀，局部皮温升高，皮肤发红，疼痛较剧烈，活动时疼痛加剧，伴有发热、口渴、烦闷不安等症状。

有明确的外伤史，以患膝部肿胀，活动受限。结合中医四诊合参。注意是否合并有局部的撕脱性骨折、半月板损伤等。体格检查是否触及骨擦感，闻及骨擦音，结合 MRI 检查可与之相鉴别。

（二）药物治疗

1. **气滞血瘀**　舌质紫暗，或有瘀点、瘀斑，脉弦涩。以活血化瘀，消肿止痛为治则,治以桃红四物汤加减。

2. **筋脉失养** 舌质淡,苔薄白,脉细弱。以养血柔筋,补益肝肾为治则,治以补肾壮筋汤加减。

3. **风寒湿痹** 舌质淡,苔白腻,脉弦紧或濡缓。以祛风散寒,除湿通络为治则,治以独活寄生汤加减。

4. **湿热痹阻** 舌质红,苔黄腻,脉滑数。以清热利湿,宣痹通络为治则,治以四妙丸合宣痹汤加减。

(三)针灸治疗

1. **选穴原则** 针灸疗法遵循局部取穴与循经取穴相结合,以及辨证取穴的原则。局部取穴旨在疏通膝关节局部的经络气血,改善局部血液循环,促进损伤组织的修复;循经取穴则根据膝关节内侧所属经络,选取经络上的特定穴位,以调节经络气血的运行,达到整体治疗的目的;辨证取穴依据患者的具体症状、体征及舌象、脉象等,判断其证型,选取相应的穴位进行治疗,以实现个体化的精准治疗。

2. **常用穴位及功效**

(1)局部穴位

血海:足太阴脾经穴位,位于髌底内侧端上 2 寸,股四头肌内侧头的隆起处。具有活血化瘀、养血调经的功效,可促进膝关节局部的血液循环,消除瘀血肿胀,缓解疼痛。

梁丘:足阳明胃经的郄穴,在髂前上棘与髌底外侧端的连线上,髌底上 2 寸。郄穴多用于治疗急性疼痛,梁丘可有效缓解膝关节的急性疼痛症状,同时具有疏通经络、调和气血的作用。

内膝眼:位于髌韧带内侧凹陷处,是膝关节局部的阿是穴。直接刺激内膝眼可疏通膝关节内侧的气血阻滞,改善局部症状,对缓解疼痛、肿胀及促进关节功能恢复有显著效果。

阴陵泉:足太阴脾经合穴,在小腿内侧,胫骨内侧髁下缘与胫骨内侧缘之间的凹陷中。合穴主要用于治疗脏腑病证,阴陵泉可健脾利湿、通利关节,对膝关节内侧副韧带损伤引起的肿胀、疼痛及关节功能障碍有良好的治疗作用。

阳陵泉:八会穴之筋会,在小腿外侧,腓骨头前下方凹陷中。筋会可疏调筋脉,对各种筋病有特效,能有效改善膝关节内侧副韧带损伤导致的筋肉拘挛、疼痛及活动受限等症状。

（2）循经远端穴位

太冲：足厥阴肝经原穴，在足背，第1、2跖骨间，跖骨底结合部前方凹陷中，或触及动脉搏动处。原穴能够反映脏腑经络的气血盛衰，刺激太冲可疏肝理气、活血化瘀，调节肝经气血，对膝关节内侧副韧带损伤有很好的辅助治疗作用。

三阴交：足三阴经交会穴，在小腿内侧，内踝尖上3寸，胫骨内侧缘后际。三阴交可滋补肝肾、健脾养血，调节肝、脾、肾三脏功能，为治疗下肢疾病的常用穴位，对膝关节损伤后期的康复及整体身体机能的恢复有重要意义。

3. 针刺手法与操作 进针方法：根据穴位的不同特点和患者的体质，采用适当的进针角度和深度。如血海、梁丘等肌肉丰厚部位，可直刺1~1.5寸；内膝眼、阴陵泉等穴位，直刺0.5~1寸；太冲、三阴交等穴位，直刺0.5~0.8寸。进针时，动作要轻巧、迅速，避免损伤周围组织。

行针手法：依据患者的病情和体质，运用提插补泻、捻转补泻等手法。一般来说，损伤初期，瘀血阻滞、疼痛剧烈，多为实证，采用泻法，如在血海、梁丘等穴位，将针快速刺入穴位后，大幅度提插、捻转，使针感强烈，以达到活血化瘀、通络止痛的目的；损伤后期，气血不足、肝肾亏虚，多为虚证，采用补法，如在三阴交、太冲等穴位，缓慢进针，小幅度提插、捻转，使针感柔和，以补益气血、滋养肝肾。

留针时间：留针30min左右，期间可每隔10min行针1次，以增强针感，激发经气，提高治疗效果。对于疼痛剧烈的患者，可适当延长留针时间，或在留针过程中采用电针刺激，以持续发挥镇痛作用。

疗程安排：一般每日或隔日针灸1次，10~15次为一个疗程，疗程之间可适当休息2~3d，以观察患者的恢复情况，避免过度刺激。

4. 注意事项 严格遵守无菌操作原则，防止感染。针具应经过严格消毒，或使用一次性无菌针具。针刺前应向患者充分解释，消除其紧张情绪，避免因患者过度紧张导致肌肉痉挛，影响针刺操作和治疗效果。针刺时要注意避开血管、神经等重要组织，尤其是在膝关节周围等血管、神经分布丰富的区域，操作要谨慎。对于体质虚弱、精神紧张、饥饿、过度疲劳的患者，应采取适当的体位，手法宜轻，避免发生晕针等不良反应。如出现晕针，应立即停止针刺,将针全部起出,使患者平卧,注意保暖,轻者可给予温开水或糖水饮用,重者可针刺人中、内关等穴位进行急救。针刺后,嘱咐患者不要立即洗澡,避免针孔沾水,防止感染。同时,要注意观察针刺部位有无红肿、疼痛加剧等异常情况,如有不适,及时复诊。

(四)推拿疗法

1. **急性期(损伤后1~2周)** 此阶段局部肿胀、疼痛明显,推拿以缓解疼痛、减轻肿胀、促进局部血液循环为主要目的,避免加重损伤。

手法:①采用放松手法,患者取仰卧位,术者站在患侧,先用轻柔的㨰法、揉法在膝关节周围及大腿内侧、小腿内侧操作,重点在疼痛部位的上下方,动作要缓慢、均匀,压力适中,以放松肌肉,缓解肌肉痉挛,促进局部血液循环。操作时间5~10min。②点穴止痛:用拇指点按血海、梁丘、内膝眼、阴陵泉、阳陵泉等穴位,每个穴位点按1~2min,以产生酸胀感为度。通过刺激穴位,激发经络气血的运行,起到疏通经络、消肿止痛的作用。③消肿手法:术者双手握住膝关节,用拇指指腹在肿胀部位轻轻向心性推挤,由远心端向近心端进行,手法要轻柔、缓慢,避免加重损伤。同时,可配合轻揉手法,促进肿胀消退。

2. **缓解期(损伤后2~4周)** 肿胀逐渐消退,疼痛减轻,此阶段推拿旨在促进瘀血吸收,松解粘连,恢复膝关节的活动度。

手法:①采用理筋手法,在膝关节周围及大腿内侧、小腿内侧,用拇指或掌根进行理筋手法,顺着肌肉、肌腱的方向进行梳理,从近端向远端或从远端向近端反复操作,以松解粘连,理顺筋络,改善组织的营养供应,促进损伤修复。操作时间10~15min。②关节松动术:在无痛范围内,对膝关节进行屈伸、旋转等关节松动手法。如术者一手握住患者的小腿远端,另一手固定膝关节,缓慢进行膝关节的屈伸运动,幅度由小到大,逐渐增加关节活动度;也可进行膝关节的内旋、外旋松动,但要注意力度和幅度,避免引起疼痛和损伤加重。操作时要根据患者的耐受程度,逐渐增加松动的力度和范围。

3. **恢复期(损伤4周以后)** 疼痛和肿胀基本消失,主要以增强膝关节周围肌肉力量,巩固疗效,预防复发为目的。

手法:①按摩肌肉,用㨰法、揉法、拿法等手法在大腿股四头肌、腘绳肌及小腿肌肉上进行按摩,重点加强对股四头肌的按摩,以增强肌肉力量,改善肌肉功能。操作时手法要深沉有力，以促进肌肉的血液循环和新陈代谢，提高肌肉的耐力和收缩能力。操作时间 10~15min。②康复训练指导：指导患者进行膝关节的功能锻炼，如直腿抬高、股四头肌等长收缩、膝关节屈伸练习等。在指导过程中，要向患者详细讲解动作要领和注意事项，确保患者正确进行锻炼。同时，根据患者的恢复情况，逐渐增加锻炼的强度和难度。

四、医案解要

谭志超医案

张某，55 岁，2013 年 11 月 6 日初诊。

【病史】患者因“左膝疼痛、活动受限 5d”来诊，患者 5d 前不慎扭伤致左膝疼痛、活动受限，休息后症状未见明显缓解，现为行进一步诊疗，前来就诊。

【刻下症】症见膝关节内侧剧痛，压痛明显，局部迅速肿胀，皮肤可见青紫瘀斑，膝关节屈伸及旋转活动严重受限，无法正常行走与负重。舌质紫暗，苔薄白，脉涩。

【诊断】

中医诊断：伤筋（气滞血瘀证）。

西医诊断：膝关节内侧副韧带损伤。

【治法】中医以“活血化瘀，通络止痛”为法。内服中药汤剂，配合中医定向透药治疗，外用骨伤跌打软膏。

【方药】桃红四物汤加减。组成：桃仁 10g，红花 10g，当归 15g，川芎 10g，白芍 15g，熟地黄 15g，三七粉 3g（冲服）。每日 1 剂，水煎分 2 次服，早晚各 1 次。

【二诊】受伤 2 周后，疼痛有所减轻，但仍有压痛，肿胀逐渐消退，皮肤颜色由青紫转为淡黄，关节开始出现僵硬感，活动范围较正常人有明显减小，股四头肌等周围肌肉开始有轻度萎缩。舌质由紫暗逐渐转为淡红，舌苔薄白（表示病情较为稳定，无明显热象）。脉弦细（弦细脉表示疼痛虽有减轻，但仍存在气血不畅的情况，且已有正气渐虚的趋势；细涩脉则进一步说明气血运行仍有阻滞，同时正气已有所损耗，气血不足以充盈脉道）。属损伤中期，治以和营生新、接骨续筋。以和营止痛汤加减。组成：赤芍 15g，当归 15g，川芎 10g，苏木 10g，陈皮 10g，桃仁 10g，续断 15g，乌药 10g，乳香 6g，没药 6g，甘草 6g。

【三诊】伤后 4 周，疼痛基本消失，肿胀完全消退，关节活动度较前明显改善，但在进行大幅度活动或长时间运动后，仍可能有不适感，肌肉萎缩较为明显，肌肉力量尚未恢复，行走时可能会有不稳感。属损伤后期，治以补益肝肾、强壮筋骨。外用骨筋通络外用颗粒。以六味地黄丸合壮筋养血汤加减。组成：熟地黄 20g，山茱萸 15g，山药 15g，泽泻 10g，茯苓 15g，牡丹皮 10g，当归 15g，川芎 10g，白芍 15g，续断 15g，红花 10g，牛膝 15g，杜仲 15g。

特色疗法

中药熏洗

外用骨筋通络外用颗粒熏洗，骨筋通络外用颗粒主要由大黄、黄柏、泽兰、侧柏叶、制马钱子、独活、防风、羌活、薄荷组成，有祛风活血、消肿止痛、舒筋活络、通利关节的功效，方中大黄为君，活血化瘀，凉血通经。臣以制马钱子、泽兰活血祛瘀，通络止痛；侧柏叶、独活、羌活祛风除湿，舒筋活络。佐以黄柏清热除湿，薄荷、防风祛风通络，以增强侧柏叶、独活、羌活之功效。

用法：1 袋置于盆中，用适量开水溶散后。先熏蒸患处，待水温降至大约 40℃后泡洗患处，持续时间 20~30min。期间视药液温度情况，可适当加热药液。患者应一边泡洗，一边被动或主动活动患膝。每天 2 次，7d 为 1 个疗程，连续治疗 3 个疗程（共 3 周）。

【按】本医案患者张某因扭伤导致左膝疼痛、活动受限，初诊时症见膝关节内侧剧痛、肿胀、青紫瘀斑，舌质紫暗，脉涩，诊断为膝关节内侧副韧带损伤，属气血瘀阻型。治疗初期以活血化瘀、消肿止痛为主，内服桃红四物汤加减，外用骨伤跌打软膏，方中桃仁、红花为君药，活血化瘀；当归、川芎为臣药，补血活血；白芍、熟地黄为佐药，滋阴养血；三七粉为使药，化瘀止血、消肿定痛。二诊时疼痛减轻，肿胀消退，但关节僵硬，肌肉萎缩，舌质转淡红，脉弦细，属损伤中期，治以和营生新、接骨续筋，内服和营止痛汤加减，方中赤芍、当归、川芎、桃仁、苏木为君药，活血化瘀；续断为臣药，补肝肾、强筋骨；乳香、没药、陈皮、乌药为佐药，行气止痛；甘草为使药，调和诸药。三诊时疼痛基本消失，肿胀消退，关节活动度改善，但肌肉萎缩明显，脉沉细，属损伤后期，治以补益肝肾、强壮筋骨，内服六味地黄丸合壮筋养血汤加减，方中熟地黄、山茱萸、山药、泽泻、茯苓、牡丹皮为六味地黄丸，滋补肾阴；当归、川芎、白芍养血活血；续断、杜仲、牛膝补肝肾、强筋骨；红花活血化瘀。外用骨筋通络外用颗粒，祛风活血、消肿止痛。全案治疗分三期，初期活血化瘀，中期和营生新，后期补益肝肾，内外兼治，疗效显著。

名家验方

1. 活血化瘀方（清代王清任身痛逐瘀汤巧妙化裁）

组成：川芎 15g，桃仁 10g，红花 10g，没药 6g，当归 12g，五灵脂 10g，香附 10g，牛膝 15g，地龙 10g，秦艽 10g，羌活 10g，甘草 6g。

方解：方中桃仁、红花为活血化瘀的经典组合，桃仁苦、甘，平，归心、肝、大肠经，善于破血行滞；红花辛，温，归心、肝经，能活血通经、散瘀止痛，二者协同，增强活血化瘀之力，为君药。当归甘、辛，温，归肝、心、脾经，补血活血、调经止痛；川芎辛，温，归肝、胆、心包经，活血行气、祛风止痛，二者相伍，既助活血化瘀，又能养血，使祛瘀而不伤正，共为臣药。没药苦、辛，平，归心、肝、脾经，五灵脂苦、咸、甘，温，归肝经，均能活血止痛、化瘀止血，辅助君臣药增强止痛效果；香附辛、微苦、微甘，平，归肝、脾、三焦经，疏肝理气，气行则血行，有助于瘀血的消散；牛膝苦、甘、酸，平，归肝、肾经，既能活血化瘀，又能引血下行，直达病所，共为佐药。地龙咸，寒，归肝、脾、膀胱经，清热息风、通络；秦艽辛、苦，平，归胃、肝、胆经，祛风湿、通络止痛；羌活辛、苦，温，归膀胱、肾经，解表散寒、祛风胜湿、止痛，三者合用，祛风除湿、通络止痛，增强全方对关节疼痛、活动不利的治疗作用。甘草甘，平，归心、肺、脾、胃经，调和诸药，为使药。

功效与适用证：全方具有活血化瘀、祛风除湿、通络止痛的显著功效，特别适用于膝关节内侧副韧带撕裂伤初期，瘀血阻滞经络，气血运行不畅所导致的局部肿胀、疼痛剧烈、活动受限，舌质紫暗或有瘀斑，脉弦涩等症状。

2. 补益肝肾方（《景岳全书》中的左归丸为基础精心加减）

组成：熟地黄 20g，山药 15g，山茱萸 12g，枸杞子 15g，菟丝子 15g，鹿角胶 10g（烊化），龟板胶 10g（烊化），牛膝 12g，杜仲 15g，桑寄生 15g。

方解：熟地黄甘，微温，归肝、肾经，滋阴补血、益精填髓，为滋阴补肾的要药，重用为君药。山药甘，平，归脾、肺、肾经，补脾养胃、生津益肺、补肾涩精；山茱萸酸、涩，微温，归肝、肾经，补益肝肾、收涩固脱；枸杞子甘，平，归肝、肾经，滋补肝肾、益精明目，三者协同，辅助熟地黄增强滋补肝肾之效，共为臣药。菟丝子辛、甘，平，归肝、肾、脾经，补肾固精、养肝明目；鹿角胶甘、咸，温，归肝、肾经，温补肝肾、益精养血；龟板胶咸、甘，凉，归肝、肾、心经，滋阴潜阳、益肾强骨、养血补心，三者阴阳双补，填补精髓，进一步加强补益肝肾之力；牛膝补肝肾、强筋骨，又能引药下行；杜仲甘，温，归肝、肾经，补肝肾、强筋骨；桑寄生苦、甘，平，归肝、肾经，祛风湿、补肝肾、强筋骨，共为佐药。诸药合用，共奏补益肝肾、强筋壮骨之功。

功效与适用证：该方主要用于膝关节内侧副韧带撕裂伤后期，经过前期治疗，瘀血已基本消散，但肝肾亏虚，筋肉失养，出现膝关节酸软无力、疼痛隐隐、活动后加重、腰膝酸软、头晕耳鸣等症状，舌质淡，苔薄白，脉沉细。

3. 消肿止痛膏（吴师机《理瀹骈文》中的膏药配方思路）

组成：乳香 30g，没药 30g，血竭 15g，儿茶 20g，大黄 30g，栀子 20g，白芷 15g，姜黄 20g，黄柏 20g，冰片 10g，薄荷脑 10g，等。

方解：乳香、没药均为活血止痛的要药，乳香辛、苦，温，归心、肝、脾经，能活血定痛、消肿生肌；没药苦、辛，平，归心、肝、脾经，活血止痛、消肿生肌，二者相须为用，增强活血止痛、消肿生肌的功效，为君药。血竭甘、咸，平，归心、肝经，活血定痛、化瘀止血、生肌敛疮；儿茶苦、涩，微寒，归肺经，收湿敛疮、生肌止血、活血止痛、清肺化痰，辅助君药增强活血化瘀、消肿止痛、生肌敛疮的作用，为臣药。大黄苦，寒，归脾、胃、大肠、肝、心包经，泻下攻积、清热泻火、凉血解毒、逐瘀通经；栀子苦，寒，归心、肺、三焦经，泻火除烦、清热利湿、凉血解毒；黄柏苦，寒，归肾、膀胱经，清热燥湿、泻火解毒、除骨蒸，三者清热泻火、凉血解毒，可减轻局部的红肿热痛；

白芷辛，温，归肺、胃、大肠经，解表散寒、祛风止痛、通鼻窍、燥湿止带、消肿排脓；姜黄辛、苦，温，归肝、脾经，破血行气、通经止痛，辅助君臣药活血消肿止痛，共为佐药。冰片辛、苦，微寒，归心、脾、肺经，开窍醒神、清热止痛；薄荷脑辛，凉，归肺、肝经，疏散风热、清利头目、利咽透疹、疏肝行气，二者外用可清凉止痛，增强消肿止痛的效果，为使药。

功效与使用方法：诸药共研细末，用凡士林调成膏状，外敷于膝关节内侧疼痛处。该膏具有消肿止痛、活血化瘀的功效，可直接作用于损伤局部，促进局部血液循环，消散瘀血，减轻肿胀和疼痛，适用于损伤初期及中期，局部肿胀、疼痛明显者。

4. 舒筋活络洗剂（《伤科补要》的海桐皮汤加减）

组成：海桐皮 30g，透骨草 30g，乳香 15g，没药 15g，当归 20g，川椒 10g，川芎 15g，红花 15g，威灵仙 30g，防风 20g，白芷 15g，甘草 10g。

功效与使用方法：将上述药物加水煎后熏洗膝关节。通过热力和药力的双重作用，能起到舒筋活络、祛风止痛的作用，改善膝关节局部的血液循环，缓解肌肉痉挛，促进损伤组织的修复，适用于损伤中后期，膝关节疼痛减轻但仍活动不利、筋肉拘挛者。

特色疗法

1. **中药贴敷**　筋伤早期活血化瘀、消肿止痛，可使用骨伤跌打药膏；中期接骨续筋，可使用接骨续筋药膏。

2. **中药涂擦**　筋伤早期可使用万应跌打酒涂擦以温经通络、化瘀止痛。

3. **中药湿敷**　将中药煎汤或取汁后用纱布等敷料浸湿，贴敷于患处。

4. **中药熏洗**　通过煎煮中药等产生的蒸汽熏蒸患处，或用药液浸泡、淋洗，达到治疗目的。

5. **其他**　中药离子导入、中药封包治疗、骨折治疗仪治疗、激光疗法、冷冻治疗等。

常用特色疗法见图 15-3，图 15-4。

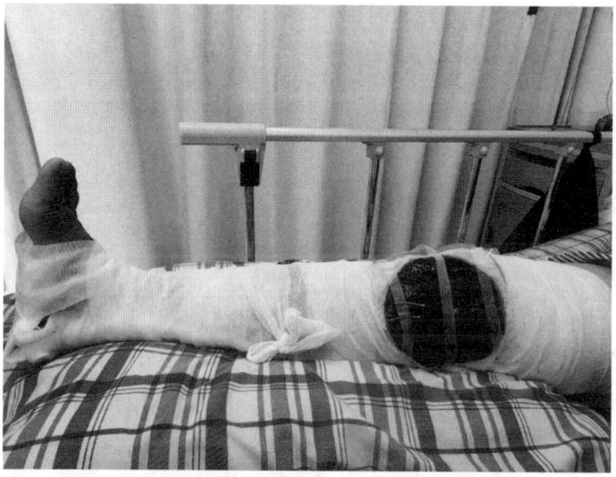

图 15-3　右膝行超膝、超踝石膏固定，膝内侧行外敷骨伤跌打软膏，指导患者行踝泵、股四头肌功能锻炼

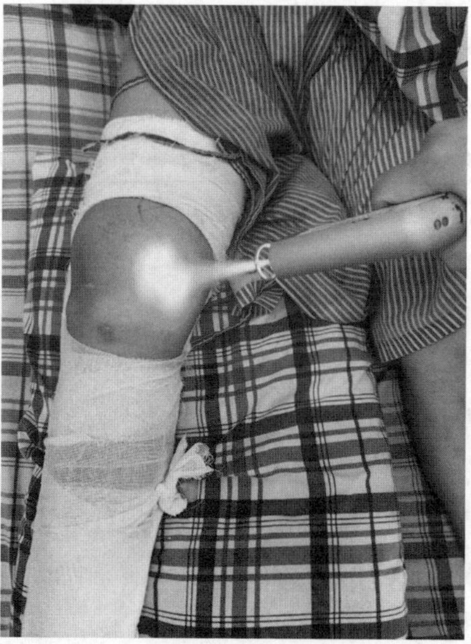

图 15-4　损伤早期膝内侧行冷冻治疗

第十六章　骨性膝关节炎

一、概　　述

骨性膝关节炎是一种以关节软骨进行性退变、软骨下骨硬化/囊变、骨赘形成及滑膜炎症为特征的退行性关节疾病，是导致中老年人膝关节疼痛和功能障碍的主要病因之一。属于非炎症性、非对称性关节炎。

二、病因病机

肝藏血，血养筋，故肝之合筋也。肾主储藏精气，骨髓生于精气，故肾之合骨也。诸筋者，皆属于节，筋能约束骨节。由于中年以后肝肾亏虚，肝虚则血不养筋，筋不能维持骨节之张弛，关节失滑利，肾虚而髓减，致使筋骨均失所养。加之过度劳累，日积月累，筋骨受损，营卫失调，气血受阻，经脉凝滞，筋骨失养，复加风、寒、湿邪侵袭，经络不畅，致生本病。肝肾亏虚是本病的发病基础，风、寒、湿、热邪侵袭及跌扑扭伤为发病诱因，血瘀是其病变过程中的病理产物。

三、辨证论治

（一）诊断要点

1. 临床表现

（1）疼痛：反复膝关节疼痛，活动后可能减轻，天气变化可加重。

（2）年龄：多见于中老年人（通常≥40岁）。

（3）僵硬：晨僵时间短暂，通常≤30min。

（4）关节声响：活动时关节有骨擦音（感）或咔嚓声。

（5）功能受限：关节活动障碍，可能出现无力、肿大或变形。

2. 影像学检查　X线检查：关节间隙非对称性变窄；关节边缘唇样改变或骨质增生；软骨下骨硬化和/或囊性变。

（二）药物治疗

1. **气滞血瘀证（多见发作期、缓解期）**　关节疼痛如刺或胀痛，休息疼痛不减，关节屈伸不利，面色晦暗，舌质紫暗，或有瘀斑，脉沉涩。治以行气活血为法，方选桃红四物汤加减，配合丹芎活血片。

2. **寒湿痹阻证（多见于发作期、缓解期）**　关节疼痛重着，遇冷加剧，得温则减，关节屈伸不利，腰身重痛，舌质淡，苔白腻，脉濡缓。治以散寒除湿为法，方选蠲痹汤加减，配合关节通片。

3. **湿热痹阻证（多见于发作期、缓解期）**　关节红肿热痛，触之灼热，关节屈伸不利，发热，口渴不欲饮，烦闷不安，舌质红，苔黄腻，脉濡数或滑数。治以清热除湿为法，方选四妙散加减，配合关节通片。

4. **肝肾亏虚证（多见于缓解期、康复期）**　关节隐隐作痛，腰膝无力，酸软不适，遇劳更甚，舌质红，少苔，脉沉细无力，治以滋补肝肾为法，方选左归丸加减，配合关节通片。

5. **气血虚弱证（多见于缓解期、康复期）**　关节酸痛不适，倦怠乏力，不耐久行，头晕目眩，心悸气短，面色少华，舌淡，苔薄白，脉细弱。以补气养血为治法，方选八珍汤加减，配合关节通片。

（三）手法治疗

1. **理筋手法**　以点按、揉按、拿捏、屈伸、弹拨等为主要操作要点。

2. **推髌手法**　以向上下内外各方向推动髌骨为主要操作要点。

3. **膝关节拔伸牵引**　治疗者双手握持小腿远端拔伸并持续牵引，力量以有膝关节牵开感为度。

4. **膝关节被动屈伸法**　收展髋关节，至极限位（以患者能忍受为度），反复操作；被动屈伸膝关节，至极限位（以患者能忍受为度），反复操作。

（四）针灸治疗

1. **针刺法**　局部取穴为主，远部取穴为辅，可选用传统针灸、火针、电针等特色针刺疗法。

2. **灸法**　穴位艾条灸、火龙罐等。

四、医案解要

黄中强医案

李某，女，84 岁，2024 年 6 月 10 日首诊。

【病史】患者因“双膝反复疼痛 2 年，左膝加重 1 周”来诊。患者于 2 年前开始无明显诱因下出现双膝疼痛，久行及劳累后加重，休息可缓解，反复发作，无关节红肿，久行后伴轻度跛行。曾至外院门诊就诊，予消炎镇痛、活血化瘀等药物保守治疗为主，症状反复；1 周前自觉双膝疼痛加重，左膝为甚，痛有定处，刺痛、伴活动及行走困难。现为进行进一步诊治，遂来我院门诊就诊。

【刻下症】双膝轻度骨性膨大，关节间隙压痛存在，以内侧间隙为甚，过伸过屈试验（+），髌骨研磨试验（+），回旋挤压试验（+），膝活动度 0~110°，以上体征均以左膝为甚，患肢末端血运、感觉、运动尚可。

【辅助检查】X 线检查提示双膝关节构成骨关节面骨质硬化，部分变尖，内侧关节间隙变窄（图 16-1）。

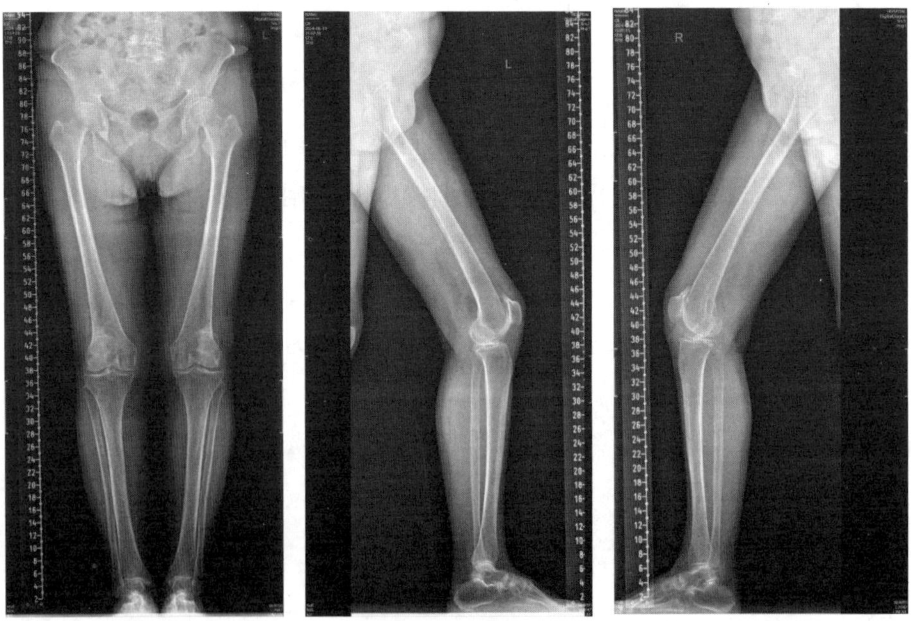

双下肢正位　　左下肢侧位　　右下肢侧位

图 16-1　患者 X 线片

【诊断】

中医诊断：膝痹（气滞血瘀、肝肾亏虚证）。

西医诊断：双膝关节骨性关节炎。

【治法】中医以“活血化瘀，行气通络止痛兼补益肝肾、强筋健骨”为法，口服中药汤剂及关节通片一次 4 片，3 次 /d，外敷骨伤跌打软膏以活血散瘀、消肿止痛、通利关节，每日 1 次，配合中医定向透药及火龙罐治疗。

【方药】桃红四物汤加减。白芍 15g，丹参 15g，四制香附 15g，桃仁 15g、酒川芎 10g，生地黄 25g，当归 10g，甘草 5g，红花 5g，醋延胡索 10g，三七片 5g，怀牛膝 10g，山药 10g。每日 1 剂，水煎两次，早晚分服。7 剂为 1 疗程，忌生冷、油腻及辛辣发物。

【二诊】7d 后左膝肿痛减轻 50%，苔薄淡。调整方中加用枸杞子 10g、山茱萸 10g、菟丝子 10g、龟板胶 10g、鹿角胶 10g 等，以增加补益肝肾之力。其余守方。

【三诊】14d 后疼痛缓解 70%，上下楼梯改善，舌暗减轻，苔薄白。调整方中生地黄 25g 改为熟地黄 25g，增加滋补之力；方中加桑寄生 15g，增强补肝肾之力。关节通片改为壮骨强筋片口服，每次 4 片，3 次 /d。加用舒筋逐瘀外洗方，煎煮后药液晾至合适温度进行患膝熏洗、浸泡或热敷，每日睡前一次，或白天加多一次。其余守方。

【四诊】28d 后疼痛基本控制，X 线检查示关节间隙无明显恶化。持续壮骨强筋片口服及舒筋逐瘀外洗方熏洗治疗。嘱患者行股四头肌等长收缩训练，避免登山、下蹲等加重关节负担及搬重物、久行久立等磨损动作，避免股四头肌过度萎缩；多食黑豆、核桃补肾，忌海鲜（助湿）、动物内脏（碍脾生痰）；注意防风、保暖。

【按】辨证抓住“气滞血瘀”与“肝肾不足”并存病机，急则治其标，缓则治其本，分层施治：初期急则治其标，以行气活血、消肿止痛为主，方选桃红四物汤加减，功在化瘀；中期邪去而未尽，扶正而未坚，标实本虚同存，扶正亦祛邪，治以活血祛瘀与补益肝肾兼顾，方选桃红四物汤 + 左归丸加减；后期邪去正更虚，治以舒筋活络、补益肝肾、强筋固本为主，选方转以左归丸为主，功在强化补益肝肾。

方药配伍深意：丹参、桃仁、红花协同增强活血通络之力。三七、川芎、延胡索协同强化化瘀止痛之力，缓解膝痛。生地黄、山药、山茱萸、菟丝子、枸杞子补肾填精，固护先天之本，改善腰膝酸软乏力等虚损症状，为化瘀固本。白芍、当归养血柔肝、缓急止痛，缓解血虚肝郁，防活血药伤阴。

外治与内服协同：骨伤跌打软膏外敷、舒筋逐瘀外洗方熏洗患膝可协同增强消炎镇痛之功，火龙罐激发经气，内外配合缩短疗程。

名家验方

1. 骨伤跌打软膏（叶伟洪经验方）

组成：当归粉、姜黄粉、寻骨风粉、川芎粉、土鳖虫粉、制马钱子粉、木芙蓉叶粉、穿山龙粉、醋乳香粉、苏木粉、没药粉、牛膝粉、千年健粉、煅自然铜粉、路路通粉、刘寄奴粉、醋延胡索粉、透骨草粉、泽兰粉、骨碎补粉、伸筋草粉、桑枝粉、紫荆皮粉、生甘草等。

功效：活血祛瘀，消肿止痛，祛风胜湿，舒筋通络。

主治：用于各种软组织损伤、陈旧性劳损及骨关节病、早期闭合性骨折、风湿类疾病等损伤肿痛。

方解：跌打损伤多因皮肉筋骨受损引起气血凝滞、经络阻塞、筋骨伤损。临床常见有早期闭合性骨折、软组织损伤等，局部见有肿胀疼痛、青紫，活动受限，关节屈伸不利，辨证多属气滞血瘀、经络阻塞，外治法当活血祛瘀、消肿止痛。风湿类疾病含义甚广，可以包括所有侵犯肌肉骨骼系统、以疼痛为主要表现的疾病，或局部酸痛重着，屈伸不利，或肌肉麻木不仁，乃因风寒湿之气杂至而痹阻经脉，外治法当以祛风湿，通经脉，佐以活血祛瘀。方中紫荆皮、寻骨风、伸筋草、桑枝共为君药，起到祛风行血，止痛消肿的作用。当归、川芎、乳香、没药等则有行气活血之效，共为臣药。马钱子等能散血热，消肿痛，以之为佐药。生甘草缓和诸药药性，为使药。共奏活血祛瘀，行气消肿止痛，祛风胜湿，舒筋活络之功效（图 16-2）。

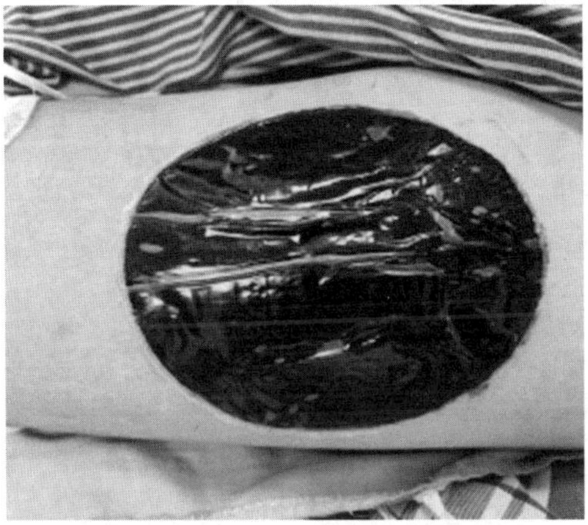

图 16-2　东莞市中医院骨伤跌打软膏

2. 舒筋逐瘀外洗方（黄中强经验方）

组成：桂枝、红花、刺五加皮、宽筋藤、路路通、大黄、广东王不留行、防风、透骨草、醋没药、鸡血藤、当归尾。

功效：活血化瘀、舒筋活络、祛风散寒，兼补肝肾之功。

主治：各种跌打损伤和筋骨疼痛。

用法：煎煮后药液晾至合适温度进行患膝熏洗、浸泡或热敷。

方解：方中桂枝发汗解肌，温经通脉，通阳化气；红花活血通经，祛瘀止痛；刺五加皮健脾益气，补肾强腰，养心安神，化痰平喘；宽筋藤舒筋活络、祛风止痛；路路通祛风活络，利水，通经下乳；大黄泻下攻积、清热泻火、止血、解毒、活血祛瘀、清泻湿热；广东王不留行活血通经，下乳，消痈，利水通淋；防风祛风解表，胜湿止痛，止痉；透骨草祛风除湿，舒筋活络；醋没药活血止痛，消肿生肌；鸡血藤活血补血、舒筋活络；当归尾补血活血止痛。鸡血藤、路路通、宽筋藤、透骨草共用，舒筋通络，通利关节；王不留行、当归尾、红花、大黄共用，活血化瘀通经；桂枝、防风胜湿散寒止痛；刺五加皮补肾强腰；醋没药消肿生肌。

3. 关节通片

组成：醋乳香、丁香、川芎、独活、甘草片等。

功效：活血通络，行气止痛，通利关节。

主治：用于血瘀气滞、脉络痹阻所致的骨性关节炎。

方解：方中醋乳香活血行气，伸筋止痛；川芎活血行气，祛风止痛；丁香温中行气，止痛；甘草片调和诸药，缓急止痛。诸药合用，共奏活血通络、行气止痛、通利关节之功，使气行血活，风湿得除，经络通畅，则关节疼痛、肿胀、屈伸不利诸症自可缓解。

特色疗法

（一）外治法

外敷膏剂、散剂、水剂等，也可采用熏、洗等方法。气滞血瘀证、肝肾亏虚证、气血虚弱证宜用万应跌打酒、骨伤跌打软膏、双柏散、骨伤外洗颗粒、跌打万花油等；寒湿痹阻证宜用温经通络、化瘀止痛、续筋接骨之剂，如骨筋通络外用颗粒等；也可采用中药汤剂熏洗局部，以舒筋通络，如用舒筋逐瘀外洗方等。有严重张力性水疱和使用伤膏后过敏者应避免使用。

此外，还可使用中成药注射液进行膝关节穴位注射疗法、中医定向透药疗法（消肿止痛外用方）、耳穴压豆、腹部穴位按摩、穴位贴敷（活血通络散）等。

（二）功能导引

在医生指导下进行直腿抬高、蹲“马步”、下蹲、慢跑、骑车、游泳、太极拳、八段锦等运动，或持续被动运动、“踩单车”等。

第十七章　踝关节扭伤

一、概　　述

踝关节扭伤是指因外力作用导致踝关节周围韧带、关节囊及软组织的损伤，常见于运动损伤和日常活动。踝关节扭伤可见局部肿胀、疼痛、压痛，踝关节低位压痛点常发生在外踝间距腓前韧带止点处、高位扭伤则发生在下胫腓联合前韧带（图 17-1），活动时疼痛加剧，严重者可有瘀斑，踝关节屈伸、内翻、外翻等活动受限或不稳，根据损伤部位可分为外侧、内侧和高位踝关节扭伤，根据损伤程度又可分为轻度拉伤（Ⅰ度）、中度部分撕裂（Ⅱ度）和重度完全撕裂（Ⅲ度）。

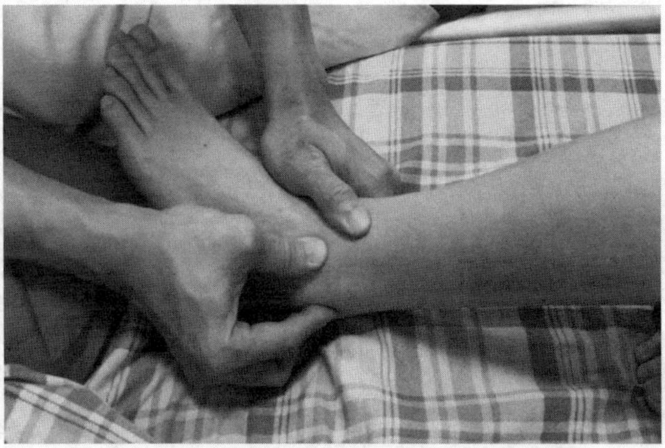

图 17-1　踝关节低位扭伤和高位扭伤常见压痛点

临床上可用踝关节抽屉试验检查韧带是否损伤。操作方法如下。前抽屉试验：患者取仰卧位，膝关节屈曲 90°，足放松置于检查床上。检查者坐在患者足前方，用双手握住患者小腿远端，固定住胫骨，然后用相对较小的力量向前拉小腿，如果胫骨向前移动的幅度比健侧大，超过正常活动范围，伴有或不伴有疼痛，即为前抽屉试验阳性（图 17-2）。后抽屉试验：患者体位与前抽屉试验相同，检查者双手握住患者小腿远端，固定住胫骨，然后用适当力量向后推小腿，若胫骨向后移动的幅度明显大于健侧，伴有或不伴有疼痛，则为后抽屉试验阳性。临床上行踝关节 MRI 检查可以辅助明确踝扭伤具体受伤的部位，如距腓前韧带撕裂伤（图 17-3）。

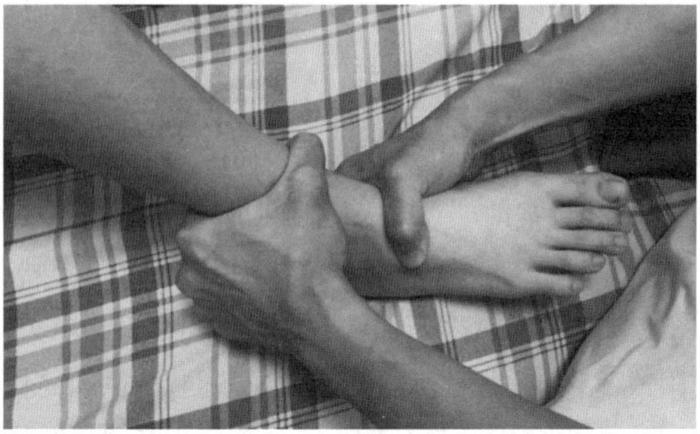

图 17-2　前抽屉试验

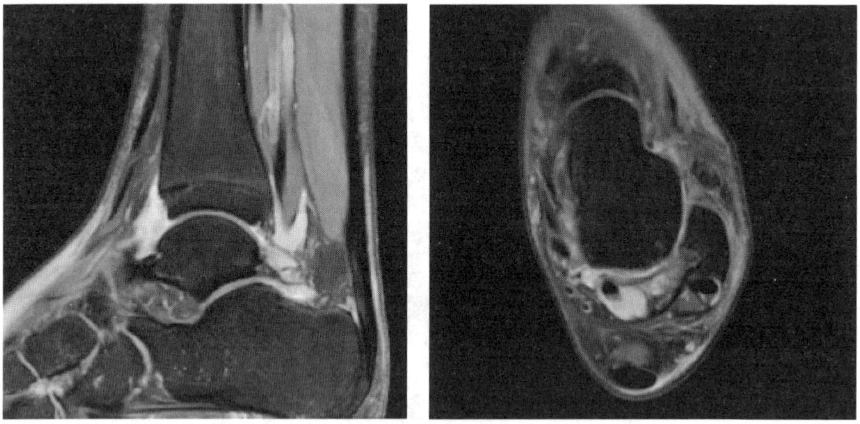

图 17-3　踝关节积液及距腓前韧带损伤 MRI 表现

中医古籍多将踝关节扭伤其归为“筋伤”“踝缝伤筋”“伤筋病”等范畴。《仙授理伤续断秘方》对伤筋的症状有“凡左右损处，只相度骨缝，仔细捻捺、忖度，便见大概”的记载，其病因多为外力伤筋、气血瘀滞，损及经络、筋脉，如《医宗金鉴 · 正骨心法要旨》提到的“踝骨损伤”，就包含了踝关节扭伤的情况。

二、病因病机

1. **急性外伤，筋脉受损** 踝关节突然遭受外力（如跌扑、扭挫、运动损伤），导致局部“筋”（包括韧带、肌腱、筋膜等）的过度牵拉或撕裂，中医称为“筋出槽”。损伤后局部血脉破裂，血溢脉外，形成瘀血；气机受阻，气血运行不畅，故见肿胀、青紫、疼痛。《正体类要》提到：“肢体损于外，则气血伤于内”，强调外伤导致气血失调的整体影响。

2. **外邪侵袭，痹阻经络**

（1）风寒湿邪：扭伤后局部气血虚弱，若未及时保护，风寒湿邪乘虚侵入，痹阻经络。寒邪使气血凝滞，加重瘀血，疼痛遇冷加剧（如“寒凝血瘀”）。湿邪导致局部肿胀缠绵难消，活动沉重。

（2）湿热瘀结：若损伤后局部瘀血未散，复感湿热邪气（如夏季湿热环境），可形成“瘀热互结”，表现为红肿热痛。

3. **肝肾亏虚，筋骨失养** 肝血不足则筋失濡养，韧带松弛易扭伤；肾精亏虚则骨髓不充，骨骼支撑力弱（如《素问》云：“肝气衰，筋不能动”）。长期劳累或年老体衰，肝肾渐虚，轻微外力即可致伤，且恢复缓慢（如反复踝扭伤者多属此型）。

4. **气血不足，推动无力** 气为血之帅，气虚则血行无力，瘀血难散，肿胀难消（如《医林改错》言“元气既虚，必不能达于血管，血管无气，必停留而瘀”）。血虚则筋脉失濡，局部修复能力下降，表现为隐痛、乏力、恢复迟缓。

三、辨证论治

（一）诊断要点

1. 临床表现

（1）明确外伤史：通常有内翻或外翻的扭伤史，以内翻损伤（伤及外侧韧带）最为常见。

（2）疼痛：踝关节外侧（最常见）、内侧或前下方立即出现疼痛，活动时加剧。

（3）肿胀：损伤后迅速或逐渐出现局部肿胀。

（4）功能障碍：因疼痛和结构不稳，导致行走困难或不敢负重。

（5）感觉异常：部分患者可能感到关节有“松动感”或扭伤时听见“啪”的响声（提示韧带可能完全断裂）。

2. 专科检查

（1）压痛点：外侧韧带损伤压痛点主要在外踝前方及下方（距腓前韧带最常见）；内侧韧带损伤压痛点主要在内踝下方（三角韧带）；下胫腓联合损伤压痛点在小腿骨之间的踝关节前方上方。

（2）特殊检查：前抽屉试验可检查距腓前韧带的完整性，阳性提示踝关节前向不稳；内翻应力试验可检查距腓前韧带和跟腓韧带，阳性提示外侧不稳。

3. 影像学检查

（1）X 线检查：排除骨折。

（2）MRI 检查：诊断韧带完全断裂、软骨损伤、隐匿性骨折或慢性踝关节不稳。

（二）药物治疗

踝关节扭伤在中医中属于“筋伤”“踝缝伤筋”“伤筋病”范畴，多因外力致局部气血壅滞、经络受阻，引发肿痛及功能障碍。治疗需分阶段辨证，结合内服、外治综合调理，初期（伤后 1~2 周）以活血化瘀、消肿止痛为主，中期（伤后 2~4 周）以和营生新、接骨续筋为主，后期（4 周以后）以补益肝肾、强筋壮骨、通利关节为主，以下为具体辨证论治思路：

1. 气滞血瘀　踝部肿胀剧痛，肿胀程度较为明显，可波及整个踝关节周围，疼痛剧烈，多为刺痛感，位置固定不移，皮下青紫瘀斑，压痛明显，关节活动受限，舌质暗或有瘀点，脉弦涩。治以行气活血，化瘀止痛为法，方选桃红四物汤。

2. 湿热蕴结　踝关节红肿热痛，局部发热或皮温升高，疼痛较为剧烈，呈胀痛或灼痛，小便黄赤，大便黏腻，口干口苦不欲饮。舌红，苔黄腻，脉象多滑数或濡数。治以清热利湿，活血止痛为法，方选二妙散加减。

3. 寒湿阻络　踝关节肿胀疼痛，程度相对为缓慢形成，皮色无明显变化或略显苍白，局部发凉，得温则舒，遇寒加重，疼痛多为酸痛或重痛，关节沉重，活动不利，时有关节僵硬感，可见身体困重，四肢乏力，口淡不渴或食欲缺乏，大便稀溏，舌质淡，苔白腻，脉象多濡缓或沉迟。治以温经散寒，通络止痛为法，方选独活寄生汤加减。

4. 肝肾亏虚　踝部肿胀经久不消，疼痛绵绵，酸软无力，劳累或久行加重，伴头晕耳鸣、腰膝酸软，舌淡苔白，脉沉细。治以补益肝肾，强筋壮骨为法，方选六味地黄丸加减。

5. **气血不足** 踝部肿胀已消或有轻微肿胀，隐痛，头晕目眩、四肢倦怠伴面色苍白或萎黄、唇甲色淡、气短心慌，舌淡苔白，脉沉细。治以益气补血、活血化瘀为法，方选八珍汤。

（三）针灸治疗

1. **体针** 选穴：以局部穴位为主，结合循经远端取穴。常用穴位有阿是穴、申脉、照海、解溪、丘墟、昆仑等。外侧韧带损伤可加阳陵泉、悬钟；内侧韧带损伤加三阴交、太溪。

操作：常规消毒后，根据穴位特点选择适当的针刺角度和深度，行提插捻转等手法，以得气为度，留针 20~30min，期间可适当行针以增强针感，每日或隔日治疗 1 次。

2. **电针** 选穴：与体针选穴类似。

操作：在针刺得气后，将电针仪的输出电极分别连接在两根针柄上，选择疏密波或连续波等，根据患者耐受程度调节电流强度，以局部肌肉轻微收缩为度，通电时间一般为 20min 左右，每周 2~3 次。

（四）推拿治疗

针对轻度至中度踝关节扭伤，通过正骨复位和筋膜松解，促进局部血液循环和组织恢复。

1. **前期舒缓**

（1）轻摩法：患者平躺，受伤的脚踝自然舒展。术者用手指指腹或掌心，在扭伤的踝关节及其周边，轻轻做环形摩擦动作，力度轻柔，好似在安抚皮肤。每次操作持续 3~5min，能让局部肌肉放松，让紧张的肌肉逐渐舒缓，加快血液循环，减轻疼痛与肌肉紧绷感。

（2）揉揿法：以手掌小鱼际为着力部位，在小腿的外侧、后侧以及踝关节周围，做类似揿动的动作，动作频率稳定，力度以患者感觉舒适但又能感受到一定压力为宜。着重在受伤部位及肌肉的附着点，整个过程约持续 5min，进一步让肌肉和筋膜放松开来。

2. **复位操作**

（1）纵向拉伸：患者仰卧，一助手稳稳固定住患者小腿的上段。术者双手分别握住患者受伤脚的脚掌和脚跟，然后沿着腿部的纵轴方向，缓慢而持续地用力拉伸，此动作持续 1~2min。拉伸的目的是拉开踝关节的间隙，帮助纠正可能出现的关节错位或者滑膜嵌入的问题。

（2）侧翻矫正：若是踝关节外侧韧带受伤，在拉伸的同时，将踝关节轻轻向内翻，与此同时，术者用大拇指在受伤的韧带处，一边轻轻按揉，一边将韧带理顺，帮助韧带恢复到正常位置，纠正微小错位，保持此动作 1~2min。若是内侧韧带受伤，就将踝关节轻轻向外翻，同样用大拇指在损伤部位进行按揉和理顺。

3. 后期理筋

（1）点按弹拨：用大拇指或示指的指尖，在受伤的韧带、肌腱部位，垂直于其走向进行快速点按和拨动，就像弹拨琴弦一样。主要针对有明显压痛点和条索状硬结的地方，每个部位操作 3~5 次，以解除粘连，让组织恢复弹性。

（2）梳理推拿：双手大拇指或大鱼际紧贴皮肤，从踝关节靠近身体的一端开始，顺着韧带和肌腱的方向，向远端轻轻推拿，每次推拿重复 5~10 次。此手法能梳理筋络，让组织回到原本正常的位置和排列状态，帮助恢复关节的正常功能。

四、医案解要

（一）谢庆祥医案

王某，男，30 岁。2021 年 7 月 11 日初诊。

【病史】患者因“右踝疼痛、肿胀，活动受限 3d”来诊，患者为运动员，3d 前因训练时不慎扭伤右踝关节，当即出现疼痛、肿胀，活动受限，自诉外用跌打酒疼痛未见明显好转，现来我院就诊。

【刻下症】症见右踝关节外侧明显肿胀，压痛明显，皮肤微红，局部皮温略高，踝关节屈伸及内外翻活动时疼痛加剧，舌质紫暗，苔薄白，脉弦涩不畅。

【辅助检查】查右踝部 MRI 提示距腓前韧带部分撕裂、局部组织明显水肿。

【诊断】

中医诊断：踝关节扭伤（气滞血瘀证）。

西医诊断：踝关节扭伤。

【治法】中药以“活血化瘀、消肿止痛”为法，口服中药汤剂，配合穴位贴敷治疗，外用骨伤跌打软膏，嘱患者抬高患肢，减少活动，结合踝关节功能锻炼。

【方药】自拟方：桃仁10g，红花10g，乳香10g，没药10g，川芎12g，赤芍15g，丹参20g，甘草6g。共5剂，每日1剂，水煎服，分两次服用。

【二诊】经过5d的治疗，患者肿胀明显减轻，疼痛缓解，踝关节活动度有所增加。继续原方加桑寄生、续断。

【三诊】二诊治疗5d后，患者肿胀基本消退，疼痛明显减轻，仅在剧烈活动时稍有疼痛，踝关节活动基本正常。后续以舒筋活络、补益肝肾之剂调理巩固，随访3个月未出现复发，复查MRI对比距腓前韧带可见明显生长瘢痕，局部无水肿。

【按】《杂病源流犀烛·跌仆闪挫源流》中提到：“跌扑闪挫，卒然身受，由外及内，气血俱伤病也。”谢庆祥教授认为，患者在运动中受伤，由外力作用导致经络中气血运行受阻，出现气机紊乱，血行不畅，形成瘀血。瘀血在踝关节局部滞留，阻塞不通，因此剧烈疼痛；气血瘀滞影响水液代谢，聚集成肿，导致踝部迅速肿胀；瘀血阻滞脉络，血液外溢于肌肤，故局部皮肤可见青紫色。舌质紫暗、脉象弦涩是气血瘀滞的典型表现。舌为心之苗窍，又与脾胃关系密切。当气血瘀滞、脉络不畅时，舌象上表现为舌质紫暗；弦脉多主肝病或痛证，而涩脉主瘀血，弦涩之脉象提示气血运行不畅、瘀血阻滞。治疗原则为活血化瘀、理气止痛、舒筋通络，这与《素问·阴阳应象大论》中“血实宜决之”的治疗思想一致。方剂中，桃仁性味苦、甘，性平，归心、肝、大肠经，擅长破血行瘀；红花辛温，归心、肝经，具活血通经、散瘀止痛之功。两者相须为用，能有效增强活血化瘀的效果，对应瘀血阻滞的主要病机。丹参苦、微寒，归心、肝经，善于活血祛瘀、通经止痛，兼具凉血消痈、养血安神之效，与桃仁、红花配伍，能够祛瘀生新。乳香辛、苦，性温，归心、肝、脾经；没药苦、平，归心、肝、脾经。两药均能活血行气、止痛、消肿生肌，可缓解瘀血阻滞所致的疼痛，并消散局部瘀肿。川芎辛温，归肝、胆、心包经，作为“血中气药”，既可活血行气，又能祛风止痛，增强行血之力，使气血畅通，疼痛自然缓解。赤芍苦、微寒，归肝经，具有清热凉血、散瘀止痛、清肝泻火之功，既能辅助诸药活血化瘀，又可防止活血过度伤阴，还可清散血分郁热。甘草甘平，归心、肺、脾、胃经，能够调和诸药，缓和药性的烈性，使整个方剂性味更加平和，同时具有缓急止痛的作用，与诸药配合，可共同发挥活血化瘀、行气止痛之效。在后期加用桑寄生和续断，遵循《素问·上古天真论》中“肾主骨”“肝主筋”的理论，补益肝肾、强筋健骨，促进筋骨损伤的修复。

（二）叶伟洪医案

王某，男，55 岁，2021 年 5 月 8 日初诊。

【病史】患者因“左踝疼痛、活动受限 5d”来诊，患者 5d 前工作时不慎从梯子滑落致左踝关节内翻扭伤。伤后即感左踝关节剧痛，不能站立及行走，自行冰敷症状未见明显缓解，遂来就诊。

【刻下症】见左踝关节外侧明显肿胀，皮肤暗红，局部压痛明显，踝关节屈伸及内外翻活动时疼痛加剧，以距腓前韧带和跟腓韧带附着点为主，未闻及明显骨擦音及异常活动。高热，神情烦躁，腰腹胀满、疼痛拒按，大便秘结，小便黄赤，左踝部剧痛，站立不稳不能行，纳差，舌红、苔黄白，脉弦实有力。

【辅助检查】左踝部 MRI 检查提示距腓前韧带及跟腓韧带损伤，周围组织明显水肿。

【诊断】

中医诊断：踝关节扭伤（气滞血瘀之胃肠腑实证）。

西医诊断：踝关节扭伤。

【治法】予内服中医汤剂，施展手法治疗及拔伸后夹板固定制动休息，嘱患者抬高患肢，减少活动。

【方药】桃仁承气汤加减，大黄 20g（后下），芒硝 10g（冲服），桃仁 12g，川厚朴 12g，赤芍 15g，田七末 6g（冲服），红花 6g，防风 10g，木香 6g（后下），枳壳 12g。每日 1 剂。

【二诊】用药后踝痛及腰腹胀痛减轻，偶有矢气，但仍无大便，药虽对症，力嫌不足，逐增大黄至 30g、桃仁 15g，以枳实易枳壳。服 1 剂后，当天大便 1 次，为赭褐色稀便，量少，腹胀大减，纳进。

【三诊】入院后第 4 天，再进上方 1 剂，并开始配合垫枕、复位、练功疗法，即日大便 4 次，泻下稀烂黄褐便后，腰腹松适，胃纳正常，苔退脉缓。瘀滞已泄，腑气通畅矣。后接用和营通络、接骨舒筋以及补养肝肾法，结合针灸调治 3 个月，痊愈出院。出院时。双下肢肌力达Ⅳ级，年后复查，双下肢肌力正常，能参加轻劳动。

【按】叶伟洪教授认为踝扭伤为骨伤科常见创伤，该类患者大都可有共同的临床表现：常伴腹胀，大便不通。现代医学认为，下肢受伤后，由于长期卧床，可能形成腹膜后血肿，进而刺激交感神经，导致肠蠕动减慢。这种情况常表现为腹胀、食欲缺乏、便秘，医学上称之为“麻痹性肠梗阻”，甚至还可出现尿潴留现象。对于堕坠伤，古代医学家早有深入论述。陈实功在《外科正宗》指出“且如从高坠堕而未经损破皮肉者，必有瘀血流注脏腑，人必昏沉不醒，二便必难，当以大成汤通利二便，其人自苏”。近来，部分学者建议患者伤后立即禁食，以减轻腹胀。然而，叶伟洪教授在深研古代医籍的基础上认为，单纯禁食虽能缓解腹胀，但难以从根本上解除病理根源，对骨伤修复也无实质帮助。其主张，治疗应积极用药，选用桃仁承气汤加减化裁，以通腑逐瘀、推陈致新。方中大黄为主药，剂量可适当加大至30g。此外，若需泻下通便，可配伍芒硝；若多次使用硝黄仍无明显效果，可佐以3~5g的木香、肉桂，以增强泻下作用。中医认为“血遇寒则凝，得温则行”，活血化瘀时尤需注意温化寒瘀。然而，损伤后实证阶段时间较短，而虚证阶段则持续较久。因此，“下法”多用于早期实证阶段，不宜盲目使用，需根据病情谨慎调整。叶伟洪教授认为泻下法犹如利斧，医生不可因畏惧而弃之，也不可轻率滥用。务必确保患者用药后能通利二便。瘀血消散后，受伤部位的血液循环会得以改善，有助于血肿吸收和粘连的减少，进而缓解腹胀，促进机体更快康复。

名家验方

丹芎活血片（蔡立民经验方）

组成：川芎、当归尾、丹参、泽兰、路路通等。

功效：活血化瘀，通络止痛，利水消肿。

方解：方中当归尾、川芎、丹参活血化瘀、通络止痛，路路通破血化瘀、行气止痛，泽兰活血止痛、利水消肿，诸药合用共奏活血化瘀、通络止痛、利水消肿之功。使踝关节周围软组织血行通畅，筋络舒展，促进损伤局部瘀血、水肿、炎症渗出物的吸收，减轻局部软组织的变性，从而防止踝关节周围软组织的挛缩。

按:蔡立民教授根据“三期分治”治疗踝扭伤。损伤初期“攻”、中期“和”、后期“补”。损伤初期,由于外伤导致骨折、脱位、伤筋后,气血离经,瘀结不散,肿胀疼痛,治宜理气活血、化瘀止痛。处方举例:当归尾、京赤芍、桃仁、苏木、土鳖虫、制乳香、制没药、络石藤、广陈皮、炒枳壳,如下肢损伤加牛膝引经。损伤中期,肿胀消退,疼痛缓解,断端始长,直至初步连接。此时瘀血化而未尽,断骨长而未坚,正气伤面未复,如续用初期之攻法,尽用活血化瘀之药,瘀虽能去,但却带来了伤正的后果。反之,立即采用后期之补法,用养气血、补肝肾之品促使骨折断端生长愈合、软组织修复,而伤员瘀血化而未净就骤进补剂,势将产生滞瘀之弊。谨遵“兼虚者补而和之,兼滞者行而和之”(《景岳全书·新方八阵》)的原则,治以和营续骨、舒筋通络,这样就可以使化而未净的残瘀得以继续消散,伤而未复的正气得以恢复,从而达到加连骨折愈合,损伤尽快修复的目的。针对本病的病机为气血瘀滞,经脉痹阻,瘀血蕴结于肌肉组织,故活血化瘀,通络止痛是治疗踝扭伤初期的基本方法。《医林改错》“所伤者无非气血”,血瘀证“治疗之要诀在明白气血”“气通血活,何患不除?”治疗血瘀“气行则动”“气通而不滞,血活而不瘀”“血管无气,必停留而血瘀”,所以应通(行)气活血,益气活血。活血化瘀法是中医学中治疗由血瘀而引起的疾病的一种特有疗法,是中医的一个重要治则,又是治疗瘀血症的根本法则。多年来,这一治法广受重视,一直广泛地施治于各种系统有瘀症表现的病种,并取得了较好的疗效。中医学认为伤后局部经脉不畅、瘀血留内,发为痹痛。

该方剂主要采用中医“血活则经脉流行,营复阴阳,筋骨劲强,关节清利”之原理,促进患肢局部血液流通、筋络舒展,防止及舒展关节囊及周围肌肉的挛缩。诸药合用,能透达筋骨关节,改善局部血液循环,促进新陈代谢,消除肿胀,解除痉挛,软化筋络。

第十八章　跟痛症

一、概　　述

跟痛症主要症状为足跟部位的慢性疼痛，晨起或久坐后起身时尤为明显。在中医学中，跟痛症可归属于“痹证”“筋痹”“骨痹”“弊病”或“脚跟痛”等范畴，主要因外邪侵袭、气血瘀阻、肝肾亏虚或筋骨失养所致，常见的疼痛点为“痛痹点”（图 18-1）。临床上行彩超检查提示增厚的跖筋膜（图 18-2）。本病多发于中老年人，这与机体随着年龄增长而出现的机能衰退密切相关。正如《素问·阴阳应象大论》所说“年四十，而阴气自半也，起居衰矣”，中老年人身体阴阳渐趋失衡，正气亏虚，易受外邪侵袭，故而成为跟痛症的高发人群。

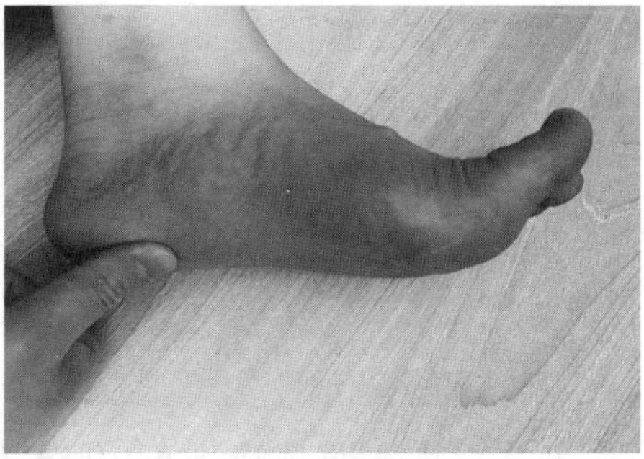

图 18-1　跟痛症疼痛点

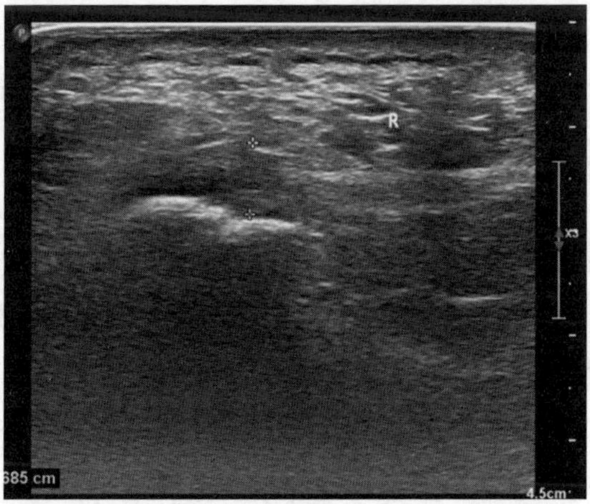

图 18-2　彩超下可见增厚的跖筋膜（6.85mm）

二、病因病机

跟痛症在中医学中属于“骨痹”或“痹病”范畴。隋代医家巢元方在《诸病源候论》中将此病称为“脚跟颓”,即“脚跟颓者,脚跟忽痛,不得着地,世呼为脚跟颓”。而朱丹溪在其著作《丹溪心法》中则直接将其命名为“足跟痛”。

叶伟洪教授指出,痹病的本质在于经络闭阻,导致气血运行不畅,肌肉、筋骨、关节出现酸痛、麻木、重着、屈伸不利,甚至关节肿大、灼热等症状。究其病因,正气亏虚是内因,而风、寒、湿三气侵袭则为外因。经络闭阻、气血运行不畅,是跟痛症的核心病变机制,治疗需以疏通经络、温阳散寒为要。

(一)外邪侵袭

人体劳累后腠理疏松,风寒湿邪易乘虚而入,阻滞经络,气血运行不畅,“不通则痛”,发为痛症。如长期居处潮湿、冒雨涉水等,易使寒湿之邪侵袭足跟,阻滞经络,气血运行不畅,筋骨失养,致局部疼痛。叶伟洪教授认为:若人体肾气不足,营卫又虚,风寒之邪最易侵袭人体,同时又因湿性趋下,寒湿邪气最易留恋于足跟,导致反复跟痛症发作。寒主收敛,风寒凝滞,则经脉闭阻,血行不畅。

(二)湿热蕴结

外感湿热之邪,或湿邪蕴久化热,侵袭人体经络关节,湿性黏滞重着,热邪燔灼,二者合邪,痹阻经络气血,气血运行不畅,不通则痛,发为痹症。如久居潮湿炎热之地、冒雨劳作等,湿热之邪可乘虚而入。此外,素体阳盛或阴虚有热,复感外湿,或内有痰湿,湿邪从阳化热,形成湿热之体。湿性黏滞,湿热胶结,流注关节经络,使气血运行受阻,筋骨肌肉失养,亦可发为痹症。

(三)气滞血瘀

足部遭受跌打损伤、撞击等外伤,使局部脉络破损,血液溢出脉外,离经之血未能及时消散吸收,形成瘀血,阻滞经络,气血运行不畅,导致跟痛症。此外,长期站立、行走等使足部气血运行缓慢,也易导致气滞血瘀之证。足部为人体远端,气血运行本就相对缓慢,《灵枢·逆顺肥瘦》提到:“手之三阴,从脏走手;手之三阳,从手走头;足之三阳,从头走足;足之三阴,从足走腹。”气血在循行至足部时,力量已有所减弱。加之长期站立、行走使足部承受较大压力,或遭受跌打损伤、过度负重等,均可使足跟部气血凝滞,脉络瘀阻,不通则痛。气血瘀滞于足跟部，可表现为局部刺痛，痛有定处，拒按，行走时疼痛加剧，严重时局部还可出现肿胀或青紫瘀斑。叶伟洪教授认为凡跌打挫伤，损伤经络，使恶血留于经脉之中即发生疼痛，一切损伤的病理变化无不与气血相关。

（四）肝肾亏虚

肝藏血，主筋。若长期失血、久病体虚等导致肝血亏虚，血不养筋，足跟部筋脉失于濡养，可出现拘急疼痛。肾主骨，生髓。年老体衰、房事不节、久病伤肾等均可导致肾精亏虚，骨髓生化无源，骨失所养，骨质脆弱，足跟部作为承重部位，易出现疼痛。此外，肾阴肾阳为一身阴阳之根本，肾阴不足则虚火内生，可灼伤筋脉；肾阳不足则不能温煦筋脉，均可引发跟痛症。多因患者年老体弱或久病耗伤肝肾精血，筋骨失养，常表现为足跟酸痛或隐痛。叶伟洪教授认为该类证型其病程均较长，肾之本必虚。

（五）气血两虚

长期过度劳累，无论是体力劳动还是脑力劳动，都可能耗伤人体气血。如长期站立、行走过多的体力劳动者，会使足部气血运行不畅，加之气血消耗过多，无法及时濡养足跟；长期伏案工作的脑力劳动者，也会因思虑过度，耗伤心脾，导致气血生化乏源，引发足跟疼痛。部分人由于先天禀赋不足，脏腑功能薄弱，气血生化功能较差。在后天生长发育过程中，即使饮食、生活等方面正常，也可能因基础的气血不足，无法充分滋养足跟部，随着年龄增长或足部受力增加等因素影响，逐渐出现跟痛症状。

三、辨证论治

（一）诊断要点

1. **病史**　多有长期站立、行走、跑步史，或肥胖、足部畸形（扁平足、高足弓）、穿鞋不当等诱因；部分患者有外伤史（如跟部扭伤、撞击）或慢性劳损史（如长期负重劳动）。

2. **临床表现**

（1）症状：足跟底部或跟腱附着点疼痛，站立、行走时加重，休息后无明显缓解，严重时影响正常活动。

（2）体征

1）压痛：跖腱膜炎者压痛集中在足跟偏内侧或跖腱膜起点；跟骨骨刺者

压痛在骨刺对应体表位置；跟腱炎者压痛在跟腱附着点。

2）特殊检查：跖腱膜牵拉试验及跟腱挤压试验阳性；部分患者足跟局部可触及硬结，或有轻微肿胀。

3. 影像学检查

（1）X线检查：首选基础检查，可显示跟骨骨刺、跟骨骨质疏松或钙化灶，排除跟骨骨折、肿瘤等器质性病变。

（2）超声检查：明确跖腱膜、跟腱的损伤情况（如撕裂、水肿、增厚），变性腱膜的厚度，判断有无滑囊炎、脂肪垫损伤，直观显示软组织病变。

（3）MRI检查：用于疑难病例，进一步评估跟骨骨髓水肿、软组织损伤程度，排除隐匿性骨折、感染等。

（二）药物治疗

跟痛症属于中医学“痹病”范畴。常因正气不足，风、寒、湿、热等外邪乘虚而入，邪气痹阻经络，气血运行不畅发病。久病亦会累及肝肾等脏腑。治则为祛邪通络、扶正补虚，还需根据病情配合补益气血、滋养肝肾等，以达标本兼治之效。

1. 寒湿痹阻　足跟部冷痛、重着，疼痛遇寒加重，得热则减，或伴有关节屈伸不利，肢体困重，舌质淡，苔白腻，脉弦紧或濡缓。以温经散寒，化湿通络为治法，方选独活寄生汤加减。

2. 湿热蕴结　足跟部红肿热痛，疼痛较剧，活动时加重，可伴有发热、口渴、心烦、溲赤，舌红，苔黄腻，脉滑数。以清热利湿，通络止痛为治法，方选四妙丸合宣痹汤加减。

3. 气滞血瘀　足跟部刺痛，痛有定处，拒按，局部可有青紫瘀斑或硬结，舌质紫暗或有瘀点，脉弦涩。以活血化瘀，通络止痛为治法，方选桃红四物汤加减，配合丹芎活血片，外用万应跌打酒以及中药熏洗（骨伤外洗颗粒）。

4. 肝肾亏虚　足跟部隐痛，时轻时重，腰膝酸软，头晕耳鸣，神疲乏力，舌红少苔，脉沉细或细数。偏阳虚者可见畏寒肢冷，夜尿频多；偏阴虚者可见五心烦热、盗汗等。以补益肝肾，强筋壮骨为治法，偏阴虚者，选左归丸；偏阳虚者，选右归丸，配合口服壮骨强筋片。

5. 气血两虚　足跟部疼痛，劳累后加重，休息后减轻，伴有面色苍白，神疲乏力，心悸气短，头晕目眩，舌质淡，苔薄白，脉细弱。以益气健脾补血为治法，方选八珍汤。

（三）针灸治疗

针灸主穴选取太溪、昆仑、照海、申脉、阿是穴等。太溪为足少阴肾经原穴，可滋阴益肾，强壮腰膝；昆仑为足太阳膀胱经经穴，可疏通经络，消肿止痛；照海通于阴跷脉，申脉通于阳跷脉，二穴相配，可调节阴阳跷脉，疏通足部经络气血；阿是穴为疼痛局部穴位，直接针对病所，疏通局部气血。肝肾亏虚型可加肝俞、肾俞，肝俞为肝之背俞穴，肾俞为肾之背俞穴，二穴相配，可补益肝肾，增强肝肾滋养筋骨之力。气血瘀滞型加膈俞、血海，膈俞为血之会穴，血海为足太阴脾经穴位，具有活血化瘀之功，二者合用，可增强活血化瘀，通络止痛之效。痰湿阻滞型加丰隆、阴陵泉，丰隆为足阳明胃经之络穴，可化痰祛湿；阴陵泉为足太阴脾经合穴，可健脾利湿，二穴相配，可有效化痰祛湿，疏通经络。

（四）推拿治疗

患者取俯卧位，术者先在足跟部及小腿后侧进行放松按摩，以揉法、擦法、按法等手法为主。揉法可使局部肌肉放松，促进血液循环；擦法可缓解肌肉紧张，改善组织营养代谢；按法可通经活络，解痉止痛。通过这些放松手法，可有效缓解局部肌肉紧张。重点点按太溪、昆仑、申脉等穴位，点按时力度适中，以患者感到酸胀为度。太溪、昆仑、申脉等穴位在足部经络气血运行中具有重要作用，通过点按这些穴位，可调节经络气血，增强经络气血的运行功能，从而缓解足跟疼痛。用拇指指腹在足跟痛点处进行弹拨，以患者能耐受为度。弹拨手法可剥离粘连，消散瘀滞，缓解疼痛。每次按摩 20~30min，每周 2~3 次，有助于疏通经络，消散瘀滞，减轻疼痛。

四、医案解要

（一）叶伟洪医案

张某，男，55 岁，1998 年 7 月 6 日初诊。

【病史】患者因“右足跟疼痛 2 月余”来诊。患者 2 月前无明显诱因出现右足跟部疼痛，伴活动受限，久行、久站后症状加重，疼痛与天气变化无关，曾多次外院就诊，考虑跟骨骨刺，予消炎止痛对症治疗，疗效欠佳。

【刻下症】右足跟疼痛，活动受限，晨起下地时疼痛剧烈，行走数步后稍缓解，但长时间行走后疼痛又加重。伴腰膝酸软，神疲乏力，畏寒肢冷，夜尿频多。舌淡苔白，脉沉细。

【诊断】

中医诊断：足痹（肝肾亏虚证，偏肾阳虚衰）。

西医诊断：右足跟痛症。

【治法】中医以“补益肝肾，培补肾阳”为法。内服中医汤剂，合穴位贴敷治疗及万应跌打酒外涂。

【方药】熟地黄20g，山药15g，山茱萸10g，枸杞子10g，鹿角胶10g，菟丝子15g，杜仲15g，当归10g，肉桂5g，制附子5g，独活15g，桑寄生10g，牛膝10g。七剂清水煎服，每日1剂。

【二诊】患者诉足跟疼痛明显减轻，腰膝酸软症状亦有所缓解，但偶有泄泻。这表明肾阳渐复，但仍有亏虚。在原方基础上加用巴戟天10g，益智仁10g，继服7剂，进一步巩固疗效，增强补肾阳、通络止痛之力。

【三诊】患者足跟疼痛基本消失，畏寒肢冷症状明显改善。此时患者肾阳已得到较大程度的恢复，病情显著好转。于原方基础上去附子、肉桂，加黄芪30g，党参10g。同时嘱患者注意足部保暖，避免久行久立，减少足部劳损，防止病情复发。随访3个月，未见复发，表明此次治疗取得了良好的远期效果。

【按】《素问·阴阳应象大论》曰“年四十，而阴气自半也，起居衰矣”。患者年逾五旬，肾阳渐衰，不能温煦筋脉，足跟部失于温养，故见疼痛，且遇寒加重，得温痛减；肾阳不足，不能蒸腾气化，膀胱失约，故夜尿频多。治以右归丸温补肾阳，方中熟地黄、山药、山茱萸、枸杞子滋阴益肾，填精补髓，取“阴中求阳”之意；菟丝子、鹿角胶、杜仲、当归、肉桂、制附子温补肾阳，鼓舞肾气；加独活、桑寄生祛风湿、通经络，牛膝引药下行，直达病所。二诊时根据患者症状，加巴戟天、益智仁增强温肾固精之力。三诊时症状缓解，去温燥之品，加黄芪、党参益气养血，以巩固疗效。全方配伍，切中病机，故获良效。

（二）谢庆祥医案

李某，男，62岁，2019年11月7日初诊。

【病史】患者因“右足跟疼痛3月余，加重1周”来诊。患者3个月前无明显诱因出现右足跟疼痛，站立及行走时疼痛加剧，休息后稍有缓解。自行使用止痛膏等未见明显改善。近1周来，疼痛明显加重，严重影响日常生活，遂前来就诊。

【刻下症】右足跟局部压痛，活动受限，以跟骨结节处为甚。患足外观无红肿，皮温正常；面色淡白，精神稍显疲惫，伴腰膝酸软，四肢乏力。舌质淡，苔薄白，脉沉细弱。

【诊断】

中医诊断：足痹（肝肾气血亏虚证）。

西医诊断：右足跟痛症。

【治法】中医以“补益肝肾，益气养血，通络止痛”为法。内服中药汤剂壮骨强筋方，配合局部痛点穴位贴敷治疗。

【方药】五加皮 15g，鹿角胶 15g，肉苁蓉 5g，千斤拔 15g，杜仲 10g，淫羊藿 10g，牛膝 10g，党参 10g，当归 10g，龟甲 5g，何首乌 5g，黄柏 5g，地骨皮 5g，羌活 10g，独活 10g。7 剂，每日 1 剂，水煎分两次温服。

【二诊】患者诉足跟疼痛较前减轻，行走时疼痛缓解，仍感乏力。舌淡，苔薄白，脉沉细。上方加党参 20g 以增强益气健脾之力，继服 7 剂。

【三诊】患者足跟疼痛明显减轻，仅在长时间行走后稍有不适，精神状态良好，乏力感消失。舌淡红，苔薄白，脉细。处方调整为：熟地黄 15g，山药 15g，山茱萸 10g，枸杞子 10g，杜仲 10g，牛膝 10g，黄芪 20g，当归 10g，桑寄生 15g，续断 15g，甘草 6g。再服 7 剂，以巩固疗效。患者服药后症状基本消失，随访 3 个月，未见复发。

【按】谢庆祥教授认为，跟痛症在中老年人中较为常见，其主要病因多与肝肾亏虚、气血不足、筋骨失养密切相关。随着年纪增长，加之长期劳损，风寒湿邪易乘虚侵袭，导致经络气血运行受阻，进而引发足跟疼痛。本案患者年逾六旬，肝肾渐亏，气血生化不足，表现为足跟部疼痛、面色苍白、脉象沉细无力等典型症状。治疗以补益肝肾、益气养血为原则，并辅以通络止痛的药物。方中熟地黄、山药、山茱萸等药物用以滋补肝肾阴液；杜仲、牛膝则可强壮腰膝，助补肝肾；当归有补气生血的作用，能有效改善气血不足的情况。二诊时，患者自觉症状有所改善，但仍有轻微乏力表现。因此，加入党参以进一步增强补气之效，调整全方配伍。至三诊时，患者症状明显好转，疼痛基本缓解，医生适当调整药物剂量，以巩固疗效。此外，谢教授还特别嘱咐患者注意日常调护，保持充足的休息时间，适当泡脚以活血通络，并避免长期站立、过度劳累等不良习惯，这些措施对于疾病的康复起到了积极的辅助作用。

特色疗法

1. **中药熏洗** 中药熏洗配合红花、川牛膝等舒筋活血，有利于止痛，应用伸筋草、金银花等有利于局部炎症的消散，同时发挥中药的药理作用并具有离子渗透性，增加药物吸收。

2. **中医康复拉伸训练（林定坤草原健体功）** 健体功以阴阳平衡为指导思想，涵盖了传统养生功法中的“意念”“呼吸”“体势”三要素，每个动作编排都兼顾“调心”“调息”“调身”三法则，包含了调整心理意识、增加有氧运动、控制肢体行为、自我拉伸关节、强化肌肉韧带等自我训练手段，讲求动静结合，达到固养精神、补益气血、通调气机、增加气力、强壮筋骨的功效。

3. **筋膜拉伸法** 筋膜拉伸法是一种通过拉伸来放松肌肉和筋膜的方法，旨在提高关节的活动范围，减少损伤，并减轻因运动引起的肌肉酸痛。这种方法强调通过适当的拉伸动作来增加肌肉的弹性和伸缩性，从而增强关节的稳定性和运动效能（图 18-3）。

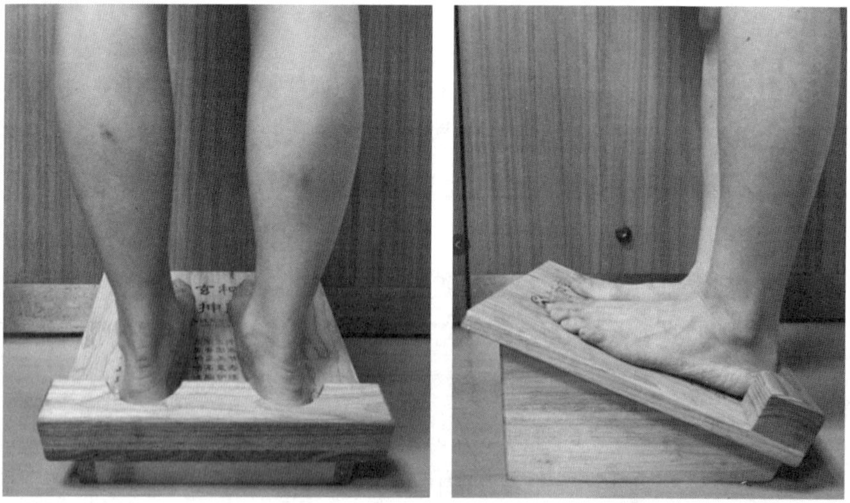

图 18-3 筋膜拉伸操作

4. 火龙罐疗法　火龙罐基于中医针灸理论，集推拿、艾灸、揉痧、点穴、熨烫于一体。通过负压原理及艾炷燃烧的热力、药力，刺激皮肤表面血管、穴位和经络，达到温通经络、调和气血、活血止痛的功效，能有效治疗各类痛症（图 18-4）。

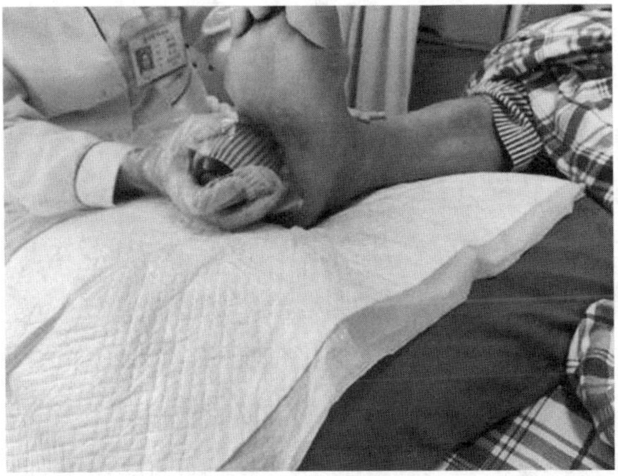

图 18-4　火龙罐疗法

退变篇

第十九章　神经根型颈椎病

一、概　　述

神经根型颈椎病是颈椎病中最为常见的类型，占颈椎病的60%~70%。主要是由于颈椎间盘退变、突出，颈椎骨质增生，钩椎关节及关节突关节退变等原因，导致颈椎间隙狭窄，压迫颈神经根，从而引起一系列症状。患者常出现颈肩部疼痛，疼痛可向上肢放射，伴有上肢麻木、无力，部分患者可能出现手指感觉减退、精细动作受限等表现。症状多在颈部活动、劳累、受寒后加重，严重影响患者的生活质量和工作能力。体格检查时，可见颈部活动受限，椎间孔挤压试验、臂丛神经牵拉试验常为阳性。影像学检查如颈椎X线、CT、MRI等检查有助于明确诊断，X线检查可显示颈椎生理曲度改变、椎间隙狭窄、骨质增生等；CT检查能清晰显示颈椎骨性结构的病变；MRI检查则可观察椎间盘突出、脊髓及神经根受压情况。

在中医范畴中，神经根型颈椎病可归属于"项痹""肩颈痛""痹证"等病名。中医认为本病主要是由于机体正气不足，外感风、寒、湿邪，或慢性劳损、跌打损伤等因素，导致颈部经络气血运行不畅，不通则痛，进而出现颈部及上肢的疼痛、麻木、活动不利等症状。《黄帝内经》作为中医经典著作，对经络、气血、筋骨等理论有详细阐述，其中关于"骨痹""筋痹"等的论述，为后世认识和治疗颈椎病提供了理论基础，如《素问·痹论》中提到"风寒湿三气杂至，合而为痹也"，为理解项痹的病因提供了依据。《伤寒论》为东汉张仲景所著，书中有许多关于太阳经病的论述与颈椎病的症状相关，如"太阳病，项背强几几"等条文，对颈椎病出现的颈项部不适等症状的辨证论治有重要指导意义。

二、病因病机

（一）病因

1. 外感邪气　人体气血不足，腠理不密时，风、寒、湿邪乘虚而入，侵袭颈部经络。寒性收引，湿性黏滞，风性善行而数变，导致颈部气血凝滞，经络痹阻，不通则痛，引发颈部疼痛、僵硬及上肢放射痛等症状。

2. **劳损**　长期低头伏案工作、长期颈部姿势不良或过度劳累，颈部肌肉、筋骨长期处于紧张状态，易导致颈部气血运行不畅，筋骨失养，逐渐出现颈椎退变，引发本病。

3. **外伤**　颈部遭受急性外伤，如车祸、跌倒、撞击等，损伤颈部筋骨脉络，气血瘀滞，经络不通，若治疗不及时或不彻底，瘀血留滞，日后易引发颈部疼痛、活动受限等症状。

4. **年老体衰**　随着年龄增长，人体肝肾渐亏，气血不足。肝主筋，肾主骨，肝肾亏虚则筋骨失养，骨质渐趋疏松，椎间盘退变，颈椎稳定性下降，易发生颈椎病。

（二）病机

本病病位主要在颈部筋骨、经络，与肝、肾关系密切。基本病机为经络痹阻，气血运行不畅，不通则痛；或筋骨失养，不荣则痛。初期多以邪实为主，主要为风寒湿邪侵袭、气血瘀滞；病久则多虚实夹杂，在气血瘀滞、经络痹阻的基础上，出现肝肾亏虚、气血不足等虚证。

三、辨证论治

（一）诊断要点

1. 临床表现

（1）放射性根性痛：最具特征性的症状。表现为从颈部向肩、臂、前臂乃至手指的“一条线”式的放射性疼痛或麻木。

（2）感觉障碍：相应神经根支配区域出现麻木、感觉减退或过敏。

（3）运动障碍：受累神经根支配的肌肉力量减弱，如手臂抬不起、握力下降等，晚期可能出现肌肉萎缩。

（4）颈部症状：常伴有颈部僵硬、疼痛，活动受限。

2. 体格检查

（1）压痛点：在颈部棘突、肩胛骨内侧等特定点按压可能诱发或加重放射性疼痛。

（2）臂丛神经牵拉试验：患者头向健侧偏，检查者一手拉患肢，若出现放射性疼痛为阳性。

（3）感觉、运动、反射检查：通过检查特定区域的感觉和肌力，以及腱反射，可以推断出是哪一节段的神经根受压。

3. 辅助检查

（1）X线检查：可显示颈椎生理曲度变直、椎间隙狭窄、骨质增生等退行性改变，有助于初步筛查。

（2）CT检查：能更好地显示骨性结构，如骨赘、后纵韧带骨化对神经根的压迫。

（3）MRI检查：能清晰显示椎间盘突出、神经根受压的部位和程度，以及脊髓和软组织的情况。

（4）肌电图/神经传导速度：用于鉴别诊断，可客观证实神经受损的存在、位置和程度，并与其他周围神经疾病（如腕管综合征、肘管综合征）相鉴别。

（二）药物治疗

1. 中药内服

（1）风寒痹阻：颈、肩、上肢窜痛麻木，以痛为主，头有沉重感，颈部僵硬，活动不利，恶寒畏风。舌淡红，苔薄白，脉弦紧。治以祛风散寒、通络止痛，方剂可选用葛根汤加减。

（2）气滞血瘀：颈肩部、上肢刺痛，痛处固定，伴有肢体麻木。舌质暗，或有瘀斑，苔薄白，脉弦。治以活血化瘀、通络止痛，方剂可选用身痛逐瘀汤加减。

（3）痰湿阻络：头晕目眩，头重如裹，四肢麻木不仁，纳呆。舌暗红，苔厚腻，脉弦滑。方剂可选用半夏白术天麻汤合桃红四物汤加减。

（4）肝肾亏虚：眩晕，头痛，耳鸣耳聋，失眠多梦，肢体麻木，面红目赤。舌红，少苔，脉弦。偏阳虚者，还可见畏寒肢冷，面色苍白，舌淡，脉沉细无力；偏阴虚者，五心烦热，潮热盗汗，舌红少津，脉细数。偏阳虚者，用右归丸加味；偏阴虚者，用左归丸加味。

（5）气血亏虚：头晕目眩，面色苍白，心悸气短，四肢麻木，倦怠乏力。舌淡，苔少，脉细弱。方用黄芪桂枝五物汤加味。

2. 中药外用 选用具有活血化瘀、祛风除湿、通络止痛等功效的中药，如乳香、没药、木瓜、防风、生草乌、生川乌等，碾碎装入布袋，放入锅中蒸30min

后取出，放于颈部和肩部热敷，温度以能耐受为度，药凉后取下。通过温热和药物的双重作用，使药物渗透到局部组织，达到温通经络、散寒止痛、消肿化瘀的效果。

（三）针灸、艾灸及拔罐治疗

1. 体针　常选取颈部及上肢的穴位，如颈部的风池、天柱、颈夹脊等穴位，以及上肢的肩髃、曲池、手三里、外关、合谷等穴位。根据辨证虚实，采用提插补泻、捻转补泻等手法，以达到疏通经络、调和气血的目的。

2. 艾灸　可在颈部疼痛部位及相关穴位上进行艾灸，如用艾条温和灸风池、大椎、肩井等穴位，利用艾灸的温热之力，温通经络、散寒止痛，适用于风寒痹阻或阳虚型的项痹患者。

3. 拔罐　可在颈部疼痛部位及相关穴位周围进行拔罐，如在大椎、肩中俞、肩外俞等穴位附近。通过拔罐可使局部皮肤充血，改善血液循环，起到温通经络、散寒止痛、消肿化瘀的作用。常用的拔罐方法有留罐法、闪罐法、走罐法等，根据患者的体质和病情选择合适的方法。

（四）推拿治疗

1. 放松手法　先用揉法、㨰法、按法等手法在颈部及肩部周围肌肉进行放松，以缓解肌肉紧张，改善局部血液循环。然后，重点按揉风池、肩井、天宗等穴位，以患者感到酸胀为度，起到疏通经络、调和气血的作用。

2. 整复手法　根据病情和患者的身体状况，可选用适当的整复手法，如颈椎旋转复位法等，以调整颈椎关节的位置，纠正椎间关节的紊乱，恢复颈椎的正常生理曲度，但整复手法需要专业医生操作，且要根据患者的具体情况谨慎使用。

（五）手术治疗

对于存在手术指征的患者可选择颈椎前路椎间盘切除融合术、颈椎前路椎体次全切除减压融合术及颈椎后路“Key-hole”微创手术等术式治疗。

（六）功能锻炼

1. 太极拳　太极拳以掤、捋、挤、按、采、挒、肘、靠、进、退、顾、盼、定等为基本方法。练习时，颈部要保持自然竖直，头部要“虚领顶劲”，通过身体的整体运动，带动颈部的运动，有助于增强颈部肌肉力量，改善颈椎的稳定性。

2. 八段锦　八段锦的每组动作都有特定的姿势和呼吸方法。如“五劳七伤往后瞧”这一动作，通过头部的转动，可有效锻炼颈部的肌肉和关节，增强颈部的灵活性和稳定性，同时调整呼吸，促进气血运行，对颈椎病的康复有一定帮助。

3. **颈部功能锻炼**　包括颈部的前屈、后伸、左右侧屈及左右旋转等运动。可先进行缓慢的小幅度运动，逐渐增加运动的幅度和速度，每个动作可重复10~15次，每天进行3~4组。

四、医案解要

（一）庄沙斌医案

李某，男，55岁，2024年5月10日初诊。

【病史】患者因“颈肩部疼痛伴右上肢麻木、放射痛2个月，加重1周”来诊。患者长期伏案工作，近2个月来无明显诱因出现颈肩部疼痛，疼痛向右上肢放射，伴有右上肢麻木，持物无力，近1周因劳累及受寒后症状加重。

【刻下症】颈肩部疼痛，活动受限，向右上肢放射痛，麻木，以拇指、示指为甚，伴有头晕，神疲乏力，纳差，眠差，二便调。舌淡暗，苔白腻，脉弦滑。

【辅助检查】X线检查示：颈椎退行性，$C_{5/6}$椎间盘突出或膨出（图19-1）。CT检查示：$C_{5/6}$椎间盘后突出（图19-2）。MR检查示：$C_{5/6}$椎间盘右后突出，相应水平椎管狭窄、脊髓受压（图19-3）。

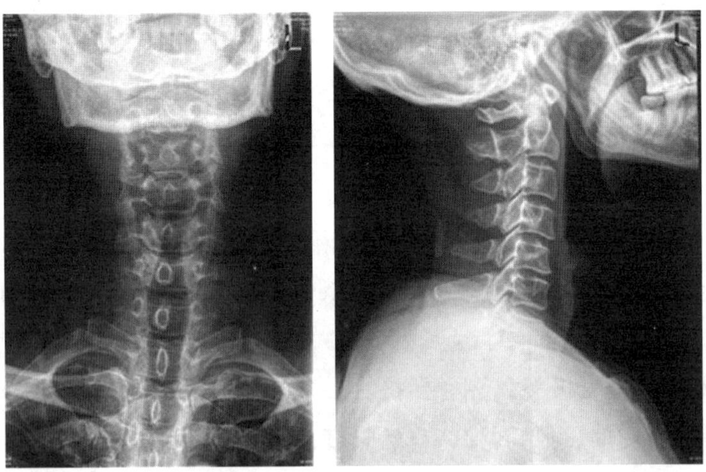

正位　　侧位

图19-1　颈椎X线片

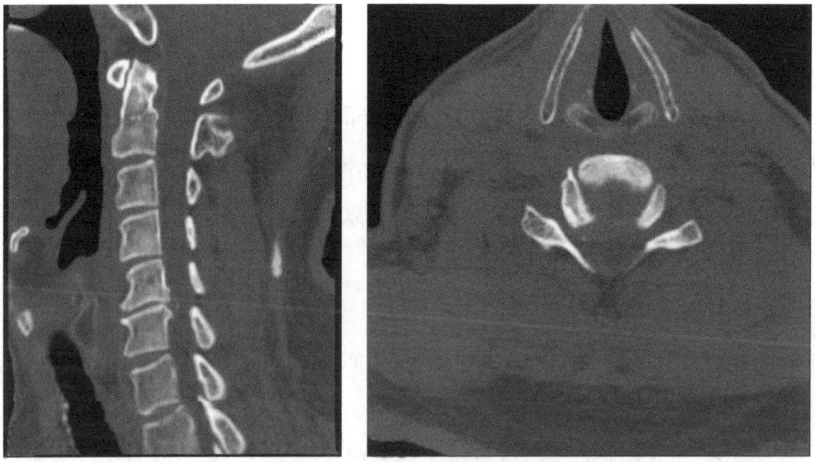

矢状位　　轴位

图 19-2　颈椎 CT

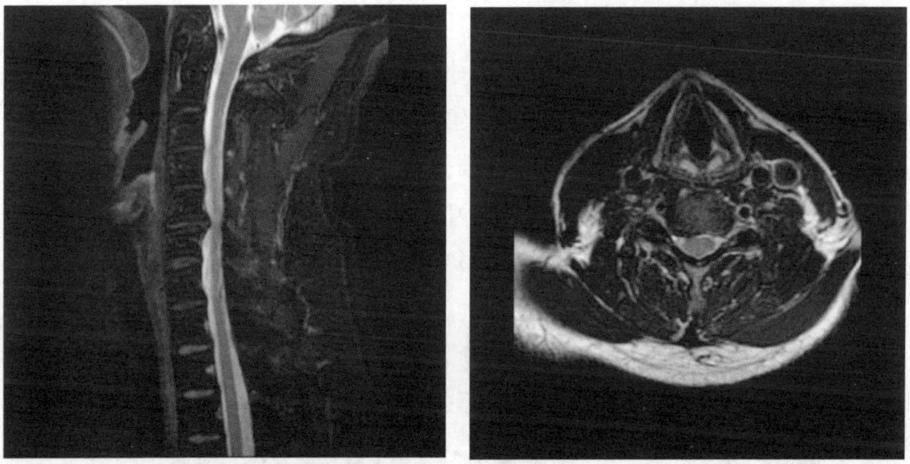

矢状位　　轴位

图 19-3　颈椎 MRI

【诊断】

中医诊断：项痹（痰湿阻络兼气血亏虚证）。

西医诊断：神经根型颈椎病。

【治法】中医以“祛湿化痰、通络止痛兼益气养血”为法，内服中药汤剂，配合针灸推拿、中医定向透药治疗。

【方药】半夏白术天麻汤合黄芪桂枝五物汤加减。半夏 10g，白术 15g，天麻10g，茯苓15g，陈皮10g，党参15g，黄芪30g，桂枝10g，白芍15g，当归15g，川芎10g，鸡血藤30g，甘草6g。每日1剂，水煎服，分早晚两次温服。

【按】经过2周的综合治疗，患者颈肩部疼痛及上肢放射痛明显减轻，麻木感减轻，头晕症状缓解，神疲乏力、眠差等症状也有所改善。继续治疗2周后，患者症状基本消失，颈部活动自如，上肢力量恢复，睡眠及食欲正常。随访3个月，病情未复发。

（二）庄沙斌医案

张某，女，47岁，2024年3月12日初诊。

【病史】患者因“颈肩部疼痛伴左上肢麻木1个月”来诊，患者长期坐位固定姿势工作，近1个月来无明显诱因出现颈肩部疼痛，疼痛向左上肢放射，伴有左上肢麻木，持物无力，劳累及受寒后症状加重。疼痛呈刺痛状，痛处固定，夜间加重，影响睡眠。

【刻下症】颈肩部疼痛，活动受限，向左上肢放射痛，麻木，以中指、小指为甚，伴有头晕，神疲乏力，纳差，眠差，二便调。舌暗红，苔薄白，脉弦。

【辅助检查】X线检查示：颈椎生理曲度变直（图19-4）。CT检查示：$C_{3/4}$、$C_{4/5}$椎间盘向后中央突出；$C_{5/6}$椎间盘向后中央偏右侧突出（图19-5）。MR检查示：$C_{3/4}$、$C_{4/5}$椎间盘轻度向后中央突出；$C_{5/6}$椎间盘右后突出，并相应水平脊髓前缘受压，右侧神经根受压（图19-6）。

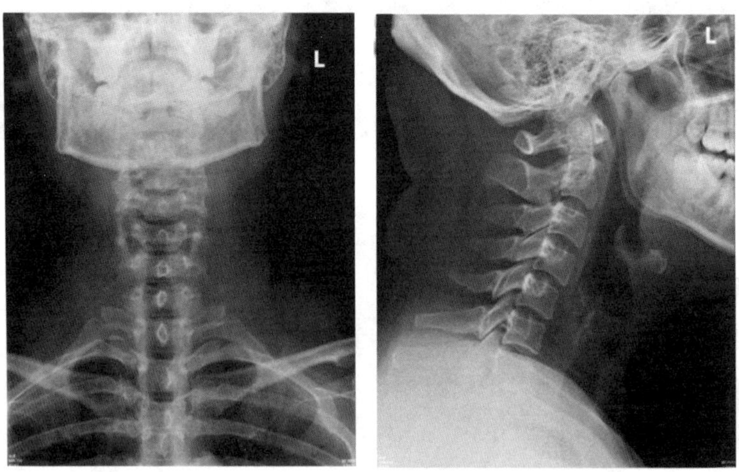

正位　　　　侧位

图19-4　颈椎X线片

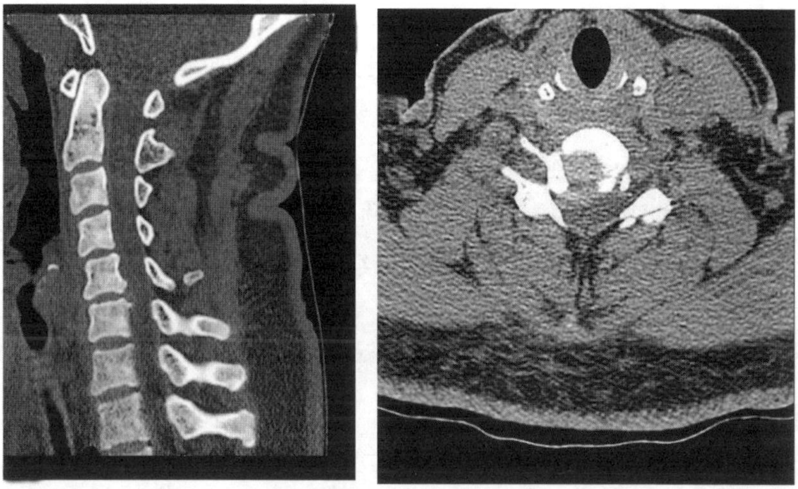

矢状位　　　　　轴位

图 19-5　颈椎 CT

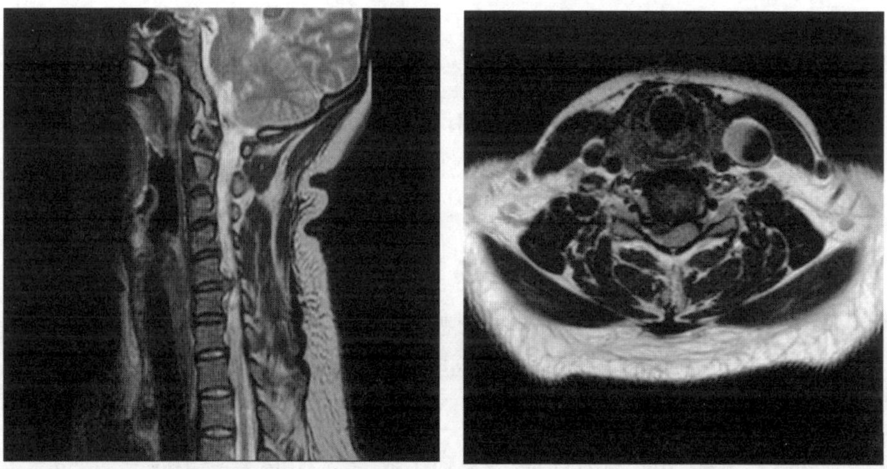

矢状位　　　　　轴位

图 19-6　颈椎 MRI

【诊断】

中医诊断：项痹（气滞血瘀证）。

西医诊断：神经根型颈椎病。

【治法】中医以“活血化瘀，通络止痛”为法，内服中医汤剂，配合针灸、中医定向透药治疗，嘱患者调整生活方式，避免长期伏案工作，适当增加颈背部肌肉锻炼，如进行颈部伸展运动，避免风寒刺激。

【方药】桃红四物汤加减。桃仁12g，红花9g，熟地黄12g，当归15g，白芍10g，川芎8g，甘草6g。每日1剂，水煎服，分早晚两次温服。

【随诊】患者服药14剂后，颈肩部疼痛减轻，左上肢麻木症状也有所缓解。继续服药并配合针灸治疗，7剂后，颈肩部疼痛明显减轻，活动受限改善，左上肢麻木消失，睡眠质量提高。嘱患者继续服药7剂以巩固疗效，并调整生活方式。

【按】本医案中患者为瘀血导致颈肩部气血运行不畅、经脉失养而发为本病，故以活血化瘀、通络止痛为治疗原则。桃红四物汤加减方具有活血化瘀、行气通络的功效，配合针灸治疗和生活方式的调整，取得了显著的治疗效果。此案例表明，中医药治疗气滞血瘀型神经根型颈椎病具有独特的优势。

名家验方

1. 颜正华经验方

组成：葛根30g，片姜黄10g，威灵仙15g，桑枝30g，羌活10g，防风10g，当归15g，川芎10g，白芍15g，甘草6g。

功效：祛风散寒，通络止痛，养血活血。

用法：每日1剂，水煎服，分2次服用，早晚各1次。

方解：葛根解肌舒筋，为治疗项背强痛之要药；片姜黄、威灵仙、桑枝祛风除湿，通络止痛；川芎、当归养血活血，化瘀通络；白芍、甘草酸甘化阴，缓急止痛。全方共奏祛风散寒、活血通络、缓急止痛之效。

2. 韦贵康经验方

组成：葛根30g，白芍20g，威灵仙15g，姜黄10g，羌活10g，甘草6g。

功效：舒筋活络，解痉止痛。

加减：麻木加全蝎3g、僵蚕10g；头晕加天麻10g。

主治：神经根型颈椎病，属风寒痹阻兼血瘀证。症见颈肩部疼痛，上肢窜痛麻木，活动不利，遇寒加重，舌质暗，苔薄白，脉弦紧或弦涩。

方解：方中葛根解肌退热、生津舒筋，为君药，可缓解颈部肌肉紧张；姜黄、威灵仙、羌活祛风散寒、通络止痛，共为臣药；白芍养血活血，助祛风通络之力，为佐药；甘草调和诸药，为使药。全方共奏祛风散寒、通络止痛、养血活血之效。

3. 孙树椿经验方

组成：黄芪 30g，党参 15g，白术 15g，茯苓 15g，陈皮 10g，半夏 10g，天麻 10g，葛根 30g，威灵仙 15g，桑寄生 30g，杜仲 15g，牛膝 15g，甘草 6g。

功效：健脾益气，祛湿化痰，补益肝肾，通络止痛。

主治：神经根型颈椎病，属痰湿阻络兼肝肾不足证。症见头晕目眩，头重如裹，四肢麻木，腰膝酸软，神疲乏力，舌淡胖，苔白腻，脉弦滑或沉细。

方解：方中黄芪、党参、白术、茯苓、甘草健脾益气，以绝生痰之源；陈皮、半夏、天麻祛湿化痰、熄风止眩；葛根解肌舒筋；威灵仙通络止痛；桑寄生、杜仲、牛膝补益肝肾、强筋壮骨。全方标本兼治，共奏健脾益气、祛湿化痰、补益肝肾、通络止痛之功效。

4. 上海石氏伤科验方

组成：黄芪 30g，当归 15g，川芎 10g，地龙 10g，乳香 6g，没药 6g。

功效：益气活血，通络止痛。

适用：久病气虚血瘀型颈椎病。

特色疗法

（一）小针刀疗法

1. 原理　小针刀是一种闭合性微创手术器械，其形状似针又似刀。通过在病变部位进行切割、剥离、松解等操作，可解除肌肉、韧带、筋膜等软组织的粘连和挛缩，改善局部血液循环，减轻对神经、血管的压迫，从而达到止痛、恢复关节活动功能的目的。

2. 操作方法　患者取合适体位，充分暴露颈部病变部位。在局部皮肤消毒、铺巾后，用 0.5%~1% 利多卡因进行局部浸润麻醉。然后，根据病变部位和解剖结构，选择合适型号的小针刀，按照小针刀操作规程，准确刺入病变部位，进行切割、剥离、松解等操作。操作过程中，要注意避开重要的神经、血管和脏器。术后，局部压迫止血，创可贴外敷。一般每周治疗1~2次，3~5次为一个疗程。

3. 注意事项　小针刀疗法要求操作人员具备扎实的解剖学知识和丰富的临床经验，严格掌握适应证和禁忌证。操作过程中要严格遵守无菌操作原则，防止感染。术后要注意观察患者的反应，如出现局部血肿、疼痛加剧、神经损伤等并发症，应及时处理。

（二）穴位注射疗法

1. 原理　穴位注射是将药物注入穴位，通过针刺和药物的双重作用，达到治疗疾病的目的。药物注入穴位后，可在局部产生刺激作用，激发经络气血的运行，调节脏腑功能；同时，药物被吸收后，可发挥其药理作用，改善局部血液循环，营养神经，减轻炎症反应，从而缓解疼痛、麻木等症状。

2. 操作方法　根据患者的病情和辨证结果，选择合适的穴位。常用穴位有颈部夹脊穴、风池、天柱、肩井、曲池、外关、合谷等。药物可选用当归注射液、丹参注射液、甲钴胺注射液等。将药物抽取到注射器中，常规消毒穴位皮肤后，快速刺入穴位，得气后回抽无血，缓慢注入药物。每个穴位注射药量根据穴位部位和药物性质而定，一般为0.5~2ml。每周注射2~3次，5~10次为一个疗程。

3. 注意事项　穴位注射时要严格遵守无菌操作原则，防止感染。选择药物时要注意药物的不良反应和禁忌证，避免使用过敏药物。注射时要注意进针深度和角度，避免损伤神经、血管等重要组织。如患者在注射过程中出现头晕、心慌、恶心等不适症状，应立即停止注射，并采取相应的处理措施。

（三）中药熏蒸疗法

1. 原理　中药熏蒸是利用中药蒸汽的温热和药力作用，通过皮肤渗透，直达病所，起到温通经络、散寒止痛、消肿化瘀、祛风除湿的功效。药物蒸汽的温热作用可使局部血管扩张，促进血液循环，改善组织营养供应；药物的有效成分通过皮肤吸收，可直接作用于病变部位，发挥治疗作用。

2. 操作方法　根据患者的病情和辨证结果，选用合适的中药方剂。如风寒痹阻证可选用防风、羌活、独活、细辛、桂枝等药物；血瘀气滞证可选用乳香、没药、桃仁、红花、川芎等药物；痰湿阻络证可选用半夏、白术、茯苓、陈皮、胆南星等药物。将中药碾碎后装入布袋，放入锅中加水煮沸30~60min，使药物有效成分充分溶出。然后将熏蒸床温度调节至适宜温度（一般为40~50℃），患者暴露颈部及肩部，躺于熏蒸床上，用蒸汽进行熏蒸。每次熏蒸20~30min，每日1次，10~15次为一个疗程。

3. 注意事项　中药熏蒸时要注意温度调节，避免烫伤皮肤。熏蒸过程中要注意观察患者的反应，如出现头晕、心慌、胸闷等不适症状，应立即停止熏蒸，并采取相应的处理措施。熏蒸后要注意保暖，避免受寒。皮肤有破损、溃疡、感染等情况者不宜进行中药熏蒸。

（四）仰卧前屈拔伸牵引法

1. 原理　有研究以正常C_5~C_6节段的有效椎管横截面积为基准，进行统一比较分析，结果提示，仰卧顺势拔伸牵引下的平均有效椎管横截面积大于中立位及后伸位。该牵引法使有效椎管横截面积扩大，可容纳脊髓的椎管面积增多，静态压迫减轻，同时也予以脊髓更多的漂浮空间，当颈椎运动时，脊髓可以更好地回避持续动态的刺激，在脊髓型颈椎病的病理过程中进行干预，通过X线检查观察发现，前屈位牵引可使椎间隙后缘较前缘增宽更为明显，钩椎关节相应增宽，椎间孔扩大，可最大程度上解除神经根压迫。

因此仰卧前屈拔伸牵引不仅扩大了椎间孔，同时拉伸了后方及侧方的黄韧带褶皱，使其变薄，增大了椎管的有效横截面积。也警示有颈椎退行性变基础的人群，特别是中老年人，应注意避免过度后伸颈椎，以免减少有效椎管横截面积，造成脊髓压迫。

2. 操作方法　患者取仰卧位，术者立于患者头侧，左手拇指、示指及手掌固定患者枕后，右手小鱼际提拉患者下巴，通过两只手的配合调节前屈及侧屈角度，边牵引边询问患者在不同角度时的疼痛情况，症状减轻或消失时角度即为操作角度。双方维持原体位，沿确定的牵引角度拔伸牵引，牵引力度以患者舒适为度，持续 10s 后放松 10s，牵引时间为 10min。牵引角度小，最大应力集中在颈椎上段，适合于病变节段位于 C_3~C_5 的患者；角度变大时，最大应力逐渐移往颈椎下段，对病变节段发生于 C_5~C_7 的患者疗效较佳。因此，在颈椎牵引时应当依据患者 X 线片及受累神经根定位采取不同的前屈角度，以取得最佳的临床疗效。

3. 注意事项　对于重症伴颈髓压迫严重的神经根型颈椎病不宜使用此法；以上内容仅供教学参考，临床治疗应根据患者具体情况进行个体化治疗。在运用中医特色疗法时，要严格掌握适应证和禁忌证，确保治疗安全有效。

第二十章 腰椎管狭窄症

一、概 述

腰椎管狭窄症是指由多种因素导致腰椎管绝对或相对狭窄,压迫或刺激马尾神经或脊神经根,进而引起腰腿痛、间歇性跛行等一系列临床症状的综合征。腰椎管狭窄症分为先天性和获得性,而临床上尤以退变性最为常见。在普通人群中,腰椎管狭窄症的发病率约为11%,而60岁以上人群的患病率更是高达19.4%,并且随着年龄的增长,患病率呈现上升趋势。临床表现以腰腿痛、间歇性跛行为主,严重者可出现马尾综合征。诊断主要依靠临床症状、体格检查及影像学检查。

中医将腰椎管狭窄症归属于"腰腿痛""腰痹""痿证"等范畴,认为其发病与肝肾不足、气血瘀滞、风寒湿邪侵袭等因素有关。中医强调整体观念和辨证论治,通过调理脏腑功能、疏通经络、活血化瘀等方法治疗本病,对缓解腰椎管狭窄症的疼痛、改善功能具有独特优势。

大多数的腰椎管狭窄症患者经非手术治疗,症状可以得到明显缓解,恢复正常生活。如果非手术治疗3个月无效,自觉症状明显且持续性加重,影响正常生活和工作;或出现明显的神经根痛和明确的神经功能损害,尤其是严重的马尾神经损害;以及进行性加重的腰椎滑脱、侧凸伴随相应的临床症状出现,则需要考虑进行手术治疗。

二、病因病机

(一)病因

尽管中医经典名著中未直接使用"腰椎管狭窄症"这一现代医学术语,但关于"腰腿痛""腰痹"等类似症状的论述非常丰富。通过对中医经典名著中相关病症的理解,可以为腰椎管狭窄症的中医治疗,如采用补肾强筋、祛风除湿、活血化瘀、通络止痛等治法提供理论依据。中医理论认为腰椎管狭窄症多与肝肾亏虚、气血不足、风寒湿邪侵袭、瘀血阻滞经络等因素有关。

1. **外邪侵袭** 久居寒湿之地或感受风寒湿邪，寒性收引，湿性重浊，阻滞腰部经络，气血运行不畅，导致腰部僵硬、冷痛。另外，岭南地区炎热潮湿，易感风湿热邪，或寒湿郁久化热，湿热滞留于腰部筋脉，引发灼热胀痛、活动不利。

2. **内伤虚损** 患者素体虚弱，气血不足，腠理空疏，易受外邪侵袭；既病之后，正气不能驱邪外出，以致风寒湿热之邪逐渐深入，流连于腰部筋骨经脉。尤其人至中年，营卫气血渐衰，肝肾精血不足，筋骨失养，导致腰部酸软无力，发而为病。

3. **劳损外伤** 长期负重、姿势不良或反复劳伤，必然导致腰部经脉气血瘀滞不通，日久形成骨赘或软组织肥厚，压迫经络。急性跌扑闪挫、暴力损伤，可直接导致气滞血瘀，局部肿胀压迫，从而加重椎管狭窄。

（二）病机

1. **经络阻滞，气血不通** 外邪侵袭或外伤劳损，导致腰部经络（如足太阳膀胱经、督脉）气血运行受阻，不通则痛，表现为腰腿刺痛、拘急。《素问·痹论》曰“痹在于骨则重，在于脉则血凝而不流”，正合腰椎管狭窄症气血凝滞之机。

2. **肝肾亏虚，筋骨失养** 年老体弱，肝肾不足，精血亏虚，不能濡养筋骨，导致腰椎退变加速，出现腰部筋脉弛缓、骨质增生、韧带肥厚，椎管容积减小。《素问·脉要精微论》言“腰者肾之府，转摇不能，肾将惫矣”，说明肾虚是腰疾的核心病机。

3. **痰瘀互结，阻滞络脉** 久病入络，气血瘀滞与痰湿互结，形成局部增生、粘连，进一步压迫神经根或脊髓，导致下肢麻木、痿弱无力。

4. **虚实夹杂，本虚标实** 本病多以肝肾不足、气血亏虚为本（虚），外邪、瘀血、痰湿为标（实），虚实交织，病情缠绵难愈。

总而言之，腰椎管狭窄症发生的内因主要为肝肾不足、气血亏虚，外因则包括风寒湿邪侵袭、跌扑外伤及劳损等。风寒湿热之邪痹阻经络，气血运行不畅；跌扑损伤直接导致局部气血瘀滞；长期劳损则耗伤气血，加重肝肾亏虚。筋束骨和而利关节，筋先劳损而力弱，使椎节失衡，椎管内神经组织受累，局部气血失养，瘀血阻络，或痰湿阻络而导致发病。随着年龄的增长，肝肾亏损日益增加，筋骨退变加重，导致疾病反复发作而加重。

三、辨证论治

（一）诊断要点

1. 临床表现

（1）神经源性间歇性跛行：最具特征性的症状，表现为行走一段距离后，出现单侧或双侧下肢疼痛、麻木、沉重感或无力，迫使患者需要停下休息或弯腰前倾，症状通常在短时间内缓解，然后可继续行走，如此反复。

（2）感觉运动障碍：腿部可能出现麻木、感觉减退；严重者可出现肌力下降，如足部下垂。

（3）腰背部疼痛可能不明显或不是主要症状。

2. 体格检查

（1）脊柱后伸试验：让患者站立并尽量向后伸腰，通常在30s内即可诱发出下肢的典型症状。是非常重要的物理检查。

（2）神经系统检查：可能出现腱反射减弱、肌力下降或感觉障碍。

3. 影像学检查

（1）MRI检查：显示椎管、神经根管的形态，以及硬膜囊、神经根受压的具体原因（如黄韧带肥厚、小关节增生内聚、椎间盘突出等）。

（2）CT检查：显示骨性结构的狭窄（如小关节增生、椎板增厚），对判断骨性椎管狭窄程度有优势。

（3）X线检查：显示腰椎退行性变，如骨质增生、椎间隙变窄、腰椎不稳和滑脱。

（二）药物治疗

腰椎管狭窄症患者大多数经过保守治疗，症状可以明显缓解。治疗时强调自身的调养、注重椎管狭窄加重的因素，调和气血，平衡筋骨。尤其中老年患者，重视内外兼治，强调针对病因病机进行综合调治。

1. 风寒湿痹　寒湿凝滞经络，气血不通，症见腰腿酸胀重着，痛处游走不定，时轻时重，拘急不舒，遇冷加重，得温痛缓。舌质淡，苔薄白或白腻，脉沉紧。以祛风除湿，蠲痹止痛为治法，方选蠲痹汤加减。

2. 湿热痹阻　湿热下注，瘀阻脉络，症见腰腿疼痛，痛处伴有热感，或见肢节红肿疼痛，口渴不欲饮，烦闷不安，小便短赤，或大便里急后重，舌质红，苔黄腻，脉滑数。以清热利湿，通络止痛为治法，方选宣痹汤加减。

3. **气滞血瘀**　外伤或劳损致瘀，症见腰腿疼痛剧烈，痛有定处，刺痛，夜间尤甚，腰部俯仰困难，痛处拒按，舌紫黯，或有瘀斑，苔薄白，脉弦紧。以活血化瘀，通络止痛为治法，方选桃红四物汤加减。

4. **痰湿阻滞**　腹膨腰凸，腰腿沉重疼痛，活动受限，伴下肢麻木疼痛、肿胀，站立加重，卧床减轻，肢体困倦，痰多，舌体胖大，舌质淡红，苔腻，脉弦滑。全身可见体倦乏力、食欲缺乏、大便黏滞，多形体肥胖，兼头重如裹、胸闷等。湿邪重浊黏滞，病程迁延，遇潮湿环境症状加剧。以化痰除湿，通络止痛为治法，方选二陈汤合牵正散加减。

5. **肝肾亏虚**　腰腿酸痛无力，劳累后更甚，休息后可缓解，精神疲倦，肌肉瘦削，伴头晕耳鸣，舌淡苔白，脉沉细。以补益肝肾，强筋壮骨为治法，方选独活寄生汤加减。

6. **肾气不足**　腰腿酸痛缠绵日久，反复发作，腿膝无力，劳累加重，卧则缓解，精神不振，形羸气短，肌肉瘦削。舌质淡，苔薄，脉沉细。偏于阴虚者治宜滋补肾阴，方选左归丸加减。偏于阳虚者治宜温补肾阳，方选右归丸加减。

四、医案解要

庄沙斌医案

付某，男，70 岁，2022 年 11 月 25 日初诊。

【病史】患者因“左下肢痹痛 3 月，加重 1 周”来诊。3 月前无明显诱因出现左下肢痹痛，伴间歇性跛行，未重视及系统诊治，近 1 周症状加重。

【刻下症】左下肢肌肉疼痛，不能远行，口干口苦，大便不畅，饮食尚可，睡眠一般。舌淡红、苔白厚腻，脉沉弦。

【辅助检查】腰椎 MRI 检查示：L_4~L_5 椎间盘突出，左侧隐窝狭窄。

【诊断】

中医诊断：腰痹（肝肾不足证）。

西医诊断：腰椎管狭窄症。

【治法】中医以“补益肝肾，宣痹止痛”为法，内服中医汤剂及院内制剂壮骨强筋片每次 4 片，每日 3 次。

【方药】独活寄生汤加减。独活 10g，桑寄生 20g，当归尾 20g，鸡血藤 20g，牛膝 20g，赤芍 20g，延胡索 10g，厚朴 10g，茯神 20g，葛根 15g，木瓜 15g，甘草 3g，川续断 10g，白术 15g。7 剂，水煎服，每日 1 剂。

【二诊】服上药后，走路时左下肢仍疼痛，夜尿 2~3 次；舌淡红、苔薄腻，脉沉弦。治法不变，方药略有增减，拟加强补肾填精之力，再服 30 余剂。

【三诊】30 余剂后，前症均明显好转，左下肢疼痛已不明显，口干亦缓解；舌淡红、苔薄腻，脉沉。继以补肾填精、活血通经之剂收功，并配合丹芎活血片、壮骨强筋片口服。

【按】本案患者年过七旬，腿痛之余又身患多种慢性疾病、疑难杂症，责之脾肾，诊得患者舌淡红、苔白厚腻，脉沉弦，当属肝肾亏于下，夹杂寒湿，独活寄生汤主之，方中独活“善行血分，祛风行湿散寒药也。凡病风之证……必用独活之苦辛而温，活动气血，祛散寒邪”（《本草汇言》）；桑寄生“号为补肾补血要剂。缘肾主骨发。生血。苦入肾。肾得补则筋骨有力。不致痿痹而酸痛矣”（《本草求真》）。全方体现了治宜内补肝肾以固本，外除风寒湿以治标。补肝脾肾气血得生，筋骨得养则腿健身轻。

名家验方

（一）逐痰通络汤（石仰山经验方）

组成：牛蒡子 9g，僵蚕 9g，白蒺藜 9g，独活 9g，秦艽 9g，白芷 9g，半夏 9g，桑枝 9g。

功效：豁痰逐瘀、祛风通络。

主治：腰腿痛症属痰瘀阻络。

加减：石老根据疼痛经络走向及兼邪性质灵活调整。

1. 太阳型（沿足太阳膀胱经放射痛）

寒证：加桂枝、炮附子（取桂枝汤温经散寒之意）。

热证：加葛根、石膏（取葛根汤清热解肌之意）。

2. 少阳型（沿足少阳胆经放射痛）

寒证：加吴茱萸、木瓜（取吴茱萸汤温肝散寒之意）。

热证：加柴胡、白芍（取小柴胡汤疏肝清热之意）。

3. 兼气血两虚　可合芍药甘草附子汤（白芍、炙甘草、炮附子）或调中保元汤（黄芪、党参、白术等）善后。

方解：牛蒡子性凉，味辛苦，能祛痰除风、消肿化毒，通行十二经络，尤擅化解腰膝凝滞之气，为君药。僵蚕性平，味辛咸，祛风解痉、化痰散结，与牛蒡子协同宣滞破结，搜剔经络顽痰浊邪。白蒺藜疏肝祛风、散瘀通络，辅助化解痰瘀。独活、秦艽辛温与辛寒并用，舒筋和血，通达周身，透散风寒湿热之邪。白芷辛温芳香，活血破瘀、化湿排脓，兼引药入经。半夏燥湿化痰、消痞散结，调和脾胃以绝痰源。桑枝祛风湿、利关节，增强通络止痛之效。全方以"辛"为主，寒温并用，既能宣达气血、开破痰结，又避免过燥或凝滞。通过祛风豁痰、活血通络，达到"痰湿去、筋骨健"的效果。石老认为，慢性腰腿痛多因陈伤劳损或外邪侵袭，导致气血不畅、痰湿凝滞，形成"痰瘀阻络"。痰瘀互结，阻滞经络，引发疼痛、麻木、活动受限等症状。治疗需以"豁痰逐瘀、祛风通络"为原则，兼顾"兼邪"（如寒、热、湿等）的调理。石老的逐痰通络汤以"祛痰化瘀、通络止痛"为核心，灵活应对腰腿痛的复杂病机。其组方兼顾痰瘀与兼邪，体现了中医"异病同治"的辨证精髓。临床应用时需结合患者具体证型及兼夹病邪，个性化调整方药配伍。

（二）调中保元汤（石仰山经验方）

组成：黄芪 15g，党参 12g，白术 9g，茯苓 9g，甘草 6g，当归 9g，熟地黄 12g，白芍 9g，川芎 6g，陈皮 6g，砂仁 3g（后下）。

功效：补益脾胃，调和气血。

主治：慢性腰腿痛（如腰椎间盘突出症、椎管狭窄症）后期，症见腰膝酸软、四肢乏力、面色萎黄、舌淡苔白、脉细弱。久病体虚、气血不足者，尤其适合中老年患者。

加减：兼寒湿者，加桂枝、炮附子温经散寒。兼湿热者，加黄柏、薏苡仁清热利湿。兼瘀血者，加丹参、桃仁活血化瘀。肾虚明显者，加杜仲、牛膝补益肝肾。

方解：黄芪、党参补气健脾，增强脾胃运化功能，为君药。白术、茯苓健脾祛湿，助黄芪、党参补气而不滞湿。甘草调和诸药，补中益气。当归、熟地黄、白芍养血滋阴，补益肝肾，与补气药相配，气血双补。川芎活血行气，使补而不滞，增强气血运行。陈皮、砂仁理气健脾，助脾胃运化，防止补药滋腻碍胃。全方以"补气养血、健脾和胃"为主，兼顾活血行气，体现了"扶正祛邪"的治疗原则。通过补益脾胃、调和气血，恢复正气，增强机体抗病能力，同时为后续祛邪治疗奠定基础。石老认为，慢性腰腿痛患者多因久病耗伤气血，或痰瘀阻络日久，导致脾胃虚弱、气血不足。此时单纯祛邪（如逐痰、化瘀）难以奏效，需以"调中益气、培元固本"为主，兼顾祛邪。调中保元汤正是基于这一思路，通过补益脾胃、调和气血，恢复正气，增强机体自愈能力。

（三）自拟腰腿痛方（刘柏龄经验方）

组成：熟地黄15g，杜仲15g，狗脊15g，寸云10g，申姜10g，牛膝15g，桃仁10g，红花5g，乳香5g，没药5g，五灵脂10g，麻黄10g，桂枝10g，地龙10g，全蝎10g。

功效：补益肝肾，活血祛瘀，通络止痛。

主治：腰腿痛。

方解：此方用熟地黄、杜仲、狗脊、寸云、申姜补肾为治本之法；用桃仁、红花、乳香、没药、五灵脂活血祛瘀；用牛膝祛瘀通络，强筋骨，引药下行；麻黄、桂枝调和营卫，通阳消肿；地龙、全蝎通络止痛。

（四）通络止痛汤（王琦经验方）

组成：黄芪30g，当归15g，川芎10g，桃仁10g，红花10g，地龙10g，牛膝15g，丹参15g，甘草6g。

功效：益气养血，活血化瘀，通络止痛。

主治：腰椎管狭窄属气血两虚兼瘀血阻滞型。

特色疗法

（一）屈髋抱膝滚腰法（林定坤）

1. 病理机制　狭窄是基础，失衡是关键。

林定坤教授认为脊柱退变是人类的自然现象，随着年龄的增长而加重，退变造成椎管狭窄，狭窄压迫神经，或引起神经血运障碍，是发病的基础。但是，中老年人腰椎退变狭窄者比较普遍，却不一定发病。有狭窄的病理基础后，发病的核心原因在于失衡。研究表明，椎管的容积随着姿势的不同而发生变化，即在过伸位和轴位负重时减少，在屈曲和轴位牵引时增加。林教授认为除自身退变因素引起的静态狭窄外，这种体位改变引起的动态失衡才是刺激、压迫神经的主要原因。

2. 治疗策略　动静结合、筋骨并重、内外兼治、医患合作。

林教授认为维持椎管内环境平衡是治疗的根本，扩大椎管容积是治疗的重要手段。故在临床应用时，林教授强调全面分析病情，寻找治疗靶点，做到动静结合、筋骨并重、内外兼治、医患合作；通过“控制动态狭窄，改善椎管内环境”来控制病情。

“屈髋抱膝滚腰法”作为林教授治疗腰椎管狭窄症的首要治疗方法，集术者的手法和患者的练功方法而成。其多年的临床经验总结发现“屈髋抱膝滚腰法”确实可以改善椎管的有效容积，减轻对神经组织的压迫，协同训练腰腹肌肉力量，平衡协调肌肉韧带组成的动态结构以及骨关节组成的静态结构，做到动静结合、筋骨并重，对腰椎管狭窄症者有良好的疗效。

3. 作用机制及操作方法

（1）作用机制：扩大椎间隙，通过屈髋抱膝动作牵拉腰椎后侧韧带，增加椎管容积，减轻神经根压迫；改善血液循环（滚动动作促进局部气血运行，缓解神经根缺血状态，减少炎性物质堆积）；调整力学结构（纠正脊柱小关节紊乱，增强腰背部肌肉协调性，延缓退变进展）。

（2）操作方法：患者取卧位，老年或体质较弱者采用侧卧位。患者在上，术者立于患者的侧方。以推、揉、搓等手法梳理椎旁肌肉和棘上韧带（膀胱经和督脉），然后掌根部揉按腰部和髂后部，使腰部肌肉发热，同时轻轻地左右摇摆腰椎和骨盆，禁用按压的手法使腰椎过伸（图 20-1）；患者取平卧，左右并腿伸直膝关节，并腿抬高约 60°，然后屈髋屈膝，收腹使大腿尽量向腹壁处靠拢（图 20-2）。此时，术者在患者的侧方，左右手分别托着患者的项背部和大腿后侧（图 20-3），以腰部为支点，前后缓慢滚动身体，利用自身重力带动腰椎小关节活动，完成“滚腰”的动作。部分患者可因下肢放射性疼痛，或身体柔韧度不足，或下肢、腹肌力量不足等难以做到并腿直腿抬高，可改为屈腿下进行；频率与时长：每次滚动 10~15 次，每日 2~3 组，配合呼吸调节（前滚呼气，后滚吸气）。

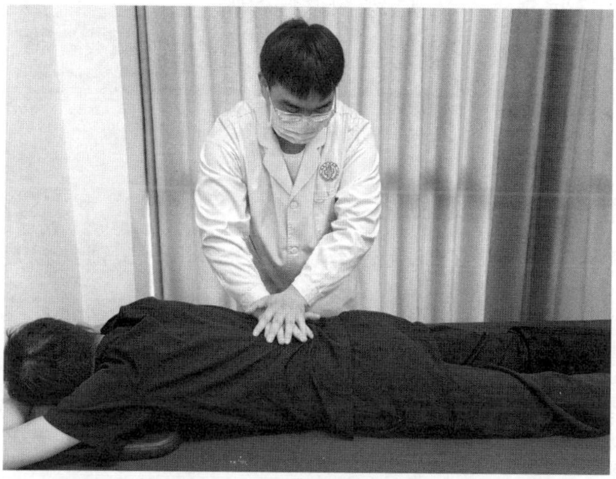

图 20-1　梳理松解椎旁肌肉

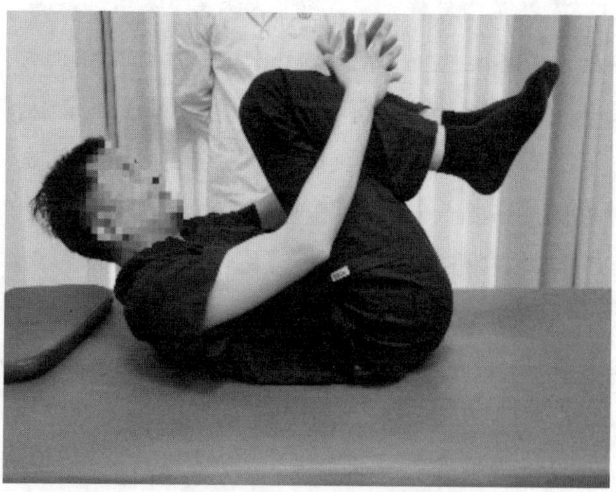

图 20-2　患者屈髋抱膝

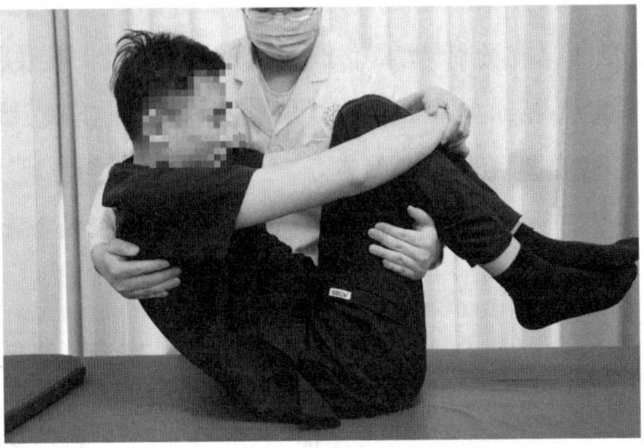

图 20-3　协助患者完成滚腰动作

4. 注意事项　“屈髋抱膝滚腰法”需个性化调整，根据每个患者不同的腰椎曲度、肌肉紧张度调整动作幅度和频率，初始训练幅度宜小，避免过度拉伸引发疼痛，建议长期坚持规律练习，配合定期推拿或针灸，维持疗效。

5. 禁忌证　急性腰椎损伤、严重骨质疏松、马尾综合征（如大小便功能障碍）患者需避免使用。

（二）靳三针（靳瑞）

“靳三针”是以靳瑞教授之名而设，被誉为“岭南针灸新学派”。靳三针运用于临床治疗各类疾病，以“三针组穴”为核心，强调穴位配伍的精准性与疗效叠加，效果显著，深得喜爱。针对腰椎管狭窄症，靳三针注重通过调节局部气血、缓解神经压迫、改善脊柱稳定性来缓解症状。

1. 腰劳中医辨证要点

（1）分经辨证：以脊中疼痛为主者，属督脉病变；以脊旁疼痛为主者，属膀胱病变。

（2）脏腑辨证：腰部有受寒史，天气变化或阴雨风冷时加重，腰部冷痛重着、酸麻，或拘挛不可俯仰，或疼痛连及下肢者为寒湿腰痛。腰部疼痛，重着而热，暑湿阴雨天气症状加重，活动后或可减轻，身体困重，小便短赤，苔黄腻，脉濡数或弦数者为湿热腰痛。腰部有劳损或陈伤史，晨起、劳累、久坐时加重，腰部两侧肌肉触之有僵硬感，痛处固定不移者为瘀血腰痛。起病缓慢，腰部隐隐作痛（以酸痛为主），乏力易倦，脉细者为肾虚腰痛。

2. 选穴及补泻手法

主穴：腰三针，即肾俞、大肠俞、委中。

配穴：督脉病变者取腰俞、腰阳关、命门穴行针后加艾灸导气同精法；膀胱经病变者取委阳、昆仑穴行导气同精法。寒湿腰痛者取腰眼、志室、腰阳关穴行针后加艾灸导气同精法。湿热腰痛者取三焦俞穴行针后加艾灸导气同精法。瘀血腰痛取三阴交、血海穴行导气同精法，取膈俞穴行针后加艾灸导气同精法。肾虚腰痛者取腰眼、志室、命门穴行针后加艾灸补法，取太溪穴行补法。

3. 取穴要点及入针方法　患者取俯卧位，腰部穴位及委中、委阳穴采用1.5寸毫针，其他穴位采用1寸毫针。

肾俞：术者双手触及患者的髂嵴最高点，与之相平的是第4腰椎棘突，顺着第4腰椎棘突向上2个棘突为第2腰椎棘突，第2腰椎棘突下旁开1.5寸处即为肾俞穴，施术者可用指甲点按稍做标记。用乙醇棉球消毒后，手持针柄，将针尖垂直置于穴位上，两神合一，快速捻转透皮，缓慢入针，得气为度。

大肠俞：大肠俞穴在第4腰椎棘突下旁开1.5寸处，取穴要点及入针方法可参考肾俞穴。

委中：术者在患者腘横纹中点的凹陷处探及委中穴。用乙醇棉球消毒后，手持针柄，将针尖垂直置于穴位上，两神合一，快速捻转透皮，缓慢入针得气为度。

4. 针刺手法及疗程

补泻结合：肾俞、命门以补法（轻捻转、慢提插）为主；大肠俞、委中以泻法（强刺激、快捻转）为主，疏通局部气血。

电针强化：连接肾俞与大肠俞，低频连续波（2~4Hz），持续20min，缓解肌肉痉挛与神经根水肿。

疗程与频率：每周治疗3~5次，10次为一疗程，间歇期配合推拿或中药巩固疗效。

5. 临床体会 靳三针治疗腰椎管狭窄症以“腰三针”为核心，通过精准选穴与手法操作，结合中药、推拿等综合疗法，实现“通督活血、补益肝肾”的目标。其疗效已通过临床实践验证，但需严格把握适应证，并在专业医师指导下进行个性化治疗。临床上多用双针泻法，即以两支针合并刺入委中穴，行3次泻法后缓慢出针，摇大气孔，令其血出。瘀血腰痛者可用点刺放血加运动疗法。治疗时应嘱患者改变工作生活习惯，多运动。游泳是最佳运动方式，此外还可吊单杠。本病配合局部拔罐、推拿、牵引及中药治疗，疗效更好。

第二十一章　骨质疏松症

一、概　　述

骨质疏松症属中医“骨痿”范畴，特指肾精亏虚、骨髓失养导致骨骼痿弱无力、肢体活动障碍的疾病。其核心病机为“肾不生髓，髓不养骨”，与五脏相关，尤以肾、肝、脾三脏为要。“骨痿”最早可见于《黄帝内经》，并在多篇中提及。其中《素问·痿论篇》较为完整地介绍了骨痿病因病机、症状及治疗，认为其主要由于大热灼伤阴津，或肾精亏虚，骨枯髓减等所致，属五痿之一。历代医家对骨痿的认识各有不同，但基本以《黄帝内经》为基础并加以补充，不断完善对骨痿的认识。现代医家总结古代相关理论并结合西医理论基础，形成新的诊疗思路，提出“虚”“瘀”致骨痿。虽然各有论述，但是其症状总以腰脊不举，足不任身，坐不能起，下肢痿弱无力为主。现代医学中多将骨痿同骨代谢性疾病如骨质疏松症、骨质软化、甲状旁腺功能亢进症、畸形性骨炎等疾病相联系。本章主要论述与骨痿高度相关的骨质疏松症，骨质疏松症是一种以骨量低、骨组织微结构损坏，导致骨脆性增加、易发生骨折为特征的全身性代谢性骨病。骨质疏松性骨折属于脆性骨折，是骨质疏松症的严重后果，以骨质疏松性胸腰椎体压缩骨折最为常见（图 21-1）。

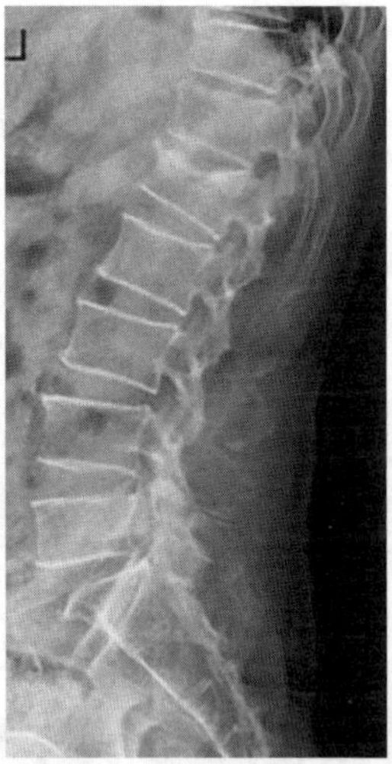

图 21-1　腰 1 骨质疏松性椎体压缩骨折侧位片

二、病因病机

中医学认为，本病的发生主要与肾虚、脾虚、血瘀三个因素有关，故脾肾亏虚为本，血瘀为标是骨质疏松症的病理特点。

（一）肾虚、脾虚是骨量减少的主要病机

中医理论认为，肾藏精、主骨、生髓，肾为先天之本。《医经精义》指出："肾藏精，精生髓，髓生骨"，故骨者，肾之合也；髓者，肾精所生，精足则髓足，髓在骨内，髓足者则骨强。这反映了肾 - 精 - 骨 - 髓之间存在内在生理关系，于是形成了"肾主骨"的理论。肾精充足则骨髓生化有源，骨才能得到骨髓的滋养，骨矿含量增加而骨骼坚固有力，反之则骨骼疏松而发生骨痿。

中医现代研究发现，随着年龄的增长，肾虚证的发生率逐渐升高，人体骨骼中骨矿含量逐渐减少，肾的盛衰和骨矿含量密切相关，而且下丘脑 - 垂体 - 性腺轴功能的减退，性激素水平下降，进而可引起成骨功能下降，使单位体积内骨组织含量减少而发生骨质疏松。这与《素问·上古天真论》所论及肾气盛衰与骨的生长、发育及骨的强劲、脆弱规律十分相近。

《素问·阴阳应象大论》指出："肾生骨髓。"肾所藏之精可能包括具有多种分化潜能的全能干细胞。骨髓分造血和基质两大系统，其中骨髓基质干细胞具有向成骨细胞、脂肪细胞、软骨细胞、肌细胞等多向分化的潜能。由于成骨细胞和脂肪细胞共祖，在特定条件下可相互转化，存在"此消彼长"的关系。现代研究认为，增龄、去卵巢及其他原因造成的骨质疏松症都存在骨量减少和骨髓脂肪增加的现象。这提示骨髓内脂肪细胞与骨量呈反比。因此，如何抑制骨髓基质干细胞向脂肪细胞分化，促进其向成骨细胞分化为骨质疏松症研究提供了新的思路和方法。

中医认为脾主运化水谷精微，为气血生化之源，后天之本。脾的运化水谷精微功能旺盛，机体的消化吸收功能健全，才能化生精、气、血、津液，以滋养骨骼，骨骼坚固有力。故《灵枢·决气》曰"谷入气满，淖泽注于骨"，若素体脾胃虚弱，则受纳、运化、输布的功能失常，气血生化之源不足，无以生髓养骨而发生骨痿。故《素问·痿论篇》提出了"治痿者独取阳明"的治疗原则。现代研究发现，维生素 D 及肠道钙离子的吸收与骨质疏松症的发生有密切关系。维生素 D 的来源途径之一是小肠吸收，经过肝、肾的转化最终成为活性的 1，25-二羟基维生素 D_3，其是促进肠 Ca^{2+} 吸收的激素。当血浆 1，25- 二羟基维生素 D_3 水平降低或者肠道对其敏感性减弱时，肠道 Ca^{2+} 吸收将会下降，进而引起骨量减少，致骨质疏松症的发病。因此，在治疗上采用健脾养胃的方法，可能是通过 1，25- 二羟基维生素 D_3 的生成加速 Ca^{2+} 的吸收转化，从而起到骨量增

加而强骨的作用。

（二）血瘀是骨显微结构退变性的促进因素

肾虚血瘀证是人体衰老、老年病及多种慢性疾病特定阶段的共同病理基础。肾为元气之根，内寓元阴元阳，若肾虚元气不足，无力推动血液运行而致血流迟缓，运行涩滞，形成瘀血。正如《医林改错》云："元气既虚，必不能达于血管，血管无气，必停留而瘀。"肾阳不足，虚寒内生，失其温煦血脉，血液凝滞而成瘀血；肾阴不足，血脉涸涩，脉道失于濡养，无以载血，则血行涩滞而致瘀血，而且肾阴亏损则水不济火，虚火煎熬，炼精灼液，亦致血液浓稠，流行迟缓而致瘀血。

脾主运化，为气血生化之源，"气为血之帅，血为气之母"。脾气盛则血行滑疾，脾气虚则无力推动血流运行，而致血流迟缓，运行涩滞，脉络瘀痹，形成瘀血。故《读医随笔·承制生化论》云"气虚不足以推血，则血必有瘀"。瘀血一旦形成，经脉不畅，不通则痛，产生疼痛症状，而且使水谷精微得不到布散，使骨骼失养，脆性增加，发生骨痿。进一步发展为瘀血不去，新血不生，血不化精，肾精亏虚，则加重已形成的骨痿，最终形成瘀血，骨营养障碍，瘀血恶性循环，促进骨质疏松骨折。现代医学认为，血瘀的病理基础是微循环障碍、血液流变学改变、血流动力学障碍等。在骨骼系统，血瘀造成骨小梁内微循环的障碍，不利于细胞进行物质交换，导致血液中的钙及营养物质不能正常地通过哈佛氏系统进入骨骼，则骨小梁变细、数目减少，造成残存骨小梁负荷加重，降低了骨小梁强度，一旦超过了其强度范围，就会使骨小梁折断，出现显微骨折。另外这种骨折使微血管破裂，形成血窦而成瘀血，在密闭的骨结构中，由于相对的内容增加使骨内压升高，是骨质疏松症瘀血引起疼痛产生的主要作用机制。

三、辨证论治

（一）诊断要点

1. 临床表现　早期常无症状，后期可出现疼痛（尤其是腰背痛）、身高变矮、驼背等。

2. 辅助检查

（1）骨密度检测（金标准）：采用双能 X 线吸收检测法测量髋部或腰椎的

骨密度。以 T- 值作为诊断标准，T- 值≤−2.5 可诊断骨质疏松症；T- 值≤−2.5 合并一处或多处脆性骨折可诊断重度骨质疏松症。

（2）X 线检查：识别骨质疏松骨折。

（3）实验室检查：血钙、血磷、肝肾功能、血常规等，以及排除其他导致骨量下降的疾病（如甲状腺功能亢进症、多发性骨髓瘤等）。

（二）药物治疗

参考各家文献对于原发性骨质疏松症的观点，将该病分为 6 个常见证型：肾阳虚证、肝肾阴虚证、脾肾阳虚证、肾虚血瘀证、脾胃虚弱证及血瘀气滞证。

1. **肾阳虚**　腰背冷痛、酸软乏力、驼背弯腰、活动受限，畏寒喜暖，遇冷加重，尤以下肢为甚，小便频多、舌淡苔白、脉弱等。治以补肾壮阳，强筋健骨，方选右归丸。

2. **肝肾阴虚**　腰膝酸痛、手足心热、下肢抽筋、驼背弯腰、两目干涩、形体消瘦、眩晕耳鸣、潮热盗汗、失眠多梦、舌红少苔、脉细数等。治以滋补肝肾，填精壮骨，方选六味地黄汤。

3. **脾肾阳虚**　腰膝冷痛、食少便溏、腰膝酸软、双膝行走无力、弯腰驼背、畏寒喜暖、腹胀、面色㿠白、舌淡胖、苔白滑、脉沉迟无力等。治以补益脾肾，强筋壮骨，方选补中益气汤合肾气丸加减。

4. **肾虚血瘀**　腰脊刺痛、腰膝酸软、下肢痿弱、步履艰难、耳鸣、舌质淡紫、脉细涩等。治以补肾活血化瘀，方选补肾活血汤。

5. **脾胃虚弱**　形体瘦弱、肌软无力、食少纳呆、神疲倦怠、大便溏泄、面色萎黄、舌质淡、苔白、脉细弱等。治以益气健脾，补益脾胃，方选参苓白术散加减。

6. **血瘀气滞**　骨节刺痛，痛有定处，痛处拒按；筋肉挛缩；骨折，多有骨折史；舌质紫暗，有瘀点或瘀斑，脉涩或弦。治以理气活血，化瘀止痛，方选身痛逐瘀汤加减。

以上是临床基本或常见的证候类型。临床上可以出现两种或两种以上的复杂证候类型，辨证施治需灵活应用，同时应注意加强预防和调护。此外，在临床上亦可见症状较轻或感受风寒湿邪或兼夹证者，辨证施治时需灵活应用。

四、医案解要

（一）叶伟洪医案

李某，女，76岁，2019年8月22日初诊。

【病史】患者因“腰背部隐隐作痛多年”来诊。患者腰背部隐隐作痛多年，间断发作，渐至周身骨节疼痛。近3个月无明显诱因出现腰背部疼痛加重，下肢酸软，时感耳鸣，手足冷，食少纳呆，神疲倦怠，眠差，大便困难，舌淡苔白，脉弱。既往有多处陈旧性胸、腰椎骨折病史。

【刻下症】腰背部隐隐作痛，下肢酸软，时感耳鸣，手足冷，食少纳呆，神疲倦怠，眠差，大便困难，舌淡苔白，脉弱。

【诊断】

中医诊断：骨痿（肝肾不足，瘀阻脉络证）。

西医诊断：骨质疏松症。

【治法】中医以“补益肝肾，通络止痛”为法，内服中医汤剂。嘱防跌倒、避免搬重物、均衡膳食营养，注意补充饮食钙质及蛋白质，多晒太阳，适度活动。

【方药】壮骨强筋汤加减。五加皮15g，鹿角胶15g，肉苁蓉5g，千斤拔15g，杜仲10g，淫羊藿10g，牛膝10g，党参10g，当归10g，龟甲5g，何首乌5g，羌活10g，独活10g。7剂，每天1剂，水煎，分早晚两次口服。

【二诊】诉腰部疼痛明显减轻，但用药后出现口干口苦，烦躁梦多等不适，考虑温躁太过，在原方基础上加用黄柏5g，地骨皮5g以清热。7剂，每天1剂，水煎，分早晚两次口服。

【三诊】半个月后随诊，患者感腰背疼痛缓解，下肢酸软减轻，手足冷减轻，精神状态好转，纳眠改善，二便正常。

【按】本案患者年逾七旬，天癸已竭，肾精亏虚，肝血不足，属“骨痿”范畴。其病机核心在于肝肾亏虚为本，督脉瘀阻为标。患者腰背隐痛多年，下肢酸软、耳鸣、神疲，脉弱，皆为一派肝肾精血不足、筋骨失养之象；然疼痛渐重，又兼陈旧骨折史，提示虚中夹瘀，络脉不通。舌淡苔白、手足冷、食少便难，则为脾肾阳虚、运化无力之征。初诊以壮骨强筋汤加减，立意精当。方中鹿角胶、龟甲血肉有情之品，填精补髓，调和阴阳；杜仲、淫羊藿、五加皮、肉苁蓉温肾壮督，强筋起痿；千斤拔、牛膝壮骨利腰，引药下行；党参、当归、何首乌益气养血，滋肝柔筋；更入羌独活通络止痛，开泄太阳。全方共奏补益肝肾、通络止痛之功，契合病机。然二诊见口干口苦、烦躁梦多，实为温补稍过，略有化燥伤阴之弊。老年之体，阴阳俱虚，一味温养，易灼阴液。佐入黄柏、地骨皮清相火、退虚热，使方剂寒温得宜，补而不燥，故三诊诸症悉减，纳眠俱安。此案提示：治老年骨痿，既需填补，又防壅滞；既温肾阳，亦顾肾阴。尤重脾胃功能，以资化源。配合生活调摄，方能获效持久。

（二）卢国樑医案

何某，女，69岁，2023年3月12日初诊。

【病史】患者因“咳嗽致腰背部疼痛10d”来诊。患者10d前咳嗽致腰背部疼痛，痛有定处，痛处拒按，筋肉挛缩，大便秘结，小便正常，舌质紫暗，有瘀点，脉涩。

【刻下症】咳嗽致腰背部疼痛，痛有定处，痛处拒按，筋肉挛缩，大便秘结，小便正常，舌质紫暗，有瘀点，脉涩。查体：腰部屈伸、左右侧屈、旋转均受限，腰背部叩击痛（+），四肢感觉、肌力、肌张力、反射正常，病理征未引出。

【辅助检查】骨密度检查提示腰椎T-值为–2.9。胸腰椎MRI检查提示L_1新近椎体压缩性骨折。

【诊断】

中医诊断：腰椎骨折；骨痿（肝肾不足，瘀阻脉络证）。

西医诊断：骨质疏松性椎体压缩骨折（L_1）；骨质疏松症。

【治法】中医以“理气活血，化瘀止痛”为法，内服中医汤剂，嘱6周内以卧床休息为主，起床佩戴腰围，积极抗骨质疏松治疗，每月定期复查影像，观察L_1骨折愈合情况，防跌倒、避免搬重物、均衡膳食营养，注意补充饮食钙质及蛋白质，多晒太阳，适度活动。

【方药】身痛逐瘀汤加减。桃仁15g，红花15g，川芎10g，当归15g，五灵脂15g，没药10g，香附5g，川牛膝15g，地龙10g，秦艽5g，羌活5g，甘草10g。7剂，每日1剂，水煎，分早晚两次口服。

【二诊】诉腰部疼痛明显减轻，二便基本如常，效不更方。

【三诊】半个月后随诊，患者感腰背疼痛进一步缓解，精神状态良好，纳眠可，二便正常。

【按】卢国樑教授认为，骨质疏松性椎体压缩骨折早期，血离经脉，形成血肿，以致经络阻塞，气滞血瘀，经脉失荣，不通则痛，合并骨质疏松症，属于本虚标实，考虑早期仍以气滞血瘀为主，急则治其标，以理气活血，化瘀止痛为治则。身痛逐瘀汤以桃仁、红花作为君药，以红花活血散瘀，通经止痛，以桃仁活血祛瘀；以五灵脂、没药及香附为臣药，以五灵脂活血通脉止痛，以没药散瘀定痛，以香附理气止痛；以秦艽、羌活、川牛膝、地龙、当归、川芎、甘草共为佐使，秦艽配伍羌活以通痹止痛，祛风胜湿；川牛膝配伍地龙以舒经通络，当归配伍川芎以活血止痛，补血养血，而甘草性甘平，可对诸药调和，全方共奏行气活血，祛瘀通络，通经止痛之效。

（三）黄宏兴医案

王某，女，55岁，2014年5月22日初诊。

【病史】患者因“腰背骨骼疼痛半年余，加重伴双手冰冷1月”来诊。患者腰背肌肉紧张伴酸痛，近1月症状加重伴双手冰冷，喜温趋暖，畏风恶寒，不欲出门，小便清长，大便溏稀，舌淡暗苔白滑腻，脉沉细。

【刻下症】腰背肌肉紧张伴酸痛，四肢冰凉，喜温趋暖，畏风恶寒，不欲出门，小便清长，大便溏稀，舌淡暗苔白滑腻，脉沉细。

【辅助检查】骨密度检查提示，腰椎T-值为–2.7。

【诊断】

中医诊断：骨痿（脾肾阳虚证）。

西医诊断：骨质疏松症。

【治法】中医以“补肾健脾”为法，内服中药汤剂，并嘱放松心态，适当进行户外运动。

【方药】补肾健脾活血方加减。补骨脂15g，黄芪30g，淫羊藿15g，丹参20g，杜仲15g，续断15g，茯苓20g，桂枝10g，女贞子15g。7剂，每日1剂，水煎，分早晚两次口服。

【二诊】肢端冰凉明显好转，腰背酸痛明显改善，二便基本如常，并诉出门活动已无心理障碍，随症加减续服7剂而症状消除。

【按】黄宏兴教授认为针对病因病机，骨质疏松症总的治疗原则是补肾、健脾、活血。拟用代表方为补肾健脾活血方。该方以补骨脂强肾壮骨，是为君药；辅以淫羊藿、菟丝子补肾益精，熟地黄、女贞子补肝滋阴同为臣药；配黄芪补中益气，丹参、当归活血通络，共为佐药；再以大枣调中和胃为使药。本方既养先天肾气以壮骨，又补后天生化之源以充精血，具有补中寓通，通而不泻，补而不滞的效果。此外，方中黄芪、当归合用补气生血，可助菟丝子、熟地黄、女贞子补精血之力，大枣可助黄芪健脾益气之功。临证时以本方为基础，随症加减。脾肾阳虚型，若偏肾阳虚者，加狗脊、杜仲、续断以壮阳强骨；若偏脾虚者，去熟地黄、女贞子、当归、丹参，加茯苓、桂枝、白术、山药、救必应以增强补脾益气、健胃强肌的作用。肝肾阴虚者，去淫羊藿、肉苁蓉，加白芍、牡丹皮、生地黄、川楝子、合欢皮以补肝滋阴、疏肝理气。气滞血瘀者，适当加三七、蜈蚣、延胡索活血行气止痛。另外，诸如便秘者加火麻仁配肉苁蓉润肠通便；乏力者加牛大力、虎杖强筋壮骨；失眠者加远志、酸枣仁以益智安神；心悸者加炙甘草、桂枝以益气复脉；腹胀纳差者加陈皮、法夏、枳实行气畅中；肢体困重者加土茯苓、茵陈、瞿麦除湿通经。黄宏兴教授认为治疗骨质疏松症，首要改善患者痛苦的症状，其次提高患者骨密度或者减缓骨丢失进程，降低骨质疏松性骨折的发生率，最终的目的是改善患者生存质量。因此在运用药物治疗的基础上，指导患者功能锻炼是有必要的。诸如散步、慢跑、游泳等温和型非竞技性运动，可以通过对骨骼和肌肉产生负荷刺激，增加骨密度或缓解骨量的丢失。适当进行户外运动，接触紫外线照射，也有助于人体阳气的提升，促进气血运行。适当运动，有助于增强脾胃功能，促进营养物质的吸收。现代医学研究认为，户外活动有助于体内维生素 D 的合成及转化，有利于维持正常的血清钙磷浓度。通过运动加强四肢肌肉力量，增加肌肉对骨组织的应力，改善肌肉和骨骼局部的血液微循环，使骨量增加。同时通过运动，能改善患者情绪，舒缓其心情，也使患者心理生理得到调整，加强患者的肢体灵活性，避免跌伤，降低骨质疏松性骨折发生率，进而提高骨质疏松症患者的生存质量水平。

名家验方

壮骨强筋片（叶伟洪经验方）

组成：肉苁蓉、羌活、制何首乌、杜仲、龟甲胶等。

功效：大补气血、养肝补肾、强筋壮骨。

方解：方中杜仲起补肝肾、强筋骨之效；龟甲胶、肉苁蓉、制何首乌有补肾益精血之效，羌活祛风湿止痛，诸药合用共奏大补气血、养肝补肾、强筋壮骨之功。本方为叶伟洪教授的经验方。临床上主要以院内制剂的形式服务于广大患者。叶伟洪教授认为治病必求于本，肾主骨则骨痿治肾，根据多年临床观察用药，以补肾壮骨为治则研制出壮骨强筋片，运用临床治疗骨质疏松症并取得明显疗效。方中补中有泄，虽名壮骨强筋片，却从整体出发，组方用药兼顾肝脾肾，调节气血阴阳，恰到好处。壮骨强筋片疗效明显，已有对其进行的临床研究。临床研究发现，壮骨强筋片能稳定骨量、改善骨质疏松引起的临床症状，且未见严重不良反应，值得临床推广应用，但能否确切预防骨质形体变化仍需进一步研究。

疮疡篇

第二十二章　慢性创面

一、概　　述

慢性创面是指无法通过正常有序而及时的修复过程达到解剖和功能上完整状态的创面。《创伤骨科慢性难愈性创面诊疗指南(2023版)》中指出,慢性难愈性创面是指一类接受规范系统治疗后仍不能在预期时间内完成结构和功能上完全修复的创面,且其将慢性难愈性创面明确界定为有特定致病原因且经严格治疗4周后未愈的创面。常见类型包括糖尿病创面、压力性创面、感染性创面、创伤性创面、放射性溃疡、肿瘤性溃疡、自身免疫性溃疡、动静脉性溃疡创面等。

慢性创面属于中医"疮疡""溃疡""席疮""顽疮"和"臁疮"范畴。中医认为,慢性创面的主要病机是久病正虚,经络不通,气血瘀滞,肌肤失养,化腐致损;或诊疗不当,复染邪毒,邪气亢盛,正不御邪,致使机体腐肉不脱,新肉不长,进而迁延不愈。

二、病因病机

疮疡是中医外科临床最常见的疾病类型之一,相当于西医学中的"体表外科感染"。疮疡的致病因素可分为外因和内因两大类:外因包括外感六淫邪毒、感受特殊之毒及外来伤害等;内因则涉及情志内伤、饮食不节、房事损伤等。外因所致疮疡以"热毒""火毒"居多,常起病急骤、发展迅速,多属阳证,如疔疮、痈、发等;而内伤因素引发的疮疡则多因虚致病,起病缓慢,病程迁延,多属阴证,如流痰、瘰疬等。一般认为,外感所致疮疡病势较轻,而由五脏蕴结、从内发外者病势较重。

各种致病因素侵袭人体后,影响气血运行,导致局部气血凝滞、营卫不和、经络阻塞,从而产生肿痛症状。疮疡发生后的发展与转归,取决于正邪交争的结果。

初期：若正气能胜邪，则邪热难以鸱张（嚣张），肿势逐渐局限，疮疡可消散于无形。

中期（成脓期）：若正气不敌邪气，热毒壅滞，热盛则肉腐成脓，形成脓肿。

后期（溃疡期）：此期若治疗得当（如及时切开引流），或患者正气尚足，脓肿破溃，毒随脓泄，则形成溃疡。随着腐肉脱落、新肉生长，疮口最终愈合。

在疮疡病程中，若因失治误治导致邪毒炽盛，或患者气血虚弱无力托毒外达，则可能导致邪毒走散，内攻脏腑，形成“走黄”或“内陷”等危重证候，甚至危及生命。

三、辨证论治

（一）诊断要点

1. 临床表现

（1）位置与深度：明确创面发生的解剖部位；评估深度是否累及皮下组织、筋膜、肌肉、肌腱或骨骼。

（2）颜色：红色为健康肉芽组织；黄色为脱落期腐肉或纤维蛋白渗出物；黑色为干性坏死组织或焦痂。

（3）渗液：评估量、颜色、性状（清亮、脓性、血性）及气味。

（4）创缘与周围皮肤：观察创缘是否卷边、浸渍、红肿，周围皮肤有无色素沉着、硬化、湿疹等。

（5）感染迹象：局部红、肿、热、痛加剧；渗液增多、变为脓性，或有恶臭；创面延迟愈合或出现组织破坏。

2. 病因诊断

（1）血管性因素：考虑动脉性需检查足背动脉、胫后动脉搏动，评估皮温、肤色、毛发脱落情况。可行踝肱指数测量。静脉性多见于小腿中下段，伴有下肢沉胀感、水肿、皮肤色素沉着、脂肪皮肤硬化症。

（2）神经性因素：常见于糖尿病足，可周围神经病变（感觉减退 / 缺失、足部畸形、胼胝形成）。

（3）压力性因素：见于长期卧床或坐轮椅者，创面位于骨突部位（如骶尾部、足跟）。

（4）全身性因素：营养状况不良，如贫血、低蛋白血症。

（5）系统性疾病：糖尿病、肾功能衰竭、免疫抑制、衰老等。

3. 辅助检查

（1）实验室检查：血常规、血糖、糖化血红蛋白、肝肾功能、白蛋白、前白蛋白、C反应蛋白等，以评估感染、营养及全身状况。

（2）X线检查：排除骨髓炎、深部异物或软组织气体。

（3）MRI检查：诊断深部感染、脓肿和骨髓炎的“金标准”。

（4）血管检查：下肢血管彩色多普勒超声、踝肱指数、CT血管成像等，评估血供。

（5）病原学检查：创面细菌培养，明确感染病原菌种类及药物敏感性。

（二）药物治疗

1. 正气不足 正气不足是疮疡发病的根本内因，正气不足时，营卫运行受阻，局部气血壅滞，郁久化热则腐肉成脓。治以益气养血，托毒生肌，方选补中益气汤、十全大补汤。

2. 气滞血瘀 疮口久不收敛，伴舌质紫暗、皮肤青紫。治以行气活血，化瘀通络，方选血府逐瘀汤、桃红四物汤。

3. 气血失调 气虚者疮疡平塌，脓液清稀；血虚者新肉不生，疮面苍白。治以调和气血，解毒消肿，方选八珍汤、托里消毒散。

4. 外感六淫 症见红肿灼痛、脓稠易溃；若兼夹湿邪，则溃烂渗液，缠绵难愈。治以清热解毒，祛邪透脓，方选黄连解毒汤、五味消毒饮。

5. 外邪侵袭 包括特殊之毒（如疫疠、虫毒）及外伤（金刃、跌扑），局部络脉虚弱者，轻微外邪即可致病。治以疏风散邪，解毒消肿，方选荆防败毒散、仙方活命饮。

6. 内伤七情 慢性疮疡常伴情志抑郁，需疏肝解郁与托毒生肌并用。治以疏肝解郁，理气散结，方选逍遥散、柴胡疏肝散。

7. 饮食不节 饮食不节直接损伤脾胃，间接酿生湿热痰浊。治以健脾和胃，清热利湿，方选参苓白术散、清胃散。

总结：疮疡治疗遵循“消、托、补”三法，初期以清热解毒为主，中期托毒透脓，后期补益气血。外治需分期施药，如阳证初起箍围消肿，阴证温散回阳。古籍强调“最虚之处，便是容邪之地”，故扶正与祛邪并重，尤重辨证施治。

四、医案解要

吴江林医案

莫某，男，75岁，2024年8月13日初诊。

【病史】患者因“左足背红肿热痛3个月余”来诊。患者既往高血压、糖尿病病史。3个月前泡脚后出现左足背红肿热痛、局部创面，外院门诊就诊，行隔日换药治疗后创面愈合不明显，现来我院诊治。

【刻下症】左足背红、肿、发热，左足背见2cm×4cm创面（图22-1），触痛明显，创面见脓性渗出，趾端血运、感觉尚可。舌暗红，苔薄白，脉弦。

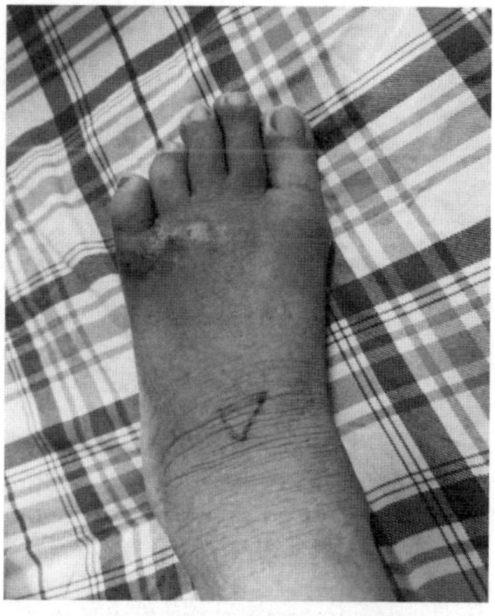

图22-1　初诊足部情况

【辅助检查】入院前门诊B超示左足第5趾长伸肌腱腱鞘炎，左足背外侧楔骨皮下实性结节：腱鞘巨细胞瘤？局部滑膜增生改变？左足背趾短伸肌、踇短伸肌所见：炎性改变可能，左足背皮下组织水肿增厚。入院后查MRI示左足多发关节周围软组织肿胀（第五跖趾关节明显），考虑炎症/感染，左足距骨内侧穹窿顶关节面下小囊变，考虑左足底筋膜炎症。血常规一组+感染两项：全血白细胞计数10.64×10^9/L↑，中性粒细胞绝对值7.79×10^9/L↑，全血C-反应蛋白108.78mg/L↑，血清淀粉样蛋白A>320.00mg/L↑。

【诊断】

中医诊断：疮疡（气滞血瘀证）。

西医诊断：（左足）坏死性筋膜炎，（左足）软组织感染，高血压病3级（极高危），2型糖尿病。

【治法】入院后予抗感染、创面规范外科换药、外敷院内制剂创面灵（紫珠叶洗剂）去腐生肌、控制血压及血糖等对症治疗，并行左足清创（图22-2）、抗生素骨水泥旷置、左胫骨横向骨搬运。中药以“清热活血化瘀，行气止痛”治法，内服中医汤剂及院内制剂丹芎活血片。

【方药】血府逐瘀汤加减。桃仁12g，红花、当归、生地黄、牛膝各9g，川芎、桔梗各 4.5g，赤芍、枳壳、甘草各 6g，柴胡 3g，共 5 剂，每日服一剂。

【二诊】患者左足伤口 4 周复查见患肢红肿热痛消退明显，创面干燥，未见明显红肿，创面新鲜肉芽覆盖（图 22-3），继续规范外科换药、外敷院内制剂创面灵（紫珠叶洗剂）去腐生肌、口服院内制剂丹芎活血片活血化瘀。

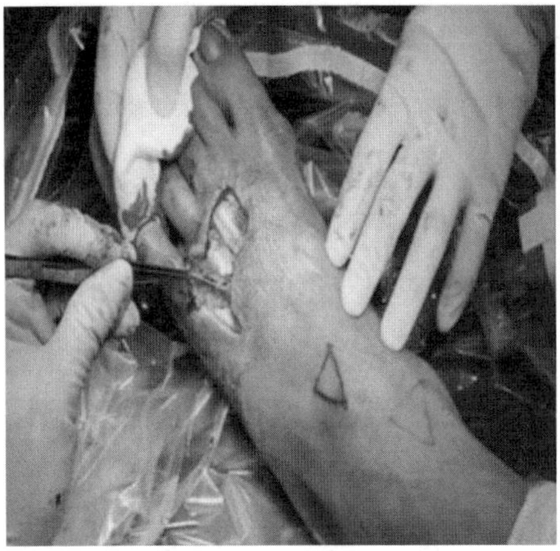

图 22-2　清创换药

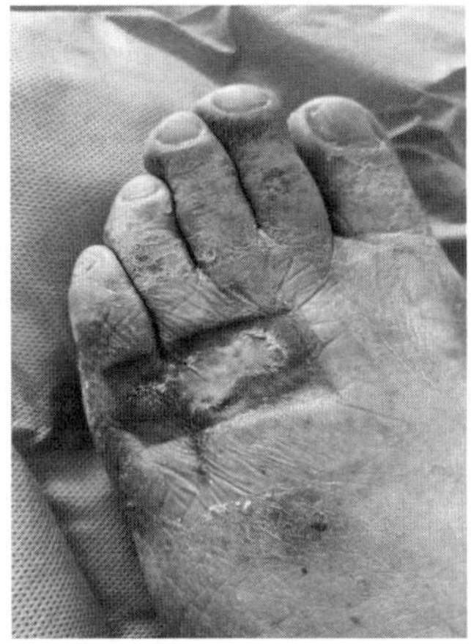

图 22-3　治疗 4 周后足部情况

【按】经过上述治疗，患者左足伤口于术后 6 周愈合，日常生活和工作未受影响。该治疗方法的优势在于，安全性高，治疗效果好，预后良好，费用低，周围组织损伤小，且操作简便，患者易于接受。

名家验方

1. 疮疡三两三（宋孝志、房定亚经验方）

组成：生黄芪 30g，金银花 30g，全当归 30g，生甘草 9g，川蜈蚣 0.1g。

分析：此方以“三两三”组方思路为核心，强调益气养血与清热解毒并举。生黄芪为君药，大补脾肺之气，托毒生肌，现代药理表明，其能增强免疫、促进创面愈合；金银花为臣药，清热解毒，善治风湿热毒，对金黄色葡萄球菌等疮疡常见病原体有抑制作用；当归为佐药，活血补血，改善局部微循环，助脓腐排出；甘草调和诸药，解百药毒，与金银花协同增强抗菌抗炎作用；蜈蚣用量极轻，取其辛温走窜之性，通络攻毒，尤适用于迁延不愈之疮疡。全方兼顾扶正祛邪，房定亚教授指出其可通过调节免疫系统治疗顽固性皮肤病，如慢性荨麻疹、湿疹等，临床常根据热毒或血瘀程度加减黄连、赤芍等药。

2. 芪归参杞汤（何绍奇经验方）

组成：黄芪60~90g，当归、党参、枸杞子各15g，配伍老母鸡炖服。

分析：此方针对疮疡后期气血亏虚、创口不敛而设。重用黄芪为君，大补元气，生用偏于托毒排脓，现代研究证实，其能扩张血管、改善创面供血；当归、党参为臣，当归补血活血，党参健脾益气，二者协同增强机体修复能力；枸杞子滋阴益精，助气血生化；老母鸡为血肉有情之品，富含蛋白质，可补虚扶正。全方以"补法"为核心，通过益气养血促进生肌敛疮。何绍奇强调，此方适用于术后或慢性溃疡久不收口者，若兼阳虚可加附子，阴虚加麦冬。现代药理学显示，黄芪多糖与当归阿魏酸能协同抗炎、促进胶原合成，加速创面愈合。

3. 五味消毒饮加味（岳美中经验方）

组成：金银花30g，野菊花30g，蒲公英30g，紫花地丁30g，千里光30g，金钱重楼15g，半枝莲15g。

分析：此方源自传统五味消毒饮，岳美中增入金钱重楼、半枝莲以强化清热解毒之力，主治热毒壅盛之疮疡肿痛。金银花、野菊花为君，清解上焦风热；蒲公英、紫花地丁为臣，专攻湿热火毒，尤善消痈散结；千里光为佐，清热利湿，现代研究显示其抗菌谱广；金钱重楼与半枝莲为使，前者凉血消肿，后者化瘀解毒，共奏抗炎抑菌之效。岳美中指出，此方适用于疔疮走黄（败血症）或痈疽初起红肿热痛者，外敷药渣可增强局部疗效。若便秘加大黄，热盛加石膏。药理研究表明，方中多味药含黄酮类、绿原酸等成分，能抑制病原微生物并调节免疫。

以上三方分别体现了疮疡治疗中"消、托、补"三大法，兼顾病因病机与现代药理机制，临床需辨证选用。

特色疗法

（一）中药熏蒸

1. 治疗原理　通过局部创面中药熏蒸，利用蒸汽热力促进药物透皮吸收，改善局部血液循环，激发机体自身调节功能。其核心机制在于“活血通络”和“清热解毒”，既能疏通局部气血瘀滞，又能清除热毒积聚。

2. 效果　在疮疡初期（肿疡期）可显著消肿解毒，缓解红、肿、热、痛等症状。

3. 优势　分阶段治疗：针对疮疡不同时期调整药方，实现精准干预。安全性高：采用天然药物熏蒸，避免化学药物副作用。整体调节：通过改善局部微循环，间接增强全身免疫力。

（二）中药外敷

1. 治疗原理　将清热解毒（如黄连、金银花）、活血化瘀（如丹参、当归）类中药研磨成粉或制成膏剂（如琥珀敛疮膏、紫草油）直接外敷患处。药物通过透皮吸收发挥抗菌、抗炎作用，同时促进腐肉脱落与新肌生长，符合“去腐生肌”的中医外科原则。

2. 效果　快速控制感染，缩短愈合周期。

3. 优势　靶向性强：药物直接作用于病灶，起效迅速。剂型灵活：可制成散剂、膏剂或湿敷液，适应不同创面状态。协同增效：常与内服汤药配合，实现“内外同治”。

（三）中医外科消法

1. 治疗原理　以刺灸、拔罐、推拿等物理手法配合中药治疗，通过“清热解毒”和“活血化瘀”双途径调节气血运行。例如刺灸可疏通经络，拔罐通过负压促进淋巴引流，推拿则改善局部气血瘀滞。

2. 效果　对浅表性溃疡、烧伤等可缩短愈合时间；显著减轻疼痛和肿胀。

3. 优势　多技术整合：刺灸、拔罐等多种手段可组合应用。适应证广：既可用于急性热毒疮疡，也适用于慢性虚性溃疡。预防复发：通过调节全身气血阴阳平衡，降低复发率。

（四）总结对比

中药熏蒸的核心机制为透皮吸收＋全身调节，最佳使用阶段为肿疡初期，具有安全无创，改善微循环的临床优势；中药外敷的核心机制为局部抗菌＋促再生，适用于各期（尤其溃后期），具有快速控制感染，剂型灵活的临床优势；中医外科消法的核心机制为物理刺激＋气血调整，适用于各期（尤其慢性期），具有多技术协同，预防复发的临床优势。

这些疗法充分体现了中医“整体辨证”和“内外兼治”的特色，现代研究也证实其通过调控炎症因子（如肿瘤坏死因子、白介素 -6）和促进血管新生等机制发挥作用。临床需根据疮疡分期（肿疡、脓溃、收口）及患者体质进行个性化方案组合。

第二十三章　足踝创面

一、概　　述

足踝创面是指发生于足部及踝关节区域的皮肤及皮下组织完整性受损，是临床常见的难治性创面之一。在中医理论中，足踝创面属"疮疡""顽疮""臁疮"等范畴。其病因复杂，多见于糖尿病足、静脉性溃疡、动脉缺血性溃疡、压力性损伤及创伤感染等。由于足踝部位皮下组织薄弱、血运相对较差且易受承重与摩擦，创面往往愈合缓慢，易迁延为慢性，处理不当可导致感染、坏疽甚至截肢等严重后果。

二、病因病机

足踝创面的致病因素，有外感与内伤两大类。外感因素包含外感六淫邪毒、感受特殊之毒以及外来伤害等；内伤因素则涵盖情志内伤、饮食不节和房室损伤等方面。

外感引发的疮疡中，以"热毒""火毒"最为常见，风寒暑湿等引起的疮疡，在初起阶段，并非都会出现热毒、火毒的红热现象，只有当病情发展至中期，若未能得到有效控制，才会逐渐显露出热毒、火毒之象。阳证疮疡最终表现大多为热毒、火毒之象。

内伤引起的疮疡，大多因人体正气亏虚引起，且多为慢性病症，例如，肾虚致使经络空虚，就容易遭受风寒痰浊的侵袭，进而形成流痰；肺肾阴液亏虚，虚火向上炎灼，津液被炼化为痰，会引发瘰疬。这类内伤引发的疮疡，在初期和中期往往呈现出阴证疮疡的特点。另外，由于饮食不加以节制，损伤脾胃，使得火毒在体内内生而引发的疮疡，即便有时人体正气尚未严重虚衰，相较单纯由外邪引发的疮疡，病情通常也更为严重。比如消渴病患者合并疖、有头疽等情况。因此，普遍观点认为，从外部感受邪气引发的疮疡病情相对较轻，而由脏腑蕴积毒素从内部引发的疮疡病情更为严重。

足踝创面的病机演变为“因虚感邪（风、湿、热、毒），邪气致瘀，瘀阻伤正，化腐致损”，形成了虚、邪、瘀、腐相互作用，互为因果的变化，病机特点是虚实夹杂，本虚标实，正虚血瘀为其本，湿热毒蕴为其标。

三、辨证论治

（一）诊断要点

1. 临床表现

（1）创面位置：创面多发生在足跟、足底、踝关节内侧 / 外侧等位置。

（2）大小与深度：评估创面长、宽、深度，评估是否累及皮下组织、肌腱、关节囊或骨骼。

（3）创面颜色：红色为健康肉芽组织，为愈合良好标志；黄色为腐肉或纤维蛋白渗出物，需清创；黑色为干性坏死组织或焦痂，需清创。

（4）渗液：评估量、颜色、性状及气味。

（5）周围组织检查：皮肤颜色、温度、肿胀、硬度，有无湿疹、色素沉着或水肿。

2. 病因诊断　血管性（动脉或静脉）、神经性、感染性。

3. 辅助检查

（1）实验室检查：血常规、C 反应蛋白、红细胞沉降率等评估感染及炎症程度；血糖与糖化血红蛋白等排除或监控糖尿病；营养指标。

（2）X 线检查：排除 / 确认骨髓炎、异物、软组织气体或夏科足。

（3）MRI 检查：诊断骨髓炎和深部脓肿的“金标准”。

（4）血管超声 /CT 血管成像：精确评估下肢动脉供血情况。

（5）病原学检查：创面分泌物细菌培养 + 药敏试验，指导抗生素使用。

（二）药物治疗

1. 湿热下注证　小腿青筋怒张，局部发痒、红肿、疼痛，继则破溃，脓水浸淫，疮面腐暗，四周漫肿灼热；伴口渴，便秘，小便黄赤；苔黄腻，脉滑数。治以清热利湿，和营解毒，方选二妙丸合五神汤加减。

2. 气虚血瘀证　病程日久，疮面苍白，肉芽色淡，周围皮色黑暗、板硬；肢体沉重，倦怠乏力；舌淡紫或有瘀斑，苔白，脉细涩无力。治以益气活血，祛瘀生新，方选补阳还五汤合四妙汤加减。

3. **湿热毒蕴证**　多见于皮肤溃疡的炎症急性发作期。局部痒痛兼作，疮面肉较多，脓水浸淫，或秽臭难闻，疮周皮肤漫肿灼热。可伴恶寒发热，口干苦，小便黄赤，大便秘结。舌质红，舌苔黄腻，脉数。治以清热利湿解毒，以“清”为主，方选三妙丸、五味消毒饮加减。

（三）针灸治疗

针灸疗法由针法与灸法共同构成，在创面治疗领域，其效果得到了诸多研究的验证。有研究聚焦于患肢，对多个穴位开展针灸与艾灸操作。历经4周的治疗后，数据显示，观察组在治疗总有效率、创面新生肉芽组织的生长态势，以及创面愈合耗时等关键指标上，均显著超越对照组，充分彰显出针灸在促进创面修复方面的积极作用。

另有研究着眼于下肢慢性创面的治疗，将雷火灸与负压封闭引流技术相结合。研究结果表明，该联合疗法具备多重优势。在炎症控制层面，能够显著降低血清白细胞计数、C反应蛋白以及红细胞沉降率等炎症指标，有力抑制炎症反应，切实减轻患者的疼痛症状；从创面修复机制来看，还能够有效促进创面中碱性成纤维细胞生长因子和表皮生长因子的表达，进而刺激肉芽组织生长，为溃疡创面的愈合提供强大助力，全方位推动创面的康复进程。

（四）其他外治法

1. **膏剂疗法**　膏剂，作为一种常见的外用剂型，是通过将原料药物与适配的基质充分混匀，进而制成的半固体形态制剂，其质地使其易于均匀涂抹在皮肤或黏膜表面。在足踝创面的治疗实践中，膏剂展现出了独特的价值。

2. **中药贴敷**　多项研究表明，应用中药贴敷及新型中药敷料具有诸多显著优势。在疼痛缓解与愈合促进方面，它们能够更快且更有效地减轻患者疼痛，加速创面愈合进程，显著缩短病程，为后续的植皮或瓣修复治疗创造更为有利的条件，还能切实有效减轻创面瘢痕增生。从创面管理角度而言，这类中药制剂不仅能促进创面愈合、优化创面状态、改变创面渗液性质并精准控制创面渗出量，而且在抗感染方面表现出色，可有效抑制创面感染，全方位助力慢性创面的治疗与康复。

四、医案解要

（一）谢庆祥医案

罗某，男，32 岁，2021 年 12 月 18 日来诊。

【病史】患者因“高处坠下致双跟骨肿胀疼痛，活动受限 2h”来诊。因 1 月前工作时不慎从高处坠下，双足跟着地，当时即觉双足跟剧痛，不能抬起及行走，由家属送至当地医院就诊。后住院行双侧跟骨切开复位钢板内固定手术，术后右侧足跟术口反复渗液，当地医院换药 3 周，术口仍反复渗液，遂来就诊。

【刻下症】神清，精神好，右侧跟骨术口肿痛，局部皮缘变黑坏死（图 23-1），活动受限，肢体无麻木，活动良好。舌淡红，苔薄黄腻，脉细滑。

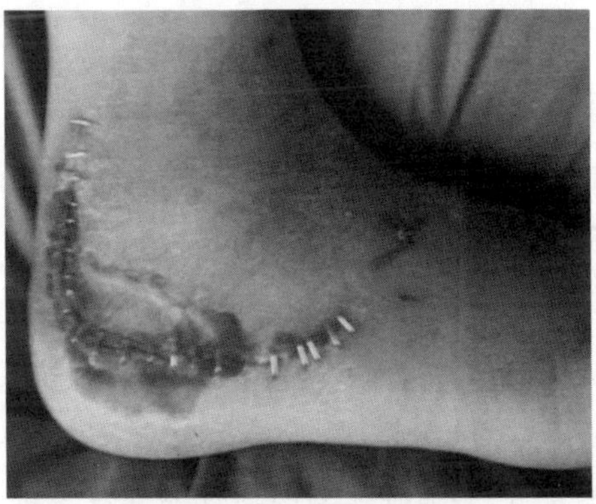

图 23-1　治疗前足部情况

【诊断】

中医诊断：溃疡（湿热毒蕴证）。

西医诊断：右跟骨手术后切口愈合不良。

【治法】创缘皮肤按规 范以碘伏等消毒剂进行常规消毒处理，确保消毒范围覆盖创缘周边至少 5cm 区域。消毒完毕，取适量生理盐水轻柔地冲洗创面，彻底清除创面内的渗出物、残留组织碎屑等异物。随后，选用大小适宜的棉垫或纱块，充分浸泡于紫珠叶洗剂中，待其完全浸透后，平整地敷于创面上。湿敷操作每日进行 1~2 次，以维持创面良好的愈合环境，2 周后，切口情况好转，4 周后，切口逐渐愈合（图 23-2、图 23-3）。

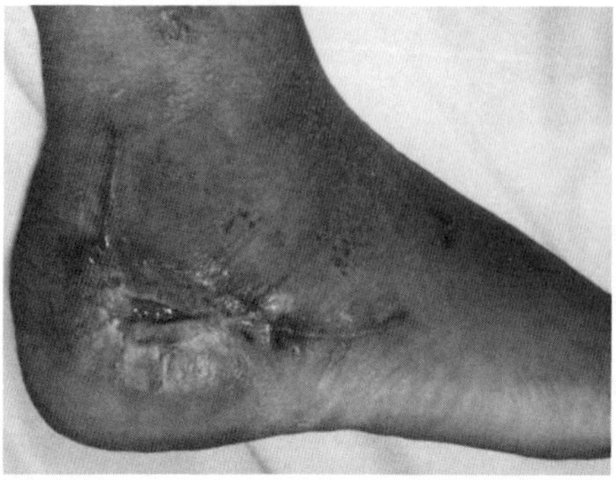

图 23-2 治疗 2 周后足部情况

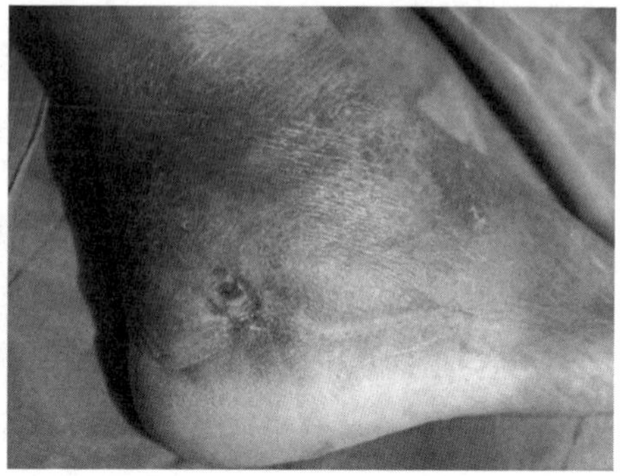

图 23-3 治疗 4 周后足部情况

名家验方

外用紫珠叶洗剂

紫珠叶洗剂由细叶紫珠草、大黄、黄柏、白蔹、儿茶、姜黄、白及等药物制成。可消炎止痛、去腐生新，促进创面肉芽生长，用于体表溃疡、创面感染、开放性骨折感染、露骨、露腱、肉芽生长迟缓以及压力性损伤等。使用时将创缘皮肤常规消毒后，用本品清洗创面，并用棉垫或纱块泡吸本品湿敷，每天 1~2 次，为外用药，忌服。

临床观察结果表明，紫珠叶洗剂能使创面迅速干燥，有效防止体液从创面渗出，消除患部肿胀，有效防止创面的感染，加快创面愈合。慢性深浅创面在创面处理后，敷紫珠叶洗剂，创面能很快干洁，随后上皮生长、愈合。深度创面大部分皮肤结构遭到破坏，仅存深层结构中的毛囊和皮脂腺等组织，应用紫珠叶洗剂后，能使坏死组织形成痂皮，而后痂下愈合。

【按】谢庆祥教授认为，跟骨为人体负重部位，局部血液循环相对较差。湿热瘀阻形成，外伤、久病等因素直接损伤脉络，致气血瘀阻于局部，长期嗜食肥甘厚味、酗酒或久居潮湿环境，导致脾胃运化失常，水湿内停，湿郁化热，湿热之邪下注于足部。湿热之邪黏滞重浊，阻滞经络，气血运行不畅，日久则血瘀；湿热与瘀血相互搏结，化腐成毒，侵蚀肌肤筋骨，形成溃疡，表现为创面红肿热痛、渗液黏稠、腐肉难脱等。湿热瘀阻易致气血运行不畅，营养难以濡养创面，使溃疡难以愈合。

方中紫珠草味甘性寒凉，具清热解毒之能，兼可凉血活血；大黄性味苦寒，既能清热解毒，又擅活血化瘀；黄柏亦苦寒，长于清热燥湿、泻火解毒。此三药协同配伍，共成清热解毒、凉血活血之功。茯苓、泽泻、薏苡仁淡渗利湿，导湿热从小便出，标本同治。丹参、川芎、桃仁、姜黄活血通络，消除因湿热阻滞所致的气血瘀滞，改善创面“不通则痛”“不荣则腐”。白及味辛苦甘涩，性微寒，能收敛止血，更具消肿生肌之效；白蔹苦辛，性微寒，有清热解毒之能，且可敛疮生肌；儿茶味苦涩，性凉，擅长收湿敛疮、生肌止血。此三药合用，解毒去腐、生肌收口，实现“腐去肌生、肌平皮长”。全方诸药相互配合，共同发挥清热解毒、凉血活血、祛腐生肌之功效。

（二）叶伟洪医案

肖某，男，43 岁，1999 年 7 月 20 日来诊。

【病史】患者因“左下肢溃疡疼痛 1 月”来诊。患者诉 1 月余前不慎从高处摔倒，左下肢外伤后致左胫骨骨折，手术治疗出院。术后 1 个月小腿中段出现皮肤溃破流少许稀白脓，逐渐形成一溃疡面，当地医院给予口服阿莫西林胶囊等抗感染治疗，并对溃疡面进行简单换药处理，使用碘伏消毒后，覆盖凡士林纱布。溃疡面渗液有所减少，但红肿仍较明显，疼痛缓解不明显。

【刻下症】神清，精神可，诉左小腿肿痛，肢体无麻木，关节活动良好，肢端感觉、血运可。查体见左小腿肿胀，轻度压痛，内臁有一皮肤溃疡面，肉芽紫暗不泽，脓液稀薄，色黄白，量较多，味腥，疮周红肿，糜烂渗液，舌淡红，苔薄黄腻，脉细滑。

【诊断】

中医诊断：疮疡（湿热毒蕴证）。

西医诊断：左下肢慢性溃疡。

【治法】中医以“清热利湿，解毒敛疮”为法，先以紫珠叶洗剂辅助彻底清创，仔细清除足踝慢性创面上的感染与腐烂组织。完成清创后，取消毒棉球蘸取紫珠叶洗剂，轻柔地洗涤伤口，小心拭去创面上的脓液。随后，将消毒纱块浸透紫珠叶洗剂后，对创面进行湿敷，每日操作 2 次，以 2 周作为 1 个疗程。

【二诊】用药5d后，溃疡面的渗出情况便明显减轻；持续治疗至2周时，创面上即有新生肉芽组织生长；历经1个月，皮肤顺利愈合，病症宣告痊愈。后续对患者进行了长达1年多的随访，结果显示皮肤状态正常，未见复发迹象。

【按】感染性伤口属中医“疮疡”的范畴，是气血壅滞不通，热毒蕴结所致。紫珠叶洗剂在创面治疗方面主要发挥以下三方面关键作用：

1. **创面保护与愈合促进**　具有收湿敛疮之效，能有效保护创面。一方面，可精准控制创面体液外渗，为创面营造良好的修复环境；另一方面，能够显著促进上皮细胞生长，加速创面结痂，全面加快创面愈合进程。

2. **强大的抗菌抗感染能力**　对金黄色葡萄球菌、大肠埃希菌、铜绿假单胞菌、白念珠菌等常见致病细菌均有显著的抑制作用，从而有效预防和控制创面感染，为创面顺利愈合保驾护航。

3. **活血化瘀功效**　针对外伤性瘀斑，紫珠叶洗剂表现出明显的消退作用。在创面治疗早期，可有效减少创面渗出问题，降低感染风险；同时，能积极疏通创面下的微循环，为创面愈合提供充足的营养物质与氧气，进一步促进创面愈合。

特色疗法

（一）中药局部熏洗

临床上多运用东莞市中医院院内制剂紫珠叶洗剂，对慢性创面部位的软组织、患肢的关节进行熏洗，气血通畅了，关节自然活动自如，达到有效的预防和治疗疾病的目的。

1. **应用范围**　适用于浅Ⅱ度、深Ⅱ度烧烫伤创面。对于刀伤、擦伤、切割伤等各类新鲜创伤创面，可起到止血、消炎、促进伤口愈合的作用。能有效防止创面感染，加速伤口的修复和再生。溃疡如糖尿病足溃疡、压力性损伤、下肢静脉曲张性溃疡等慢性难愈合性溃疡，紫珠叶洗剂可改善创面局部血液循环，促进肉芽组织生长，加快溃疡面的愈合。

2. **使用方法**

（1）配好药液，确定熏洗部位。

（2）根据熏洗部位取适当体位、暴露熏洗部位，垫中胶单，必要用屏风遮挡，冬季注意保暖。

（3）将药液倒入熏洗盆，如药液不足加热水至所需容量，水温计测温（一般 50~70℃，年老、儿童等反应较差者不宜超过 50℃），置熏洗部位于盆上，接触处垫软枕、放夹板，大毛巾围盖患肢及盆，活动局部筋骨。定时测药液温度，随时询问患者有无不适。

（4）熏毕，清洁创面：熏蒸结束后，待创面皮肤自然冷却，用无菌纱布或棉球轻轻擦拭创面，去除表面的药液残留和分泌物。如果创面有敷料，可根据需要更换新的无菌敷料。仔细观察创面的变化，包括创面的色泽、分泌物的量和性质、肉芽组织的生长情况等，并做好记录。同时，询问患者治疗后的感受，如疼痛是否减轻、瘙痒是否缓解等。

（5）协助穿衣、安置舒适体位，整理床铺，清理用物，用物分类放置，洗手。

3. 注意事项

（1）冬季注意保暖，暴露部位尽量加盖衣被。

（2）熏洗药液温度不宜过高，一般为 50~70℃，以防烫伤，熏蒸时过热可揭开大毛巾一角调节温度。

（3）根据熏洗部位不同，选用合适物品。

（4）伤口部位进行熏洗时，应按照无菌技术规程进行。

（5）包扎部位进行熏洗时，应揭去敷料，熏洗完毕后，更换消毒敷料。

（6）所用物品需清洁消毒，用具一人一份，避免交叉感染。

（7）餐后 0.5h 内不宜熏洗，年老，心、肺、脑病，体质虚弱，水肿患者熏洗时间不宜过长，以防虚脱。

（8）嘱咐患者注意事项：告知患者治疗后要注意保持创面清洁干燥，避免搔抓和摩擦创面，防止感染。在饮食方面，建议患者多摄入富含蛋白质、维生素和矿物质的食物，以促进创面愈合。

（9）操作过程中随时观察和询问患者的反应。

（二）体针疗法

1. 选穴　以局部穴位为主，结合循经远端取穴。局部穴位：如解溪、商丘、丘墟、照海、申脉等。这些穴位位于足踝部，能直接作用于创面局部，调节局部气血运行，促进组织修复。远端穴位：根据中医经络理论，还会选取一些远端穴位，如足三里、三阴交等。足三里是足阳明胃经的重要穴位，能调节脾胃功能，促进气血生化；三阴交为肝、脾、肾三经交会穴，可滋补肝肾、健脾利湿，间接为创面愈合提供支持。

2. 针法操作　常规消毒后，根据穴位特点选择适当的针刺角度和深度，行提插捻转等手法，以得气为度，留针 20~30min，期间可适当行针以增强针感，每日或隔日治疗 1 次。

第二十四章　化脓性骨髓炎

一、概　　述

化脓性骨髓炎，是由化脓性细菌感染引起的骨组织（包括骨膜、骨密质、骨松质及骨髓）的炎症性疾病，在中医范畴内，本病归属于“附骨疽”的范畴。好发于儿童长骨的干骺端，起病急骤，表现为高热、寒战等全身中毒症状，及患肢局部剧烈的红肿热痛、功能障碍，若脓液穿透骨膜，可形成软组织脓肿，甚至穿破皮肤，形成经久不愈的窦道。慢性骨髓炎多由急性期治疗不当迁延而来，以死骨形成、窦道流脓、反复发作为特征，病程缠绵，易致残疾。

二、病因病机

中医学认为附骨疽是由于热毒注骨、创口毒盛和正虚邪侵所致。历代医家对于附骨疽的病因病机观点各异，如张景岳在其著作《景岳全书》中记载“附骨疽一证……盖此证之因，有劳伤筋骨而残损其脉者，有恃酒力房而因烁其阴者，有忧思郁怒而留结其气者，有风邪寒湿而凑滞其经者”“恶血停滞……流注为骨疽”。常见病因病机为：

1. **余毒流注**　疔疮疖肿，或斑疹、伤寒、猩红热等，因治疗失当，余毒未尽，湿热内盛滞留体内，其毒深窜入里，气血不和，伏结入骨成疽。

2. **筋骨损伤**　如肌肤或筋骨毒盛、跌打金刃所伤，皮破骨露，创口脓毒炽盛，入骨成疽；若伤无创口，必有气滞血瘀，经络阻塞，积瘀成疽，则邪毒乘虚而入，邪瘀相结，循经脉流注入骨，腐筋蚀骨。

3. **外感六淫**　由于体虚之人卫气不固，正虚邪侵，正气内虚，毒邪侵袭，正不胜邪，风寒暑湿诸邪，客于肌腠，注于筋骨、关节，气血凝滞，阻塞经络，蕴热成毒，腐烂筋骨。

4. **七情内伤**　七情内伤致脏腑功能失调，气血化生不足，正气虚弱，抗邪祛病功能低下，邪毒不能外散内消，郁于体内可穿入筋骨发病。

5. **房室过度**　房室劳损过度,肝肾亏虚,筋骨不健,邪毒乘虚入骨。

其中,热毒是附骨疽的致病因素,正虚是其发病的基础,损伤是其常见的诱因。附骨疽的发生和转归与机体气血、脏腑、经络的功能强弱密切相关,本病虽表现在骨或关节局部,但与整体密切相关。在疾病演变过程中,始终存在着机体的正气与病邪之间的抗争。正气的强弱主导着整个疾病演变的转机。

三、辨证论治

(一)诊断要点

1. 急性附骨疽

(1)望诊:患处皮肤红肿灼热,皮温升高,或见肿胀隆起。舌质红或绛,苔黄腻或黄燥(湿热或热毒炽盛)。

(2)闻诊:溃破后脓液稠厚腥臭(热毒壅盛);若脓液清稀,可能转为慢性。

(3)问诊:近期外伤、疮疡感染史,或外感热病后突发骨痛。起病急骤,突发高热(体温可达 39℃以上),寒战,汗出而热不退。患处剧痛,拒按,肌肉紧张,活动受限,邻近病灶关节屈曲固定,肢体处于强迫体位,不能主动和被动活动。伴口渴、烦躁、便秘、尿赤等热毒内盛之象。

(4)切诊:脉滑数或洪数(实热证)。局部压痛明显,拒按,成脓期可有波动感(脓已成)。

(5)实验室检查

1)血常规:白细胞总数显著升高($>10\times10^9/L$),中性粒细胞比例增高。C 反应蛋白、红细胞沉降率明显升高时,提示急性炎症。

2)血培养:阳性可明确致病菌(如金黄色葡萄球菌、链球菌等)。

3)局部诊断性穿刺:进行骨膜下脓液穿刺涂片检查,更容易获得阳性细菌培养的结果。

(6)影像学检查

1)X 线检查:早期(2 周内)骨质无显著改变,仅见软组织肿胀(图 24-1)。2 周后骨质出现虫蚀样破坏、骨膜反应(葱皮样或 Codman 三角)(图 24-2)。

2)CT/MRI 检查:更早发现骨髓水肿、骨质破坏及脓肿形成(MRI 敏感度更高)(图 24-3)。

3)骨扫描:骨扫描可见病变部位放射性核素浓聚,有助于早期定位。

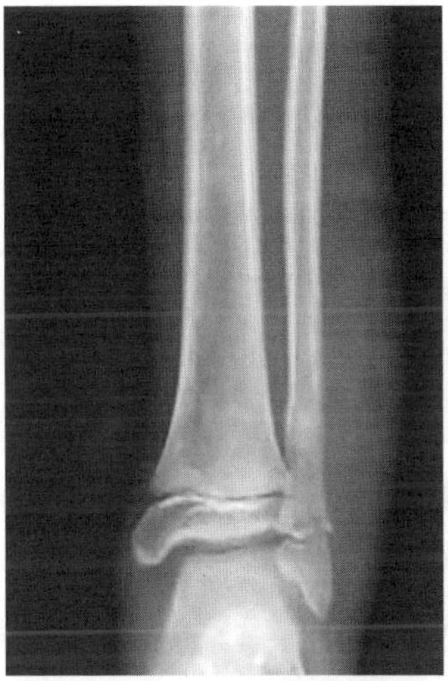

图 24-1　急性附骨疽早期 X 线片

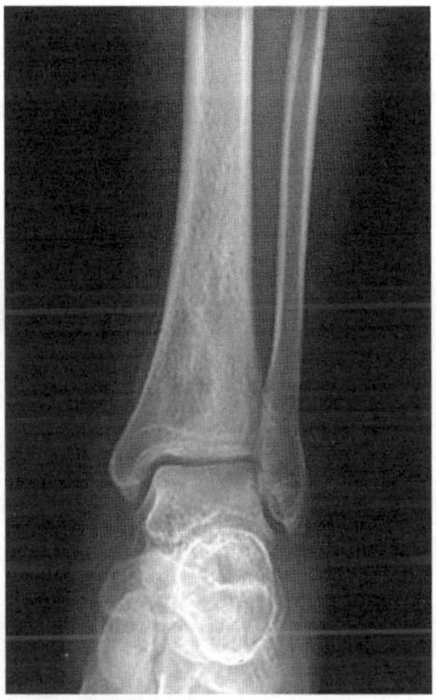

图 24-2　急性附骨疽 2 周后 X 线片

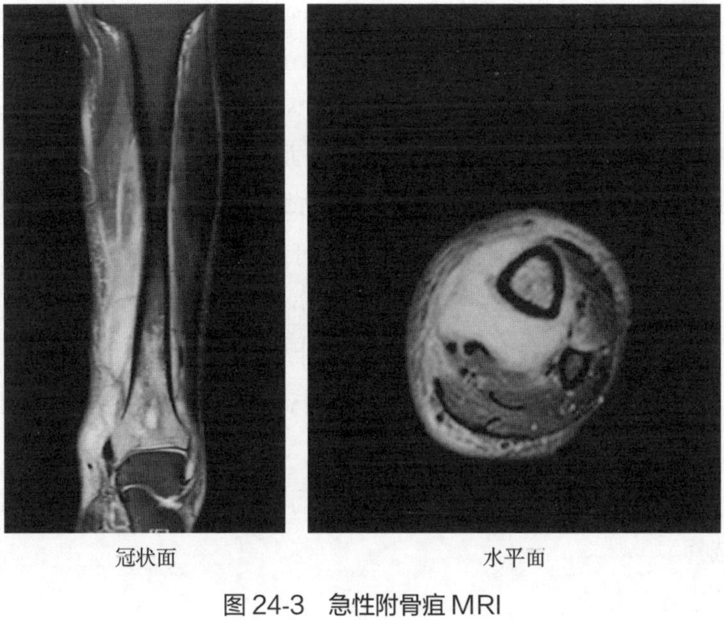

冠状面　　水平面

图 24-3　急性附骨疽 MRI

2. **慢性附骨疽**

（1）望诊：局部皮肤晦暗或苍白，溃口形成窦道，周围肉芽苍白水肿，脓液稀薄或夹坏死组织。可见瘢痕组织或色素沉着，患肢肌肉萎缩（久病气血不荣）（图 24-4）。舌淡或淡红，苔薄白或微黄（气血两虚或余毒未清）。

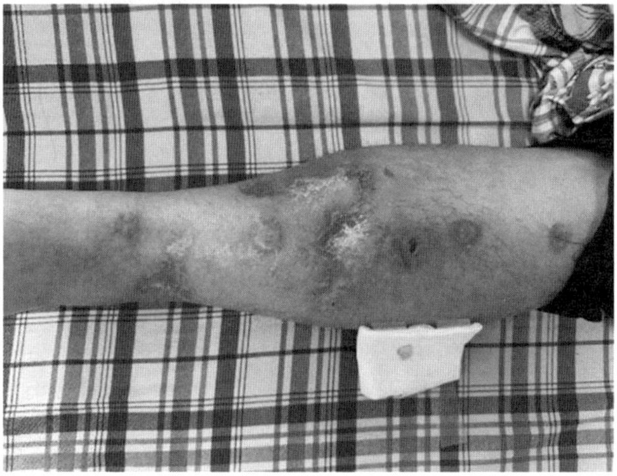

图 24-4　慢性附骨疽局部望诊

（2）闻诊：脓液气味腥秽（余毒未净），若腐臭明显提示合并厌氧菌感染。

（3）问诊：急性附骨疽迁延不愈（病程 >1 个月），或反复发作，或有死骨排出史。患处隐痛或酸痛，活动后加重，溃口脓水淋漓，夹死骨碎屑，久不愈合。低热（午后明显），乏力消瘦，食欲减退，面色苍白，自汗盗汗。

（4）切诊：脉细弱或沉细（正虚为主），或细数（阴虚内热）。患处皮温不高或微热，骨骼粗大畸形（骨质增生修复），可触及硬结或死骨。

（5）实验室检查

1）血常规：白细胞总数可正常或轻度升高（慢性炎症反应）。

2）C 反应蛋白、红细胞沉降率：轻度升高或正常（急性发作期可能明显升高）。

3）脓液培养：明确病原菌（如金黄色葡萄球菌、铜绿假单胞菌等），指导抗生素选择。

（6）影像学检查

1）X 线检查：骨质破坏与增生并存，可见死骨（孤立高密度影）及包壳

（新生骨包裹死骨）。骨膜反应（层状或花边状），骨皮质增厚，髓腔狭窄。

2）CT 检查：清晰显示死骨大小、位置及窦道走向。

3）MRI 检查：鉴别软组织脓肿及骨髓水肿范围，评估活动性感染。

4）窦道造影：显示窦道与骨腔、死骨的连通情况。

（二）药物治疗

1. **初期**　初期始有寒战高热，患处皮肤焮红灼热，舌脉见舌红苔黄脉数。即化脓性骨髓炎的急性炎症期，此期如能及时明确诊断和正确治疗，可以控制疾病的发展，并使之痊愈。

（1）内治法：①症见恶寒发热、肢痛不剧烈、苔薄白、脉浮数者，清热解毒，使用黄连解毒汤或五味消毒饮或仙方活命饮；②症见高热寒战、舌红苔黄腻、脉滑数者，清营退热，使用黄连解毒汤合五味消毒饮，加乳香、没药，如便秘、尿赤者，加大黄、车前子；③症见高热昏迷、身现出血点、烦躁不安者，凉血解痉，使用清营汤合黄连解毒汤，配服紫雪丹，感染性休克者，行中西医结合治疗。

（2）外治法：局部应用如意金黄膏、双柏散外敷，亦可用蒲公英、紫花地丁、犁头草、四季青、马齿苋、野菊花、芙蓉花捣烂外敷。并配合患肢制动，可用小夹板或持续牵引，以缓解肌肉痉挛，减轻疼痛，防止畸形和病理性骨折。

2. **成脓期**　成脓期前期，即骨膜下脓肿刚形成时，若能得到及时、有效的治疗，预后仍佳。正气渐衰邪气亢盛，湿热毒邪积聚体内，邪盛正衰，肿胀的部位可出现破溃，脓水淋漓流出，创面难愈，此为急症及急性转为慢性之始。舌脉常见舌红苔黄腻脉洪数。本期的治疗原则是先清营托毒，后托里透脓，早期进行有效的穿刺引流。

（1）内治法：①症见高热、肢端肿痛剧烈者，清热止痛使用五味消毒饮、黄连解毒汤合透脓散加减；②症见患肢肿胀、红热疼痛者，托里止痛，使用托里消毒饮加减；③症见神昏谵语，身现出血点者，治疗同初期。

（2）外治法：局部可继续使用中药外敷，患肢牵引制动。如经初期治疗4~6d，疗效不明显，且全身和局部症状日趋严重时，局部穿刺出脓液，可用燔针切开引流。

3. **终末期**　由急性转为慢性，病情迁延日久，元气耗伤，蚀骨侵髓，脓出不尽，久不收口，或敛口再溃，甚至出现死骨，同时由于正气衰微，此时反复见寒热往来，舌脉由之前的湿热之象转为一派虚象，表现为舌暗红少苔脉弱。本期治疗原则是扶正托毒，去腐生新。治法是内外同治，以恢复人体正气，助养新骨生长，使疮口早日愈合。

（1）内治法：①初期溃疡，脓多稠厚，略带腥味，为气血充实者，托里排脓，使用托里消毒散；②溃后脓液清稀，量多质薄，为气血虚弱者，补益气血，使用八珍汤加减合十全大补汤。

（2）外治法：疮口可用冰黄液冲洗，并根据有无腐脓情况，选用九一丹、八二丹、七三丹、五五丹、生肌散药捻，外敷玉露膏或生肌玉红膏。如疮口太小或僵硬，可用五五丹、白降丹、红升丹、千金散药捻，插入疮口内，使疮口扩大，脓腐易出。溃后身热不退，局部肿胀、疼痛脓液排出不畅者，常需扩大疮口，以利引流脓毒。疮口腐肉已脱，脓水将尽时，应选用八宝丹、生肌散换药，使其生肌收口。皮肤有长久不愈之窦道者，用七三丹或八二丹药捻插入疮口，外用生肌玉红膏。外有窦道、内有死骨难出者，宜用千金散或五五丹药捻插入，以扩大疮口而利于死骨和脓毒的排出，脓尽用生肌散。若死骨、无效腔窦道并存，且腐脓甚多时，用冰黄液灌注引流，亦可用中药制剂持续冲洗疮口。

四、医案解要

张斌山医案

林某，男，39 岁，2018 年 4 月 1 日初诊。

【病史】患者因“右小腿红肿热痛 2 周，流脓 2d”来诊。患者 2 年前因车祸致右胫腓骨骨折在外院行钢板螺钉内固定手术治疗，术后 2 月右小腿原术口曾出现皮肤溃破裂开，无红肿渗液，经换药后很快愈合，1 年前当地医院拆除内固定物，术口正常愈合出院，2 周前劳累后不慎扭伤，出现右小腿原术区红肿热痛，伴恶寒发热，体温最高 38.9℃，在外院门诊治疗，予以静脉滴注哌拉西林舒巴坦抗感染治疗后，症状未见明显缓解，2d 前原术口出现溃破流脓，体温下降至 38℃。

【刻下症】右小腿红肿热痛，流脓，发热，体温 38℃，纳差，无恶寒，少许头晕头痛，无恶心呕吐，无全身酸痛，尿黄，大便正常。舌质暗红，苔黄腻，脉滑数。查体见右小腿中上段红肿明显，右小腿可见长约10cm手术瘢痕，瘢痕周围皮肤色素沉着，瘢痕内侧见一黄豆大小的皮肤溃疡口，深达胫骨，少许黄色脓液流出，局部肤温升高，手术瘢痕周围压痛，右膝关节活动可，肢端趾动、感觉血运可。

【辅助检查】血常规：红细胞 $12.2\times10^{9}/L$、C反应蛋白127.94mg/L，红细胞沉降率88mm/h。伤口分泌物培养+药物敏感试验提示：金黄色葡萄球菌（+）。右小腿MRI检查提示：右小腿软组织肿胀明显，胫骨上段信号异常，考虑骨髓炎。

【诊断】

中医诊断：附骨疽（热毒注骨证）。

西医诊断：右侧胫骨急性骨髓炎。

【治法】中医以“清热解毒、化瘀通络”为法。内服中医汤剂，配合右胫骨病灶清创、牛鼻子引流术。隔日牛鼻子引流口换药，换药时牵拉引流管，保证引流通畅。使用院内制剂紫珠叶洗剂外敷创面及引流口。

【方药】仙方活命饮合五味消毒饮加减。王不留行3g，天花粉10g，甘草节3g，乳香9g，白芷6g，赤芍15g，贝母3g，防风6g，没药9g，皂角刺（炒）6g，当归尾9g，陈皮10g，金银花15g，野菊花10g，蒲公英15g，紫花地丁15g，连翘10g。水煎温服，每日一剂，分两次服，连服7d。

特色疗法

牛鼻子引流

牛鼻子引流（nose ring drain，NRD）由哈尔滨医科大学黄殿栋教授于20世纪70年代末提出，因引流管捆扎后形似牛鼻子得名，用于急慢性骨与软组织感染取得良好效果，牛鼻子引流术与中医外治法的药线引流或药捻引流相似，皆为脓肿引流方法，其具有操作简便、经济实惠、引流不易堵塞等优点。

【二诊】患者纳差较前改善，无发热，无头痛头晕，局部红肿减轻，引流脓液减少，局部肤温降低，手术瘢痕周围压痛减轻，舌质暗红，苔黄腻，脉滑。复查血常规白细胞正常，C反应蛋白62mg/L，红细胞沉降率64mm/h；方拟仙方活命饮，前方减野菊花、蒲公英及紫花地丁，再服7d。期间使用院内制剂紫珠叶洗剂外敷创面及引流口。

【三诊】患者少许纳差，无发热，无头痛头晕，局部红肿明显减轻，引流脓液明显减少，局部肤温少许升高，手术瘢痕周围压痛轻，舌质红，苔黄腻，脉滑。复查血常规白细胞正常，C反应蛋白43mg/L，红细胞沉降率54mm/h。方拟刘柏龄名方解毒消炎汤加减。薏苡仁10g，当归10g，金银花10g，玄参10g，白花蛇舌草5g，赤芍10g，土鳖虫3g，穿心莲5g，甘草6g，壁虎2条。水煎温服，每日一剂，分两次服，连服7d。期间使用院内制剂紫珠叶洗剂外敷创面及引流口。隔日牛鼻子引流口换药，换药时牵拉引流管，保证引流通畅。

【四诊】患者少许纳差，面色少华，乏力，无发热，无头痛头晕，局部少许潮红，肿胀明显减轻，无明显引流液，局部肤温稍高，手术瘢痕周围压痛轻，舌质淡红，苔薄黄，脉沉。复查血常规白细胞正常，C反应蛋白32mg/L，红细胞沉降率34mm/h。方拟丁锷名方托里消毒散加减以温补脾胃，托里透毒。黄芪20g，党参20g，当归15g，白芍15g，王不留行5g，皂角刺10g，白术10g，白芷15g，茯苓15g，桔梗10g，甘草6g。水煎温服，每日一剂，分两次服，连服14d。同时拔除牛鼻子引流管，配合骨疽拔毒散（白矾、芒硝、生天南星、冰片）外敷。

【五诊】患者引流口及创口全部愈合，局部无明显疼痛，少许肿胀，无明显发红，局部肤温正常，复查血常规白细胞、C反应蛋白均正常，红细胞沉降率25mm/h，患者下床后足踝肿胀，使用本院制剂骨伤外洗颗粒熏洗患肢以消肿。半年后复查右小腿肿痛消失，复查血常规白细胞、C反应蛋白、红细胞沉降率全部正常，复查右小腿MRI提示：右胫腓骨近端形态不规则，胫骨近端可见内固定钉道影，骨质未见明显水肿。

【按】附骨疽的中医治疗原则应辨证运用消、托、补三法治之，急性期应以消法为主；本病发展至中期，正气渐衰邪气亢盛，湿热毒邪积聚体内，邪盛正衰，治疗上应攻补兼备，以托法为主；转入慢性期者，应以补法为主。患者因术后感染，毒邪侵袭，蕴结于肌肤，化热成毒，导致局部红肿热痛，热毒炽盛，故见发热、舌暗红、苔黄腻、脉滑数。治应清热解毒、化瘀通络。仙方活命饮+五味消毒饮具有清热解毒、消肿散结的功效，紫珠叶洗剂为本院院内制剂，其主要组成为紫珠草、大黄、黄柏、白及等，具有清热解毒、凉血活血、祛腐生肌的功效。随着脓肿的引出及病情进入中期，治应攻补兼备，和营托毒，方可使用刘柏龄名方解毒消炎汤加减。后期应注重扶正祛邪，增强机体免疫力，促进骨质修复，可使用丁锷名方以温补脾胃，托里透毒。同时配合骨疽拔毒散（白矾、芒硝、生天南星、冰片）外敷。中医治疗附骨疽以清热解毒、活血化瘀、消肿止痛、扶正祛邪为切入点，通过辨证施治，内外兼治，达到控制感染、缓解症状、促进愈合的目的。

名家验方

1. 解毒消炎汤（刘柏龄经验方）

组成：薏苡仁 20g（包煎），金银花 20g，当归 15g，蒲公英 20g，玄参 15g，白花蛇舌草 15g，赤芍 10g，土鳖虫 7.5g，白芷 7.5g，炒穿山甲 7.5g，陈皮 7.5g，皂角刺 7.5g，甘草 5g。

功效：清热解毒，化腐生新。

方解：方中重用金银花、蒲公英、白花蛇舌草、玄参之清热解毒，凉血滋阴，配当归以补血生新，薏苡仁之化湿消肿，白芷之消肿排脓，土鳖虫、赤芍、穿山甲、皂角刺之活血通经、消瘀滞之毒，使溃脓流畅，蕴毒外泻，陈皮理气调中化痰，甘草之和百药，解毒、解痉、缓急止痛，诸药配伍以奏清热解毒，化腐生新之功。

2. 托里消毒散加减（丁锷经验方）

组成：黄芪 20g，党参 20g，当归 15g，白芍 15g，穿山甲 5g，皂角刺 10g，白术 10g，白芷 15g，茯苓 15g，桔梗 10g，甘草 6g。

功效：温补脾胃，托里透毒。

方解：方中大剂量黄芪、党参以补气健脾，配合白术、茯苓、当归、白芍益气补血，桔梗、白芷、穿山甲、皂角刺托毒排脓，甘草以调和诸药，缓急止痛，诸药配伍以温补脾胃，托里透毒。

特色疗法

艾箱灸或艾条灸

艾箱灸（图 24-5）或艾条灸（图 24-6）具有温通经络、散寒除湿、活血化瘀，改善局部循环，促进组织修复，增强免疫力，辅助托毒外出等功效，尤其适用于虚寒型附骨疽，急性期或热毒型禁用。选穴原则如下。

（1）局部取穴：选择病灶周围穴位（如阿是穴），但需避开溃烂创面，距离患处 2~3cm 施灸。

（2）远端配穴：补气血选足三里、气海、关元；温肾阳选肾俞、命门；健脾化湿选脾俞、阴陵泉。

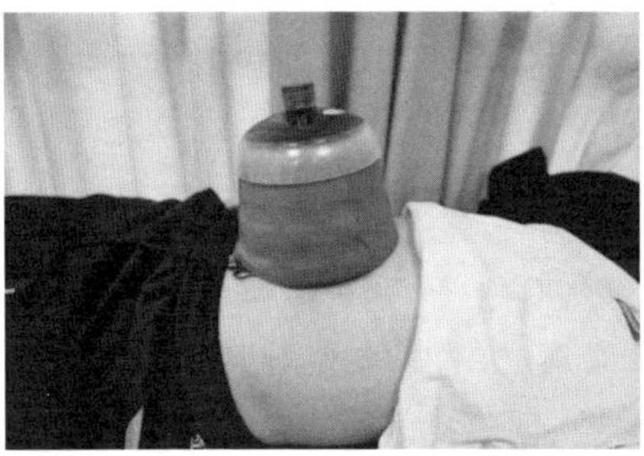

图 24-5　艾箱灸

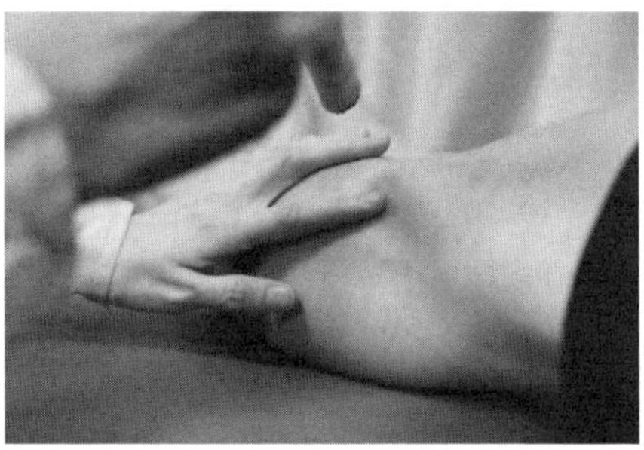

图 24-6　艾条灸

五、预防调摄

（一）预防

主要从预防外伤、控制感染源、增强体质三个方面进行。

1. **预防外伤**　注意安全，减少意外伤害，一旦发生外伤，尤其是开放性骨折或深度皮肤破损，应立即进行清洁、消毒处理。

2. **控制感染源**　若存在身体其他部位的感染病灶，需积极治疗，按照医嘱足量、足疗程使用抗生素，彻底清除感染灶。

3. **增强体质**　保持均衡的饮食结构，摄入富含蛋白质、维生素和矿物质的食物，适度锻炼。

（二）护理

1. **心理护理** 正确有效的心理护理是实施一切治疗的保证。附骨疽一般病程长、疼痛较剧，伴有肢体活动不利、生活不能自理，故患者心理压力较大，常表现出恐惧、焦虑、抑郁等不良情绪，因而对患者进行正确有效的心理护理尤为重要。首先护士应详细介绍治疗、护理的注意点及其他患者的治愈情况，指导患者正确对待疾病，增强其战胜疾病的信心，以良好的心态积极配合治疗，争取早日痊愈。

2. **生活护理** 安静、舒适的环境往往能使人心旷神怡，因此保持病房的整洁、氛围的轻松对附骨疽患者的治疗有一定辅助作用。有些附骨疽患者卧床时间较长，应及时解决其生活所需，帮助患者梳头、翻身等，并按摩皮肤受压处 1~2 次 /d。经常观察骨突及皮肤受压处有无破损。附骨疽患者宜食鸡蛋、豆制品、骨头等富含热量、维生素与钙的食物，忌食油腻、辛辣及发物。同时患者应多食水果和蔬菜，以免发生便秘。

3. **对症护理** 严格执行无菌操作技术、及时观察疮口与分泌物、消除死骨、保持引流通畅。对于疮口因脓水淋漓不尽，周围皮肤易发生湿疹的患者，应勤换敷料，保持疮口清洁及局部皮肤干燥。换药后用绷带包扎，少用胶布，以防皮肤过敏或受损。疮口及骨者，要绝对卧床休息，使患肢处于功能位置，促使疮口愈合，此类患者有时疼痛难忍，护士可用轻手法按揉，并与患者交谈，分散其注意力，减轻其痛苦，如疼痛加剧，可酌情给予止痛药或肌内注射止痛剂，并观察用药疗效。对于已经恢复的患者，更要做好卫生宣传工作，注意个人卫生；病变在下肢者，避免久站或负重行走，防止伤及骨头，引起病理性骨折或畸形；疮口愈合后，仍需继续服药以巩固疗效，并嘱患者平时要慎起居，防止外邪侵入，引起并发症。

畸形篇

第二十五章　特发性脊柱侧凸

一、概　　述

脊柱侧凸（又称脊柱侧弯）是指脊柱的一个或数个节段向侧方弯曲伴有椎体旋转的三维脊柱畸形。特发性脊柱侧凸是一种脊柱结构性的侧凸，指生长发育期间出现机理未明确的脊柱侧凸。其在中医古籍中并无完全对应的病名，但根据其临床表现（如脊柱形态异常、疼痛、活动受限等），可归属于“骨痹”“骨错缝”等范畴。《黄帝内经·素问》提及“脊强反折”“脊痛”，描述脊柱僵硬、活动不利的症状，与脊柱侧凸的局部肌肉紧张、活动受限有相似之处。《诸病源候论》中“背偻”，指背部弯曲畸形，与脊柱侧凸的形态特征相符，多因肝肾不足或外邪侵袭所致。《素问·痹论》云“风寒湿三气杂至，合而为痹”，提示外邪阻滞经络，气血不通，导致脊柱失衡。

二、病因病机

脊柱侧凸是“本虚标实”之证，以肝肾亏虚、气血不足为本，外邪、劳损、痰瘀为标。初为先天禀赋不足导致骨骼发育不良，脊柱失于濡养，易致结构异常。继而因肝肾不足、气血亏虚，外邪或劳损，脊柱周围筋肉轻度失衡。而气滞血瘀与痰湿渐生，脊柱力学失衡加重，侧凸逐渐明显。终而痰瘀胶结，筋骨变形，肝肾精血耗竭，脊柱畸形固定，或伴发疼痛、活动受限。

（一）肝肾亏虚

“肝主筋，肾主骨”，肝肾精血不足可致筋骨失养，脊柱失稳而侧凸。《素问·上古天真论》云“丈夫……五八，肾气衰，发堕齿槁；六八，阳气衰竭于上，面焦，发鬓颁白”，肾气亏虚则骨髓不充，骨骼痿软无力；肝血不足则筋脉挛急，脊柱两侧肌力失衡，渐成侧凸。肝肾同源，精血互化，若久病劳损或先天禀赋不足，肝肾亏虚可致脊柱发育迟缓或退行性改变。临床常见患者伴腰膝酸软、头晕耳鸣，脉沉细，舌淡少苔，此乃肝肾亏虚之象。治疗当以补益肝肾、强筋壮骨为法。

（二）气滞血瘀

《医林改错》强调："元气既虚，必不能达于血管，血管无气，必停留而瘀。"脊柱两侧经气运行不畅，局部气血瘀阻，导致肌肉僵硬、韧带挛缩，进而加重脊柱力学失衡。如《血证论》所述"瘀血在经络脏腑之间，则周身作痛……堵塞气之往来"。外伤劳损或久坐少动，致督脉、膀胱经气机壅滞，血行受阻，形成"不通则痛""不荣则痛"的恶性循环。触诊可见患处压痛明显，舌质紫暗或有瘀斑，脉涩，治疗需行气活血、通络止痛。

（三）脾胃不足

脾胃为后天之本，气血生化之源。《脾胃论》云："脾胃虚则九窍不通""内伤脾胃，百病由生。"脾虚失运则水谷精微难以濡养肌肉，致脊柱周围肌群痿软无力，无法维持正常生理曲度。如《灵枢·本神》所言"脾气虚则四肢不用"。青少年脊柱侧凸常见于形体瘦削、纳呆便溏者，此因脾虚气血乏源，脊柱失于濡养而发育偏斜。李东垣强调："脾胃之气既伤，而元气亦不能充，而诸病之所由生也。"临床可见面色萎黄、神疲乏力，舌淡胖有齿痕，脉濡弱。治疗当以健脾益气、升阳举陷为主。

（四）外邪侵袭

外邪侵袭是脊柱侧凸的重要外因病机，尤以风、寒、湿邪为甚。《素问·痹论》云"风寒湿三气杂至，合而为痹也……痹在于骨则重，在于脉则血凝而不流"，若外邪客于督脉或膀胱经，阻滞经络气血，可致脊柱两侧肌筋拘挛失衡，渐成侧凸。临床可见脊柱侧凸伴活动受限，遇寒加重，痛处固定，或见晨僵、肢体沉重，舌苔白腻，脉浮紧或濡缓。

三、辨证论治

（一）诊断要点

1. 病史采集

（1）患者年龄、生长发育情况（如月经初潮时间、骨龄）。

（2）家族史：特发性脊柱侧凸有家族聚集倾向。

（3）伴随症状：典型的青少年特发性脊柱侧凸患者通常无疼痛，但也可伴有疼痛、神经系统症状（如麻木、无力、步态异常）、心肺功能问题等。

2. **体格检查**

（1）亚当前屈试验：患者站立，双脚并拢，双膝伸直，向前弯腰至 90°。检查者从后方观察其背部，一侧肋骨高于对侧形成"剃刀背"是典型表现。

（2）检查双肩是否等高、肩胛骨是否对称突出；骨盆是否水平、双侧腰凹是否对称；头颈是否与骨盆中线对齐，有无整体失平衡。

（3）神经系统检查：肌力、感觉、反射和病理征等，以排除脊髓病变。

3. **影像学检查**　站立位全脊柱正、侧位 X 线检查：诊断和评估的最基本且必需的检查。

（1）确定 Cobb 角：测量侧凸角度，评估严重程度，Cobb 角≥10° 可诊断为脊柱侧凸。

（2）确定 Risser 征：评估髂骨骨骺的骨化情况，用于判断骨骼成熟度，是预测侧凸进展风险和决定治疗方案的重要指标。

（3）确定顶椎和端椎位置：进行 Lenke 或 King 分型，指导治疗。

（4）观察骨骼结构：排除先天性椎体异常。

（二）药物治疗

1. **肝肾亏虚**　腰脊酸软冷痛、下肢痿弱、头晕目眩、耳鸣如蝉、健忘失眠，男子遗精、女子经少，舌红少苔或舌淡苔白，脉沉细。若偏阴虚者，伴五心烦热、盗汗；偏阳虚者，畏寒肢冷、小便清长。治以滋补肝肾，强筋壮骨，方选左归丸或右归丸。

2. **气滞血瘀**　脊柱刺痛拒按、痛处固定、夜间加重，胁肋胀满、情志抑郁，舌质紫暗或有瘀斑，脉弦涩。兼寒者遇冷痛剧，得热稍减；兼热者局部红肿灼痛。治以行气活血，化瘀通络，方选血府逐瘀汤。

3. **脾胃不足**　脊柱侧凸伴肌肉痿软、面色萎黄、食少腹胀、大便溏薄、气短懒言，舌淡胖有齿痕，脉濡弱。若兼湿困，见头身困重、苔白腻；兼血虚，则心悸失眠、爪甲不荣。治以健脾和胃，益气养血，方选四君子汤。

4. **外邪侵袭**　脊柱强痛、屈伸不利，遇寒加重、得温痛减，或伴关节肿胀、重着麻木，苔白腻，脉紧或濡缓。若寒盛则痛如锥刺，湿盛则酸楚困重，风盛则痛无定处；化热者见局部红肿、苔黄腻。治以祛风散寒，除湿通络，方选独活寄生汤。

（三）推拿治疗

推拿治疗脊柱侧凸以《灵枢·经脉》“骨为干，脉为营，筋为刚”为理论根基，融合“筋骨力学矫正”与“气血经络调控”双重机制，形成三维立体治疗体系。其核心优势在于动态无创性与整体辨证性。

1. 气血经络调控

（1）经筋松解：依据《黄帝内经》“宗筋主束骨而利机关”，采用“螺旋深压法”处理华佗夹脊穴。拇指以45°深压至竖脊肌深层，顺时针旋转3周后骤然提拉，重复3次，可降低肌梭兴奋性，抑制异常肌张力。掌根沿髂嵴至第12肋方向45°斜推，促进胶原纤维重塑。

（2）督脉导引：《难经》载“督脉者，起于下极之俞，并于脊里”，以掌擦法从大椎至命门快速推擦（频率120次/min），持续5min，以皮肤微红充血为度，可提升局部血流量达150%（激光多普勒检测），加速代谢废物清除。

2. 筋骨力学纠正

（1）松解期：先以拇指弹拨法松解凹侧挛缩的腰大肌（从L_1横突至小转子），力度由浅入深，分三层渗透（皮肤、筋膜、肌腹），每层停留10s；再以“颤压法”处理凸侧竖脊肌，双手叠掌置于T_6~T_{12}区域，以垂直振动，振幅2cm，持续3min，释放筋膜粘连。

（2）整复期：实施“侧卧杠杆扳法”。患者右侧卧，右腿屈曲90°，左腿伸直，术者右前臂固定骨盆，左肘向前推顶椎横突，左手拉肩向后，利用腰椎-胸椎运动节段差，在呼气末瞬间发力，常可闻及“咔嗒”弹响声，提示小关节复位。

（3）巩固期：采用“悬吊动态稳定训练”。患者俯卧于悬吊带，术者握双踝作矢状面屈伸（幅度30°）与冠状面侧摆（幅度15°），激活多裂肌与腹横肌，增强脊柱动态稳定性。

（四）针灸治疗

取穴：大椎、命门、肾俞、肝俞、悬枢（均双侧）。

操作：平补平泻法，留针20min，配合艾灸命门穴，每周3次。

四、医案解要

（一）卢国樑医案

李某，男，14 岁，2019 年 8 月 1 日初诊。

【病史】患者因“脊柱向右侧凸伴腰背酸痛 1 年余”来诊。患者长期伏案学习，姿势不良，近 1 年出现脊柱侧凸，伴腰膝酸软、发育迟缓，舌淡苔薄白，脉沉细。

【刻下症】神清，精神好，腰背部酸痛，无明显活动受限，无肢体乏力麻木等不适。

【辅助检查】全脊柱 X 线检查：脊柱胸弯，Cobb 角 25°（图 25-1）。

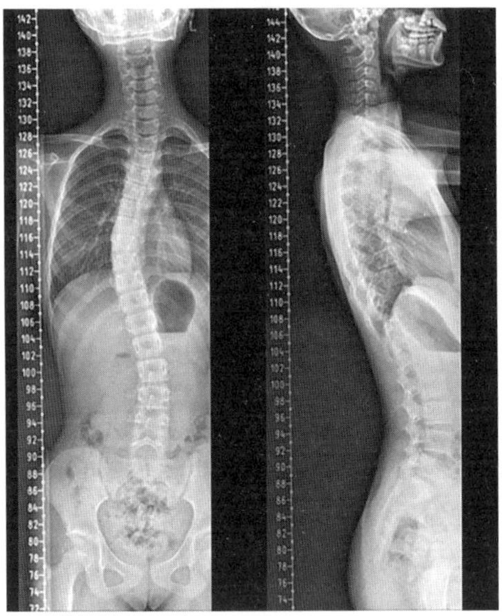

图 25-1 初诊全脊柱 X 线片

【诊断】

中医诊断：背偻（肝肾亏虚证）。

西医诊断：特发性脊柱侧凸。

【治法】中医以“补益肝肾”为法，内服中药汤剂及壮骨强筋片，配合推拿、热敷及针灸等康复治疗。

【方药】独活寄生汤合左归丸加减。独活 12g，桑寄生 15g，杜仲 10g，牛膝 12g，熟地黄 20g，山茱萸 10g，枸杞子 15g，菟丝子 12g，补骨脂 10g，淫羊藿 9g，当归 10g，川芎 6g，炙甘草 6g。每日 1 剂，水煎分 2 次服，连用 3 个月。

特色疗法

热敷疗法

操作：艾叶、桂枝、川芎、透骨草各 30g 研磨成粉，布包蒸热后敷于脊柱两侧膀胱经及肾俞、命门穴，每次 30min，每日 1 次。理论依据：《本草纲目》载艾叶“温经散寒”，配合热敷可通督脉、散寒凝。

【二诊】治疗半年后，复查 X 线片见胸弯 Cobb 角稳定于约 15°，身高增长 2cm（图 25-2），舌脉趋于平和。

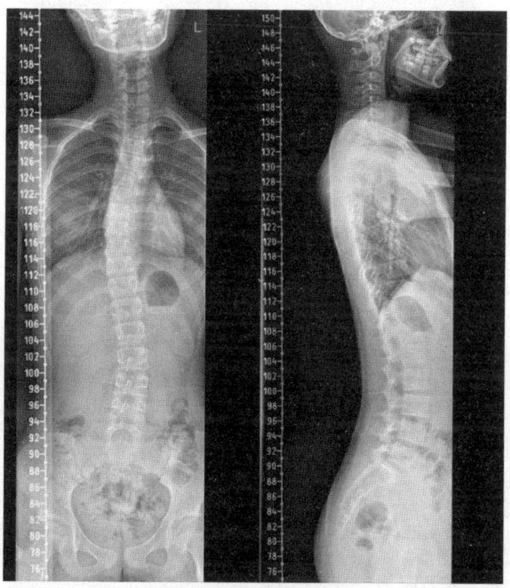

图 25-2　治疗半年后全脊柱 X 线片

【按】肾为先天之本，藏精主骨；肝为罢极之本，藏血主筋。本案通过补肝肾、强筋骨，改善脊柱生物力学平衡，印证了“治痿独取阳明”中“调补肝肾”的核心理念。热敷、推拿、针灸三者结合，符合《理瀹骈文》“外治之理即内治之理”的原则，通过局部刺激激发经气，促进气血运行。

（二）李真医案

王某，女，16 岁，2020 年 2 月 1 日初诊。

【病史】患者因“脊柱侧凸伴背部刺痛 1 年”来诊。患者有外伤史（1 年前摔倒），后逐渐出现脊柱左侧凸（Cobb 角 20°），伴背部固定刺痛、夜间加重，舌质紫暗有瘀斑，脉涩。

【刻下症】神清，精神好，背部固定刺痛、夜间加重，活动受限，无肢体乏力麻木等不适。

【辅助检查】全脊柱 X 线检查：脊柱腰凸 Cobb 角 20°（图 25-3）。

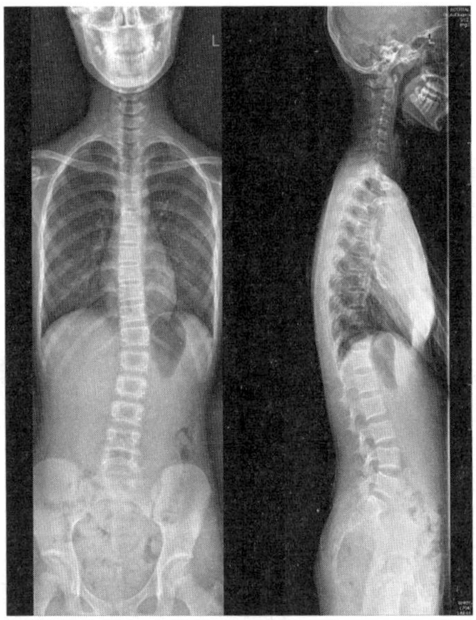

图 25-3 初诊全脊柱 X 线片

【诊断】

中医诊断：背偻（气滞血瘀证）。

西医诊断：特发性脊柱侧凸。

【治法】中医以“行气消滞，活血化瘀”为法，内服中药汤剂及丹芎活血片，配合推拿、刺络拔罐及针灸等康复治疗。

【方药】血府逐瘀汤合活络效灵丹加减。桃仁 12g，红花 9g，当归 15g，川芎 10g，赤芍 12g，柴胡 6g，枳壳 10g，乳香 6g，没药 6g，地龙 10g，牛膝 12g，桂枝 9g，甘草 6g。每日 1 剂，黄酒为引，饭后温服，连用 2 个月。

【二诊】治疗半年后，Cobb 角缩小至 15°（图 25-4），刺痛减轻（视觉模拟评分法 2 分），舌质转红润。

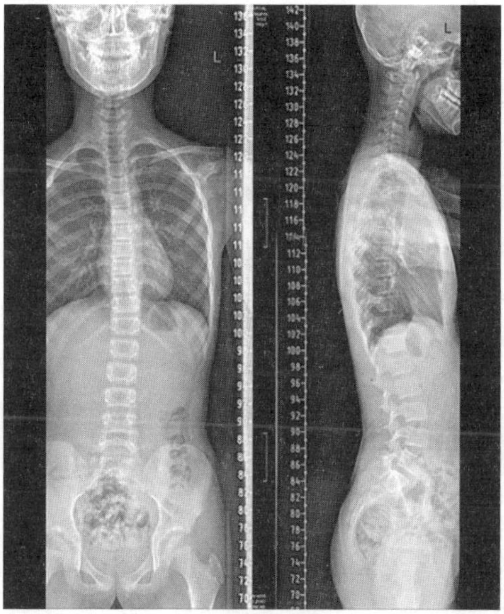

图 25-4　治疗半年后全脊柱 X 线片

【按】患者外伤致经络受损，气血运行不畅，瘀血阻滞督脉，故见刺痛固定、舌紫脉涩；气机郁滞，脊柱失于濡养，侧凸难复。瘀血内停，新血不生，脊柱筋骨失养，久则变形。故而为气滞血瘀之证。《正体类要》强调“肢体损于外，则气血伤于内”，本案通过活血化瘀改善局部微循环，配合整脊调整力学结构，体现“气血通则筋骨合”之理。《灵枢·官针》提出“络刺者，刺小络之血脉也”，刺络拔罐可直泻瘀血，与现代医学改善软组织粘连机制相契合。

名家验方

1. 益肾通督汤（卢国樑经验方）

组成：补骨脂 15g，淫羊藿 12g，杜仲 10g，牛膝 15g，当归 12g，川芎 10g，红花 9g，桃仁 9g，黄芪 30g，白术 15g，茯苓 12g，葛根 20g，狗脊 10g，鹿角胶（烊化）9g。

功效：补肾填精，活血通脉，强筋健骨。

主治：脊柱侧凸伴腰背酸痛、体倦乏力、发育迟缓，舌淡苔薄白，脉沉细。

方解：《素问·痿论》云："肾主身之骨髓……肾气热，则腰脊不举，骨枯而髓减，发为骨痿。"此方以补肾为核心，补骨脂、淫羊藿、鹿角胶填补肾精，促进骨骼发育；杜仲、狗脊通督脉，矫正脊柱力线；当归、川芎、红花、桃仁活血化瘀，改善局部气血瘀滞，缓解肌肉痉挛；黄芪、白术、茯苓健脾益气，符合"治痿独取阳明"原则，增强肌肉支撑力；葛根升阳解肌，缓解项背僵直；牛膝引药下行，直达病所。

2. 舒筋整脊散（李真经验方）

组成：白芍 30g，甘草 10g，威灵仙 15g，伸筋草 12g，乳香 6g，没药 6g，地龙 10g，全蝎 3g（研末冲服），桂枝 10g，羌活 12g，桑寄生 15g，鸡血藤 20g，骨碎补 12g。

功效：舒筋活络，理气整脊，祛风除湿。

主治：脊柱侧凸伴肌肉痉挛、活动受限，症见背部板滞、疼痛游走，舌暗苔腻，脉弦紧。

方解：此方以舒筋活络为主，调和局部气血失衡。白芍、甘草酸甘化阴，缓急止痛；威灵仙、伸筋草祛风湿、通经络，缓解肌肉挛缩；乳香、没药活血定痛；地龙、全蝎虫类药搜风通络，破除深部瘀滞；桂枝、羌活温通太阳经气，散寒除湿；桑寄生补肝肾、强筋骨，标本兼治；鸡血藤、骨碎补活血补血，促进软组织修复，增强脊柱稳定性。

五、预防调摄

（一）日常生活作息：顺应自然，调摄阴阳

中医强调"起居有常，不妄作劳"，日常作息需顺应四时规律。《黄帝内经》云："阳气者，精则养神，柔则养筋。"规律的作息能固护阳气，维持筋骨柔韧。脊柱为督脉所主，督脉总督一身阳气，若长期熬夜或作息紊乱，易致阳气耗损、筋骨失养，增加脊柱侧凸风险。建议每日亥时（21:00—23:00）前入睡，晨起后适当活动筋骨，如伸展脊柱、拍打督脉（从尾椎至大椎穴），以疏通经络、升

发阳气。

（二）饮食调养：补益肝肾，强筋壮骨

中医认为“肾主骨，肝主筋”，预防脊柱侧凸需注重补益肝肾。饮食上宜多食黑豆、核桃、黑芝麻等补肾之品，辅以山药、枸杞子以养肝血。此外，日常可饮用杜仲猪骨汤，杜仲性温入肾经，能强筋骨、益精气。《本草纲目》指出杜仲“甘温能补，微辛能润，故能入肝而补肾。”肝肾充足则筋骨强健，脊柱得养。

（三）运动导引：调和气血，柔筋正脊

中医保健操如八段锦、五禽戏等可针对性预防脊柱侧凸。例如，八段锦中的“两手托天理三焦”通过拉伸督脉和膀胱经，矫正脊柱力线；五禽戏的“虎戏”模仿虎扑动作，强化腰背肌肉。此外，每日可练习“飞燕式”（俯卧位，四肢及头部同时离地）或“侧方弯腰”（向侧方缓慢弯曲，停留 5s），以增强脊柱两侧肌力平衡。“导气令和，引体令柔”，导引通过舒缓的拉伸与力量训练，调和气血、疏通经络，使“骨正筋柔”。

（四）生活习惯：端正体态，避邪护脊

中医强调“坐如钟，站如松”，日常需避免久坐、单侧负重或弯腰驼背。学习时可参考：正坐时脊柱挺直，双足平放，书本置于正前方，目视一尺（约 30cm）以减轻颈椎压力。背包宜选双肩包，重量不超过体重的 10%，防止单侧肌肉劳损。脊骨之病，多因姿势不正，气血壅滞，长期不良体态易致“气滞血瘀”，使脊柱失稳。中医正骨理论认为，端正的姿势可维持“骨缝开合有序”，减少筋骨错位。

（五）情志调摄：疏肝解郁，气机通畅

情志不舒可致肝气郁结，进而影响筋脉舒展。中医建议通过“调息静坐”或“疏肝操”（双手叉腰，向两侧缓慢侧弯）舒缓情绪。亦可配合按压太冲穴（足背第一、二跖骨结合部前凹陷处），每日 3 次，每次 5min，以疏肝理气。《丹溪心法》云“气血冲和，万病不生，一有怫郁，诸病生焉”，情志平和则肝气条达，筋脉柔顺。

附录 1　穴位贴敷操作流程及要点说明

操作流程	要点说明
核对 1. 患者床号、姓名、年龄、性别、住院号 2. 医嘱、诊断、敷药部位	
评估 1. 患者当前主要症状及药物过敏史 2. 敷药部位皮肤情况	**禁忌证** 皮肤破损或严重水肿的部位，对药物过敏者慎用。孕产妇忌用或禁用
告知 1. 操作目的及过程 2. 可能出现的不适及注意事项	1. 敷药过程中可能出现红疹、水疱、瘙痒、疼痛等过敏现象 2. 一般敷药 4~6h，最少要2h 3. 局部敷药后可能出现药物颜色等污染衣被鞋袜等 4. 足底贴药后忌足底踏地
准备 1. 操作者：洗手、戴口罩 2. 物品：治疗盘、药物、温水、小药杯、胶布、透气贴、剪刀、棉签，必要时备生理盐水、屏风、棉球 3. 患者：取合适体位，暴露敷药部位，注意保暖	
实施 1. 检查、清洁皮肤，取穴位 2. 取适量药物放入小药杯，加适量温水调匀，取大小适合的透气贴，将调好的药物均匀地摊于透气贴上，厚薄均匀 3. 把透气贴敷于相应穴位上，必要时用胶布固定	1. 涌泉穴位于足前部凹陷处第 2、3 趾趾缝纹头端与足跟连线的前 1/3 处 2. 合谷穴位于第二掌骨的中点处，别名虎口 3. 敷药过程中，如出现红疹、水疱、瘙痒、疼痛等过敏现象时，应停止治疗，去除药物并清洁皮肤。报告医生处理 4. 敷药的厚薄应均匀
观察和记录 敷药后的客观情况，如有特殊，及时记录	

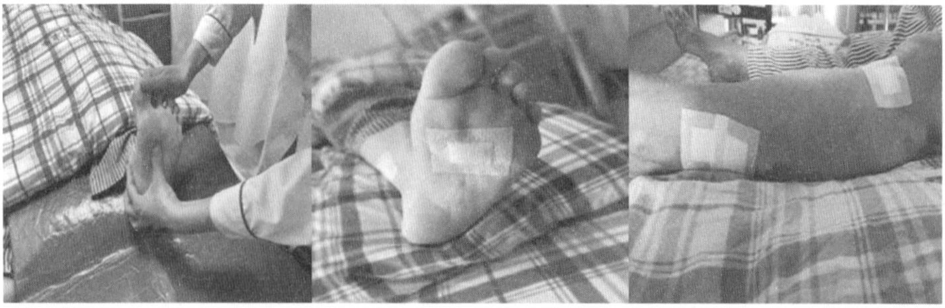

附录 2　火龙罐操作流程及要点说明

操作流程

核对
1. 患者床号、姓名、年龄、性别、住院号
2. 医嘱、诊断、拔罐部位、时间

↓

评估
1. 患者当前主要症状、临床表现、既往史、体质情况及有无感觉迟钝/ 障碍，是否有出血性疾病、妊娠或月经期
2. 实施拔罐处的皮肤情况

→ 要点说明：

禁忌证
1. 严重心血管疾病、肝肾功能不全、出血倾向疾病、感染性疾病、极度虚弱者
2. 空腹及饱食后
3. 急性扭挫伤、皮肤出现肿胀破溃者

↓

告知
操作目的及过程/局部感受

→ 要点说明：治疗过程中局部皮肤可能出现烧灼紧绷、牵扯的感觉或烫伤、水疱等情况

↓

准备
1. 操作者：洗手、戴口罩
2. 环境：无易燃物品、温度适宜
3. 物品：治疗盘、火龙罐、介质（伤科油、药膏等）、纱布，必要时备浴巾、屏风等，检查罐口边缘有无破损
4. 患者：取合理体位，暴露拔罐部位，保暖；纱布进行皮肤清洁

↓

实施
1. 遵医嘱确定拔罐部位
2. 将艾条插入火龙罐，罐口向下点燃艾条，将手掌放在罐口试艾条温度
3. 施罐：涂上伤科油，按火龙罐操作手法：推、揉、刷、闪手法交替进行
4. 观察患者局部皮肤情况，操作过程中询问患者有无不适
5. 整理：协助患者整理衣着，取舒适卧位，整理床单位，消毒物品，归还原位

→ 要点说明：

1. 火龙罐结束后，不宜即刻食用生冷食物。出痧后4h内不宜洗澡；冬季应避免感受风寒；夏季避免风扇、空调直吹
2. 操作过程中若出现头晕、目眩、心慌、出冷汗、面色苍白、恶心欲吐，甚至神昏扑倒等晕刮现象，应立即停止火龙罐，取平卧位，立刻通知医生，配合处理
3. 如果灸后局部起小疱，涂上少量伤科油，可自行吸收。大者可按烫伤处理，经局部消毒后用灭菌针头刺破水疱下沿，将其液体挤干，外涂烫伤膏，并盖上无菌纱布
4. 口干：初次接受治疗的患者可能会出现口干。轻者可无须处理，适应后症状消失；重者立即停止施灸

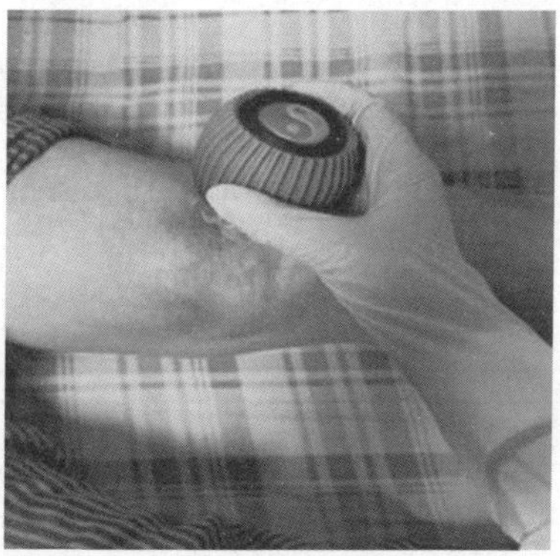

↓

观察和记录
1. 患者的一般情况和拔罐局部皮肤情况
2. 火龙罐时间和部位、出痧效果
3. 患者的反应及病情变化
4. 异常情况、处理措施及效果

附录 3　中医定向透药操作流程及要点说明

操作流程

核对
1. 患者床号、姓名、年龄、性别、住院号
2. 医嘱、诊断、治疗部位、时间

↓

评估
1. 患者当前主要症状、临床表现、既往史、体质辨证情况及有无感觉迟钝 / 障碍
2. 患者实施治疗部位的皮肤情况
3. 患者的心理状态

↓

告知
操作目的、方法及必要配合

↓

准备
1. 操作者：洗手，戴口罩
2. 环境：温度适宜
3. 物品：中医定向透药治疗仪、一次性电极片、中药棉片、纱块，必要时备电插板及屏风
4. 患者：取合理体位，暴露治疗部位，冬天注意保暖

↓

实施
1. 接通电源，仪器自动检测
2. 将湿透好的中药棉片放入电极片中间，根据医嘱在治疗部位贴上带有药棉的电极片
3. 在电极片上接上磁吸，调节时间：20min/ 次。
4. 根据患者具体病症选择相应治疗项目（导入 / 按摩）
5. 强度设定：根据个人接受强度进行调节，从小到大，一般老年人适应强度为 6~12，中年人在 6~18 之间
6. 结束后治疗仪器自动关闭，并有声光提示，先取下电极片，再关闭仪器开关，最后拔除电源
7. 整理：协助整理衣着，取舒适卧位，整理床单位，清理物品

↓

观察和记录
1. 询问患者对中医定向透药治疗仪强度是否满意
2. 观察患肢血运、感觉情况、局部皮肤有无痕痒、皮疹等过敏情况，并记录

要点说明

（评估 →）
适应证
1. 颈肩腰腿痛以及骨关节部位急慢性扭伤的镇痛、消炎和骨质增生的治疗
2. 妇科炎症、儿童腹泻、肺炎等
3. 预防深静脉血栓
4. 风湿性关节炎，促进肠蠕动

禁忌证
1. 急性脑出血或极度衰弱及高热患者
2. 体内埋有心脏起搏器的患者
3. 治疗部位有伤口感染或严重皮肤病患者
4. 有传染病、精神病或出血性疾病患者
5. 妊娠妇女
6. 中药及胶布过敏者

（准备 →）
1. 检查仪器性能是否完好，处于备用状态
2. 一次性电极片包装完好，在有效期
3. 中药棉片：中药汤剂湿透棉片，以不滴水为宜。150ml 一包约使用 30 人次，开启后未用完不能保留

（实施 →）
注意事项
1. 肚脐以上不在身体前后贴电极片，避免电流穿过心脏，前胸不可以贴电极片
2. 有新伤口的部位，不可粘贴电极片，可贴于伤口 10~15cm 之外的完整皮肤部位
3. 治疗过程中，要保持电极片与皮肤全面接触，防止局部电流过大出现皮肤损伤
4. 两块电极片之间有一定距离，避免电流集中在一区域刺激过大引起不适

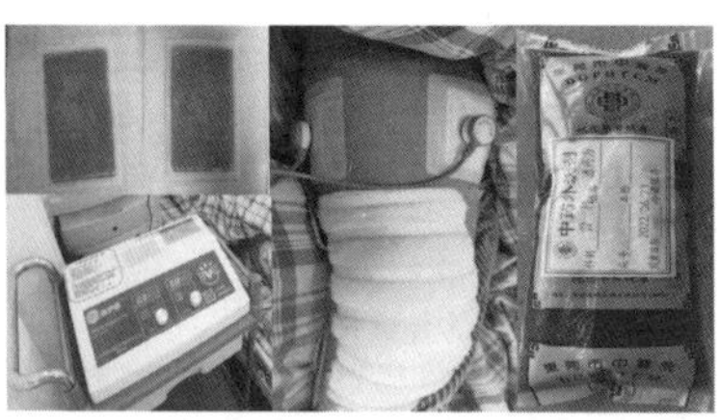

附录4　东莞市中医院骨伤科建设源流

（一）历史足迹

东莞市骨伤科的历史最早可追溯到民间中医的正骨技艺，医家们凭借着代代相传的正骨手法，为百姓治疗跌打损伤，解除病痛。这些正骨技艺多以师徒传承、家族传承的方式延续，其中的谭氏骨科，历史可追溯到清朝末年，谭氏先辈经过多年的医疗实践与摸索，形成一套骨科诊疗方法，开创了谭氏骨科。历代谭氏传人将其发扬光大，凭借精湛的医术，救治了大量的骨伤患者，声名远扬，有良好的群众基础，培养了谭新、谭为等名医。

1965年12月1日，东莞县中医院成立，当时条件艰苦，暂借他址设门诊部和30张病床，仅有职工28人。但医院骨伤科积极吸收本地民间中医骨伤经验，汇聚专业人才，凭着广泛的群众基础，使用传统的中医摸、接、端、提、按、摩、推、拿等正骨手法，通过精准的施力和巧妙的技巧，帮助患者恢复骨骼的正常结构和功能，治疗常见骨伤疾病，形成一套具有地方特色的治疗方法。

随着时间的推移，医院不断发展壮大。1978年，由政府拨款兴建的东莞县中医院大楼竣工启用，病床增至140张，内外科各70张。外科病房包括普外、骨伤、肛肠、五官科，由既有传统骨伤科治疗能力又接受现代医学教育的叶伟洪担任外科组长。

随着改革开放，繁忙的社会建设和人员活动，导致出现了大量的骨伤患者，骨伤科迎来了新的发展机遇。医院加大了对骨伤科的投入，引进了先进的医疗设备，同时，积极引进和培养专业人才，选派骨干医生到国内知名的医院进修学习，带回先进的治疗理念和治疗技术，使骨伤科技术迈上新台阶。

1988年，新建六层的住院楼落成使用，骨伤科独立成科，拥有2个独立病区。骨伤科除了传统的骨折、脱位治疗外，逐渐开展了脊柱疾病、关节疾病的手术治疗，强调中西医结合，取长补短，提高了治疗效果。

在学术研究方面，骨伤科医生积极总结临床经验，撰写学术论文，参与科研，一批院内制剂脱颖而出：舒筋驳骨片、壮骨强筋片、关节通片、丹芎活血片、骨伤跌打丸、润肠丸、万应跌打酒、骨伤跌打软膏、骨伤外洗颗粒、紫竹叶洗剂等等，其中紫珠叶洗剂（曾用名：创面灵）获得了东莞市科学技术奖一等奖，广东省科学技术奖三等奖，2024年入选第二批"岭南名方"孵育品种。骨伤科的专业体系逐步完善，形成了集医、教、研为一体的综合性科室。

2001年，新住院大楼建成，骨伤科拥有3个病区，成立当时广东省极少的脊柱科和关节科独立病区。2003年成立手外科病区。

2012年8月31日，东莞市中医院搬迁至松山湖大道新院区，骨伤科拥有6个病区。

2015年，开设足踝、小儿骨科病区。

2019年，在分院院区开设传统骨科病区。

至此，东莞市中医院骨伤科已发展出关节、运动损伤、脊柱、骨病骨肿瘤、创伤、小儿骨科、手外科、显微外科、足踝外科、传统骨伤科等三级分科，共8个病区10个亚专科，设置床位434张，实际开放床位570余张。2024年门诊量18万，住院人数15 000人，手术13 000台。三、四级手术占64%。

经过多年努力，东莞市中医院骨伤科被评为国家中医药管理局"十二五"重点专科和广东省高水平临床重点专科。

东莞市骨伤科研究中心的建设，是东莞市中医院骨伤科发展的新的重要里程碑。该中心是东莞市卫生与健康事业发展"十四五"规划重大项目和国家中医特色重点医院项目。于2022年5月立项、10月动工，2024年3月30日封顶，总建筑面积约56 204.12平方米，楼高16层，地下2层，全部用于骨伤科临床、教学、科研。项目建成后，骨伤科亚专科将得到进一步细化，新院住院骨伤科病区增加至11个，床位548张，结合分院，共有12个病区，600张骨伤科床位。

东莞市骨伤科研究中心设置骨伤科特诊、各个治疗中心住院部、医教研一体化手术室、临床技能培训中心、实验中心、多媒体教学基地、博士后工作站等配套，发挥国家级重点专科的优势，打造医、教、研一体的中医骨伤科研究平台，增强骨伤科整体服务能力，在巩固骨伤科地区龙头地位的基础上，向省内一流、国内先进迈进。

（二）主要人物

1. 叶伟洪 骨伤科的学科奠基者与"叶氏骨科学术流派"。

叶伟洪，广东省名中医，主任中医师、教授以及硕士生导师，第四批全国老中医药专家学术经验继承工作指导老师，东莞市中医院骨伤科发展关键人物，学科奠基者。

20世纪80年代，叶伟洪敏锐地察觉到传统的正骨手法面对复杂的骨折时显露的局限性，率先在东莞地区开展人工关节置换术、断裂主干血管吻合术以及脊柱骨折截瘫的复位内固定术等新术式，在本地区骨伤领域树立了领导地位。

在学术上，叶伟洪贯彻“西学中用，衷中参西”的学术思想；在治疗上，他采用“病证结合、标本兼顾、内外互补、筋骨并重”的方法，为许多骨伤疑难病症的治疗提供了正确的思路和方向。

在科研上，发表论文50多篇，出版专著一部，主持的科研项目《创面灵治疗感染创面与烧伤的临床及实验研究》获广东省科技进步奖三等奖、市科技进步奖一等奖，同时研发了跌打丸、驳骨片、壮骨强筋片、关节通片、骨伤洗剂等一系列中成药，临床疗效显著，享誉海内外。

2020年，叶氏骨科学术流派传承工作室获批成立，是对叶伟洪学术及其学术流派的高度认可。

2. **谭成基** 传统中医正骨的坚守者。

谭成基是东莞市中医院骨伤科的元老级人物，从医数十载，一生致力于中医正骨事业。他自幼跟随父辈学习正骨技艺，练就了一手精湛的正骨手法。在骨伤科初创阶段，凭借着丰富的临床经验和高超的医术，成为科室的中流砥柱，培养了一批又一批优秀的中医骨伤后辈人才，为科室的传承和发展做出了新的贡献。

骨伤科历任主任，凭借各自的专业特长和不懈努力，在骨伤科发展的过程中，流下了辛勤汗水，创造出今天的辉煌，谨以此对他们表示敬意：谭为，卢松江，张汝求，蔡立民，陈硕敏，苏建榆，叶建勋，蓝桂森，谭锦同，袁智文，谭泽林，杜松柏，张容坤，廖国强等。

（三）新时代的展望：续写辉煌篇章

回首过去，东莞市中医院骨伤科从无到有，从小到大，在传承与创新中不断发展壮大。在领军人物叶伟洪的引领下，凭借着独特的制剂和精湛的医疗技术，为无数患者带来了健康和希望。展望未来，骨伤科将继续砥砺前行，以更加饱满的热情和更加专业的技术，续写中医骨伤事业的辉煌篇章，为广大患者的健康保驾护航。让我们共同期待东莞市中医院骨伤科在未来的发展中取得更加优异的成绩，为中医事业的发展做出更大的贡献。

参考文献

[1] 程国彭 . 医学心悟[M]. 北京：人民卫生出版社，2006.

[2] 邓晋丰，许学猛 . 中医骨伤证治[M]. 广州：广东人民出版社，2000.

[3] 国家中医药管理局 . 中医病证诊断疗效标准[M]. 北京：中国医药科技出版社，2016.

[4] 蔺道人 . 仙授理伤续断秘方[M]. 北京：人民卫生出版社，2006.

[5] 刘忠厚 . 骨质疏松学[M]. 北京：科学出版社，1998.

[6] 南京中医学院 . 诸病源候论校释[M]. 北京：人民卫生出版社，2009.

[7] 邱德华，蔡奇文 . 国医大师石仰山[M]. 北京：中国医药科技出版社，2015.

[8] 施杞 . 当代骨伤百家方技精华[M]. 北京：中国中医药出版社，2019.

[9] 王和鸣，黄桂成 . 中医骨伤科学[M]. 北京：中国中医药出版社，2016.

[10] 王永炎，王琦 . 中医临床诊疗指南[M]. 北京：中国中医药出版社，2020.

[11] 尤怡 . 金匮翼[M]. 北京：中国医药科技出版社，2024.

[12] 张安桢，王和鸣 . 中医骨伤科学基础[M]. 上海：上海科学技术出版社，2015.

[13] 曹晔，王月秋 . 推拿结合针刺不同远端穴位治疗急性腰扭伤：随机对照研究[J]. 中国针灸，2015，35（5）：453-457.

[14] 陈卫衡 . 膝骨关节炎中医诊疗指南（2020 年版）[J]. 中医正骨，2020，32（10）：721-734.

[15] 程栋，龙攀，周海艇 . 中医药治疗骨质疏松症研究近况[J]. 中国骨质疏松杂志，2003（1）：92-95.

[16] 郭艳锦 . 名老中医郭维淮治疗肩凝症的经验[J]. 中医正骨，2000，12（5）：44.

[17] 郝小刚，周国徽，闫宏旭，等 . 基于肝肾理论探讨腰椎间盘突出症[J]. 吉林中医药，2021，41（11）：1414-1415.

[18] 金明柱，郑洪新 . 骨痿与骨质疏松症[J]. 辽宁中医杂志，2007（3）：286-287.

[19] 李成刚 . 刘柏龄主任医师腰痛治疗经验[J]. 中国中医药，2024，2（3）：21-22.

[20] 李坚鸿，陈全，杨礼旺，等 . 林定坤“从颈论肩”治疗肩周炎学术经验探析

［J］. 中国民族民间医药，2024，33（15）：103-105.

［21］刘伟承 . 火龙罐辅治老年性便秘疗效观察［J］. 实用中医药杂志，2021，37（4）：640-641.

［22］卢国樑 . 骨伤科临证补要——叶伟洪学术思想与经验［M］. 北京：科学技术文献出版社，2020.

［23］孙晓伟，潘婷婷，刘婷婷，等 . 浮针疗法治疗肩周炎的理论及临床研究进展［J］. 针灸临床杂志，2020，36（4）：90-93.

［24］王春晓，谢兴文，李宁 . 颈椎病病因病机与中医分型［J］. 中国中医骨伤科杂志，2010，18（9）：64-66.

［25］王坤正，雷光华，胡永成，等 . 中国骨关节炎诊疗指南（2021 年版）［J］. 中华骨科杂志，2021，41（18）：1291-1314.

［26］温海宝，高景华，朱立国，等 . 基于气机不利、瘀水互结和三焦理论探讨己椒苈黄汤在腰椎间盘突出症急性期治疗中的应用［J］. 中医正骨，2023，35（11）：48-52.

［27］谢艺燕，赵学田 . 中医治疗神经根型颈椎病临床研究进展［J］. 辽宁中医药大学学报，2015，17（3）：3.

［28］熊元，米博斌，闫晨晨，等 . 创伤骨科慢性难愈性创面诊疗指南（2023 版）［J］. 中华创伤杂志，2023，39（6）：481-493.

跋

骨伤治疗，乃中医之瑰宝，源远流长，博大精深。东莞市中医院骨伤科自初创至今，历经数代医者之辛勤耕耘，从无到有，由弱至强。昔日仅设门诊，今已发展至开放床位六百张，分设八个病区，十个亚专科。年门诊量达十八万人次，住院人数一万五千人，手术一万三千台。此等成就，实为医者智慧与汗水之结晶，亦为医院发展之缩影，更是政府和各级领导一贯以来引领扶持的硕果。

东莞市中医院大骨科主任兼骨三科主任卢国樑主任中医师率全院骨伤科医师精英，焚膏继晷，兀兀穷年，将其数十载临床经验与独到见解，汇集成篇，编纂《骨伤疾病辨治精粹》一书留存于世，推广于学界，更为东莞市中医院建院 60 周年献礼。付梓在即，邀我作跋，深感荣幸。

六十载悬壶济世，一甲子杏林春满。《骨伤疾病辨治精粹》一书，内容丰富，涵盖骨伤科常见病、多发病的病因病机、诊断要点、辨证论治、特色疗法等方面，并附有典型病例分析，力求做到理论与实践相结合，传统与现代相融合，具有较强的实用性和指导性。

本书的出版，不仅是我院骨伤科六十年发展历程的回顾和总结，更是践行"传承精华，守正创新"，对未来发展的展望和期许。我们相信，本书的出版发行，必将为广大骨伤科同仁提供有益的参考和借鉴，为推动中医骨伤科事业的发展做出积极的贡献。

最后，衷心祝愿东莞市中医院再创辉煌，祝愿中医骨伤科事业蓬勃发展！

乙巳年

叶伟洪于东莞市中医院